# 肿瘤大剂量维生素C
# 精准强化治疗

## The Precise and Intensive Treatment of
## High-dose Vitamin C in Patients with Cancer

主　编　饶本强　王诗婉

科 学 出 版 社

北　京

# 内 容 简 介

　　本书梳理了大剂量维生素C治疗肿瘤发展历史和相关临床实践，总结了大剂量维生素C药代动力学特点和治疗肿瘤的分子、代谢机制，明确了大剂量维生素C治疗肿瘤疗效影响因素和临床优势方案；围绕大剂量维生素C抑制肿瘤的靶点、信号传导通路进行了深入分析，凝练了肿瘤患者用大剂量维生素C精准治疗的代谢表型、疗效评价方法，绘制了肿瘤患者用大剂量维生素C精准治疗代谢和分子图谱。本书基于大剂量维生素C单一药物治疗肿瘤疗效"脆弱"的现实，详细介绍了大剂量维生素C联合放射治疗、化学治疗、靶向治疗、免疫检查点抑制剂治疗、溶瘤病毒治疗、中医中药、能量限制、正分子治疗及大剂量维生素组合9种强化治疗方法及其协同作用机制，为提高肿瘤大剂量维生素C治疗效果提供了新思路。本书可供肿瘤学各相关科室临床医师、基础医学研究人员及肿瘤学专业的研究生借鉴使用。

**图书在版编目（CIP）数据**

　肿瘤大剂量维生素C精准强化治疗 / 饶本强，王诗婉主编 . —北京：科学出版社，2024.3

　ISBN 978-7-03-078263-2

　Ⅰ . ①肿⋯　Ⅱ . ①饶⋯ ②王⋯　Ⅲ . ①维生素 C －应用－肿瘤－治疗

Ⅳ . ① R730.5

　中国国家版本馆 CIP 数据核字（2024）第 058384 号

　　　　　　责任编辑：程晓红 / 责任校对：张　娟
　　　　　　责任印制：赵　博 / 封面设计：吴朝洪

**科 学 出 版 社** 出版

北京东黄城根北街 16 号
邮政编码：100717
http://www.sciencep.com

涿州市般润文化传播有限公司印刷
科学出版社发行　各地新华书店经销

\*

2024 年 3 月第　一　版　　开本：787×1092　1/16
2025 年 5 月第三次印刷　印张：12 3/4
字数：305 000

**定价：118.00 元**
（如有印装质量问题，我社负责调换）

# 编著者名单

主　　编　饶本强　王诗婉

副 主 编　路　帅　曲晋秀　王　冰　陶小妹

编 著 者　（按姓氏汉语拼音排序）

何　嘉　路　帅　吕青辰　曲晋秀

饶　伟　饶本强　饶怡中　孙喜波

孙艳辉　唐华臻　陶小妹　王　冰

王　欣　王诗婉　王黎明　杨　豪

杨鹏辉　杨振鹏　于洪好　赵　媛

# 前　言

　　大剂量维生素C疗法（high-dose vitamin C therapy，HVCT）治疗肿瘤有50多年历史，前10年（1970—1979年），人们对HVCT的疗效颇有争论，最后以梅奥诊所发表的"大剂量维生素C治疗肿瘤无效"的结论为阶段性收尾；中间20年（1981—2000年），近百项临床前实验、近20项临床试验证明大剂量维生素C治疗肿瘤具有"脆弱疗效"；近20年，随着治疗机制的逐步阐明，尤其HVCT联合放射治疗、化学治疗、靶向治疗等一批较高质量临床试验的完成，大剂量维生素C治疗肿瘤终于获得肯定，以至于有医学家以"凤凰展翅"的评价来表达对这种治疗方法的期待。

　　然而，单纯应用HVCT治疗肿瘤疗效并不理想确实是迄今为止大多数临床试验所展示的客观现实。其中可能有三个重要原因：①HVCT治疗肿瘤的效果不仅依赖于维生素C的血药浓度，更依赖于维生素C与肿瘤接触的持续时间，维生素C易氧化、半衰期仅120分钟，目前常规使用的一周2～3次输注的治疗方案无法使肿瘤细胞受到维生素C的持续攻击；②肿瘤大剂量维生素C治疗需要精准化，*KRAS*、*BRAF*、*IDH*等基因突变的肿瘤对HVCT敏感，而抗氧化能力活跃的肿瘤则可能无效，我们需要明确HVCT治疗肿瘤的特征性代谢或分子表型；③单纯的HVCT不足以覆盖引起肿瘤死亡的所有靶点，多靶点、多层级协同可以显著提高肿瘤大剂量维生素C治疗的疗效，我们需要研究强化肿瘤HVCT治疗效果的方法和策略。

　　正是基于这些原因，我们明确提出肿瘤患者用大剂量维生素C精准强化治疗的策略。这得益于我们团队长期从事肿瘤营养代谢治疗的基础和临床研究，使我们很方便在临床试验大剂量维生素C联合放化疗、免疫治疗及膳食限制、中医药治疗等强化治疗方案及针对其在肿瘤代谢靶点的精准治疗研究，并探索HVCT治疗肿瘤的疗效评价指标、敏感性代谢和分子标志物等，最终目的是希望能找到一些切实可行的提高大剂量维生素C治疗肿瘤效果的方法，使这种低毒性的治疗能真正让众多的肿瘤患者获益。

　　本书的撰写，并不是对肿瘤患者用大剂量维生素C治疗的定论，而是为促进HVCT治疗肿瘤更高效、更安全提供新的思路和方法。虽然大剂量维生素C治疗成为肿瘤主流治疗方法尚有诸多问题需要解决，但我们深信，作为一种意义非凡的肿瘤代谢治疗方法，大剂量维生素C治疗肿瘤具有广阔的应用潜力。面对一双双沧桑和希冀的目光，我们作为在肿瘤营养和代谢治疗领域有所研究的临床医师应该付出更多的努力和责任去探究事物的真相。真诚期待本书的出版能促进肿瘤大剂量维生素C的规范化治疗和精准强化治疗，切实提高其抗肿瘤疗效。需要说明的是大剂量维生素C治疗肿瘤的机制尚未完全阐明，本书中很多数据和结论来源于临床前实验，与真实临床情况尚有较大差距，本书不免存在诸多不足之处，敬请读者批评指正。

饶本强

主任医师、教授、博士生导师

首都医科大学附属北京世纪坛医院肿瘤营养与代谢治疗中心

# 目　　录

# 第1章

# 大剂量维生素C抗肿瘤概述

## 第一节　备受关注的大剂量维生素C抗肿瘤治疗

### 一、患者对大剂量维生素C治疗肿瘤的困惑

在临床诊疗中，很多患者困惑，既然用大剂量维生素C治疗肿瘤已经有近50年的历史，为何国内对大剂量维生素C治疗肿瘤比较了解的医师或者开展大剂量维生素C治疗肿瘤的医院很少？笔者曾通过中国抗癌协会途径对国内10多家三甲医院肿瘤专科医师进行电话调查，认为自己对大剂量维生素C治疗肿瘤很熟悉、熟悉、听说过或不知道的比例为3.5%、15.2%、49.8%、31.5%。如此少的肿瘤专科医师熟悉大剂量维生素C治疗肿瘤，开展这项治疗的医院寥寥无几也就不足为怪了。

其次，很多患者知道大剂量维生素C治疗肿瘤需要联合其他治疗方法才能获得更好效果，他们特别希望得到对大剂量维生素C治疗肿瘤比较熟悉的肿瘤专科医师帮助，在制订抗肿瘤治疗方案时考虑这种不良反应比较小的治疗方法，但结果往往令人很失望。即使患者了解到一些被认为具有较好疗效的大剂量维生素C联合治疗肿瘤方案也很难找到医师咨询或找到合适的医院治疗。

再次，随着大剂量维生素C治疗肿瘤临床应用和研究的深入，很多患者了解到，大剂量维生素C治疗肿瘤效果具有个体差异，譬如，*GLUT1*高表达或*KRAS*高突变的肿瘤可能对大剂量维生素C治疗敏感。但很多情况下患者没有办法对罹患肿瘤的病理类型作出判断，难以预测自己是否合适采用大剂量维生素C治疗。

最后，患者最感到困惑的是，目前大剂量维生素C治疗肿瘤主要作为临床试验在临床应用，缺乏治疗指南或共识，也没有规范的临床用药指南，医师和患者在不同的治疗方案之间难以选择。

这些困惑正是让笔者在大剂量维生素C治疗肿瘤许多问题尚没有完全阐明的情况下仍组织团队编写这部专著的主要原因。我们希望本书的出版能理清这些困惑，或者至少给予患者一定的引导，让大剂量维生素C治疗肿瘤的相关知识在肿瘤专科医师和肿瘤患者中得到普及，并吸引更多的临床医师和科研工作者关注大剂量维生素C治疗肿瘤的临床应用和科学研究。国内实施大剂量维生素C治疗肿瘤的医院很少，开展大剂量维生素C治疗肿瘤研究的医务人员或科研人员也不多，近10年来国内共发表相关文章20余篇，大多数还是综述，正式注册开展临床试验的只有两家（图1-1，图1-2）。

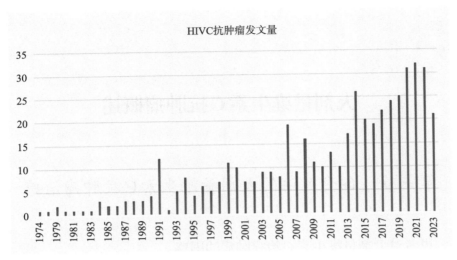

**图1-1 Pubmed上发表的有关HVCT的论文数量趋势图**

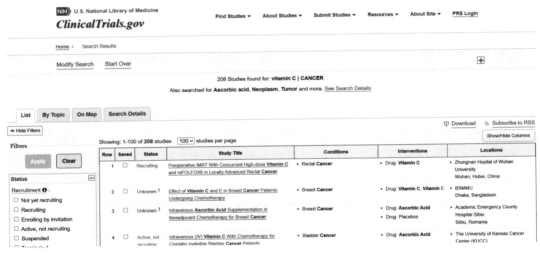

**图1-2 Pubmed上检索到的大剂量维生素C治疗肿瘤的临床试验**

在中国抗癌协会支持下，我们已经建立了全国性的肿瘤患者大剂量维生素C治疗研究协作组。协作组已经在今年的《肿瘤代谢与营养治疗》电子杂志陆续发表了《肿瘤大剂量维生素C精准强化治疗》等3篇综述，受到患者的关注。本书的出版，期待对我国大剂量维生素C治疗肿瘤的临床应用和基础研究有一定促进作用。

## 二、关于大剂量维生素C治疗肿瘤，患者最想知道的10个答案

在接诊癌症患者的过程中，不鲜有了解过大剂量维生素C治疗的患者或家属，他们最关心的是以下10个问题。

（1）大剂量维生素C治疗对哪些肿瘤有抑制作用？

（2）患者正在医院做化疗或者其他治疗，联合大剂量维生素C治疗能否获得更好的

治疗效果？

（3）大剂量维生素C治疗有没有比较明确的给药方案？

（4）您团队在国内最早开展大剂量维生素C治疗肿瘤的临床应用和研究，您团队的治疗方案与其他单位的治疗相比有什么优势？

（5）大剂量维生素C治疗肿瘤联合中药治疗能获得更好的效果吗？

（6）患者已经做了十多次大剂量维生素C治疗，同时也在使用医院提供的靶向治疗，如何评价大剂量维生素C治疗对患者有无治疗效果？

（7）静脉注射大剂量维生素C治疗完后，还有必要口服大剂量维生素C吗？

（8）患者每次大剂量维生素C治疗都按照1g/kg使用，没有出现明显副作用，听病友说这个剂量还可以增加，有这个必要吗？

（9）大剂量维生素C治疗期间在饮食上有什么忌口？

（10）大剂量维生素C治疗可以腹腔注射吗？

## 三、患者间关于大剂量维生素C疗法的交流

在和患者交流中，我们了解到国内有两个大剂量维生素C治疗肿瘤微信群（暂时称之为A微信群和B微信群），成员都有几百人，多数是肿瘤患者本人，少数为患者亲属。微信群成员有较高的文化水平，对肿瘤诊断和治疗有较强的自主分析和判断能力；成员罹患肿瘤的种类很多，而且多数是癌症晚期患者。这些患者多数已经辗转于国内大型综合性医院或肿瘤专科医院治疗多年，有的患者甚至有到国外治疗的经历。他们一般是通过病友介绍而加入微信群，希望详细了解大剂量维生素C治疗肿瘤的疗效和方法。

A群成员主要以北京市及其周边地区肿瘤患者为主，也有少量患者来自全国各地。群主是一位精通外文的科研人员，经常在群里翻译一些大剂量维生素C治疗肿瘤方面的知识和进展。可能是担心这些报道"误导"病友的选择，群主力求客观介绍而很少发表自身意见。患者之间很乐于在群中交流自己大剂量维生素C治疗肿瘤方面的感受，但拒绝肿瘤医师加入群聊。

B群主要由广州市及其周边的患者构成。我们对B群患者的情况了解较少，但广州的一位同行告诉我，这个微信群成员达300多名，也是肿瘤患者自发组织的互助群体，患者对大剂量维生素C治疗肿瘤具有较高的信任度，很多患者正在接受大剂量维生素C治疗。

A群的刘女士是一位42岁的结肠癌患者，2年前在北京一家著名的肿瘤三甲专科医院治疗，手术后经过了12个周期的FOLFOX6方案化疗。遗憾的是，3个多月前刘女士复诊时发现腹膜和肝多发癌转移，在原来治疗的医院接受了4个周期的FOLFIRI联合PD-1抑制剂方案治疗，前3个周期治疗效果似乎"不错"，但第4个周期治疗后肿瘤标志物又开始升高。在病友的推荐下，刘女士加入了A群并逐渐了解了许多关于大剂量维生素C治疗肿瘤的知识，她也想尝试大剂量维生素C治疗，但她就诊的那家医院没有开展这项治疗技术，于是找到了我们，期望能帮她实现这个愿望。

刘女士为我们提供了一份来自微信群里的一些病友正在实施的大剂量维生素C治疗方案（图1-3）。

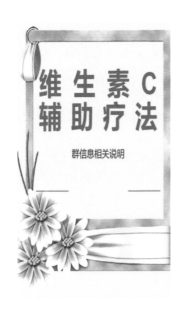

**如何配VC药水**

· 请按照爬坡表的指示，根据医生处方，或自己的体重和病情决定剂量。

· 大剂量VC请配灭菌注射水。避免使用氢化钠，即生理盐水。生理盐水可导致水肿，腹水。

· 灭菌水和VC的比例在爬坡表里有详细记录。请认真研究表格，方便执行。

· 问：医生不给打怎么办？

· 答：目前许多医生并没有认识到IVC的功效。这种情况下，许多人选择自行找护士，在家注射。

· 问：VC有剂量上限吗？爬坡的速度怎么控制？

　答：VC目前临床上在极恶肿瘤病情中使用到了150G-200G，且无副作用。大部分情况100G已是非常高的剂量。每一次的注射无不适感，下一次便可以根据表格的剂量加量。

· 问：多久打一次IVC？

· 答：使用IVC需要一定的频率以保持血液中VC的作用。建议一周三次。若是方便，并无不良反应，可每日打。大剂量，高浓度，高频率，效果好。

**图1-3　大剂量维生素C治疗肿瘤微信群中的信息**

　　从刘女士提供的信息，我们可以了解到我国肿瘤患者用大剂量维生素C治疗的一些现状。

　　（1）患者对大剂量维生素C治疗认可度比较高，尤其晚期肿瘤患者，在常规治疗方案效果不佳的情况下期望能找到一种有效的治疗方法控制肿瘤。

　　（2）大剂量维生素C治疗暂未成为肿瘤主流治疗方法，能开展大剂量维生素C治疗肿瘤的医院较少。

　　（3）甚至有一些肿瘤专业医师也对大剂量维生素C治疗缺乏了解，有些患者不得不选择在家中聘请护士给予注射。

　　（4）患者使用大剂量维生素C治疗肿瘤方案基本上是参考发表在医学专业期刊上的有关方案整理而成，群主会多次强调大剂量维生素C治疗肿瘤在当前仅仅是一种辅助治疗方法，符合当前的主流观点（图1-4）。

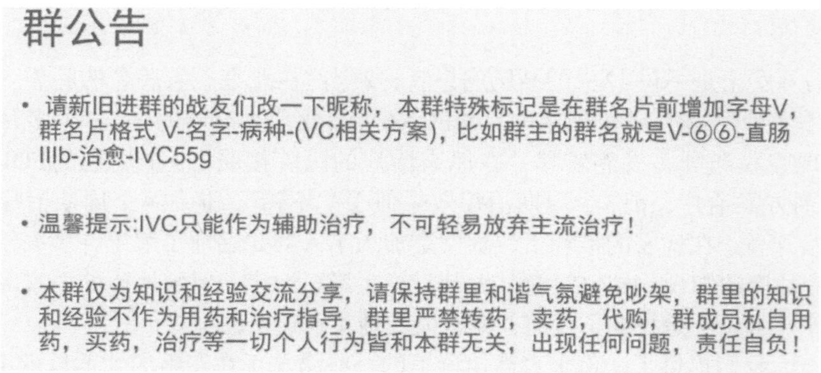

**群公告**

· 请新旧进群的战友们改一下昵称，本群特殊标记是在群名片前增加字母V，群名片格式 V-名字-病种-(VC相关方案)，比如群主的群名就是V-⑥⑥-直肠IIIb-治愈-IVC55g

· 温馨提示:IVC只能作为辅助治疗，不可轻易放弃主流治疗！

· 本群仅为知识和经验交流分享，请保持群里和谐气氛避免吵架，群里的知识和经验不作为用药和治疗指导，群里严禁转药，卖药，代购，群成员私自用药，买药，治疗等一切个人行为皆和本群无关，出现任何问题，责任自负！

**图1-4　大剂量维生素C治疗肿瘤微信群中的群公告**

（5）大多数患者能在微信群里客观而谨慎地介绍自己大剂量维生素C治疗的反应和效果，他们对大剂量维生素C治疗肿瘤的有关信息的掌握一般比较自信，有任何进展都愿意在群里分享和讨论，但是仍然可以看出多数患者对大剂量维生素C治疗肿瘤的机制、原理、不良反应缺乏系统的认识。

幸运的是两位群主都非常有责任感，反复在群里强调，不希望群里的知识和经验作为用药和治疗指导，严禁卖药、代购；有关任何大剂量维生素C治疗肿瘤方面的动态或进展，在微信群中都有人及时转发，所以，我们认为，这样的微信群是比较健康的，能客观普及大剂量维生素C治疗肿瘤领域的知识和进展。

患者是医生最好的老师，现实中的这些问题基本上概括了目前大剂量维生素C治疗肿瘤亟待解决的主要问题，如果用专业的语言进行综合，这些问题的核心就是——肿瘤大剂量维生素C的精准强化治疗。

## 小结

从患者自发组建的大剂量维生素C治疗肿瘤微信群，我们可以想象患者对这种治疗方法有很高期待。分析原因主要有以下几个方面：①经过长期治疗后，常规治疗方法耐药或者患者已经对常规治疗方法失去信心；②肿瘤患者用大剂量维生素C治疗与常规的放疗、化疗、靶向治疗相比副作用较小，对癌痛等还具有缓解作用，患者乐于接受；③近年来大剂量生素C治疗肿瘤临床试验陆续报道，疗效有稳定提高的趋势，尤其和其他治疗方法联合应用有较为肯定的疗效；④大剂量维生素C治疗肿瘤基础研究报道也逐渐增多，大剂量维生素C能从多个机制发生抑制肿瘤作用和治疗肿瘤有充分的理论依据，饱受癌症折磨的患者期待有奇迹发生；⑤大剂量维生素C治疗肿瘤相对价格便宜，使用方法比较简单。正是这些原因，使大剂量维生素C治疗肿瘤受到患者青睐。

大剂量维生素C治疗肿瘤微信群的一位年轻患者非常沉重地说了一句话：偌大的一个微信群，每隔几天都会收到病友逝去的消息，我们就像一群关在监狱等待执行的犯人，下一个不知道轮到谁……

作为一名肿瘤治疗工作者，面临这些困惑或无助，我们有必要扛起这份责任，积极研究大剂量维生素C治疗肿瘤的规律，提高治疗效果，为有需要的患者服务。

（饶本强　王　欣　陶小妹　赵　媛）

## 第二节　大剂量维生素C抗肿瘤疗效之争

大剂量维生素C疗法（high-dose vitamin C therapy，HVCT）治疗肿瘤一经提出就引发了激烈的争论，其发展历程一直充满争议，正是这种争议，逐渐阐明了大剂量维生素C治疗的机制，不断优化大剂量维生素C治疗肿瘤方案，并促进了大剂量维生素C治疗肿瘤进展。为了更好理解大剂量维生素C治疗肿瘤的机制，本章详细介绍大剂量维生素C治疗肿瘤引发的相关争议。

## 一、William DeWys 对 Cameron 和 Pauling 研究成果的否认

20世纪50年代，McCormick发现维生素C可能通过增加胶原蛋白合成预防癌症，几年后Benade发现维生素C对埃利希腹水癌细胞具有剧毒或杀伤作用而对正常组织无毒。这些试验均属于常规剂量的维生素应用，并没有引起人们重视。20世纪70年代，Linus Pauling（图1-5）和Ewan Cameron（图1-6）发表了大剂量维生素C提高晚期癌症患者生存率的报道，引发了大剂量维生素C治疗肿瘤的争论。

Pauling的维生素C情结始于1941年，当时年仅40岁的Pauling得了肾病。在一位医师建议下，Pauling接受了当时少有人用的低蛋白无盐饮食疗法，辅以维生素C补充剂，病情得到控制。这一亲身经历，为Pauling以维生素C治疗疾病的观念打下了根深蒂固

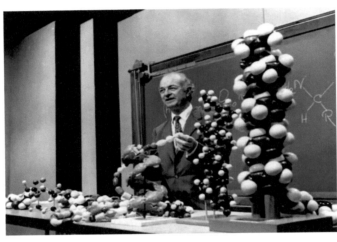

图1-5　Linus Pauling（1901—1994），量子化学和结构生物学先驱，1954、1962年获得诺贝尔化学奖和诺贝尔和平奖，被誉为科学与和平斗士，主编的《化学键的本质》被认为是化学史上最重要的著作

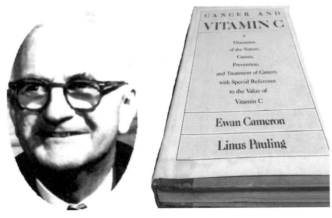

图1-6　英国外科医师Ewan Cameron和Linus Pauling合编的专著*Cancer and Vitamine*

的烙印，随即他成为维生素C治疗的"狂热追随者"，每天服用维生素C超过了美国食品药品监督管理局（FDA）推荐的成年人每日摄入量的200倍，并且宣称"从来没有自我感觉如此健康，如此精力旺盛，连年令他备受折磨的感冒也很少发生"。Pauling在《维生素C与普通感冒及流感》这本书中还建议为了保持"最佳健康状态"，应对感染及其他压力，多数人每天应服用至少2300mg维生素C，自己更是身体力行，自称长年每天服用12g维生素C，出现感冒症状时更是增加到40g！尽管主流医学界的大多数医师反对这样激进的做法，并且指出长期服用过量维生素C可能引起慢性腹泻及肾结石，当时依然有众多"维生素C迷"追随者Pauling。

1970年前后，Pauling与英国肿瘤外科医师Ewan Cameron合作，尝试探究HVCT对癌症的治疗作用。他们发现维生素C能够增强血清生理性透明质酸酶抑制剂（hyaluronidase inhibitor，PIH）体内生成，从而防止癌细胞扩散。两人还证明了维生素C直接参与特定的生化反应，通过增强基质纤维化和增强纤维组织中恶性细胞包裹的有效性共同支持自然宿主抵抗恶性侵袭生长，延长淋巴细胞浸润，并保护肾上腺-垂体轴对抗癌症相关压力产生的损耗。尽管上述假设原因尚不清楚，但却开启了关于HVCT在癌症预防、支持性治疗和姑息性治疗中价值的广泛讨论。

1974年由Cameron和英国医师Campbell对50名晚期癌症患者进行了一项观察性临床试验研究，维生素C的用量是每天静脉注射10g，连续10d，然后口服相同剂量的维生素C，结果发现：11例（22%）和3例（6%）患者肿瘤生长迟缓和抑制，17例（34%）患者未观察到临床反应，10例（20%）患者仅发现微弱反应，5名（10%）患者肿瘤进展，4名（8%）患者出现了肿瘤出血并加速了患者死亡，获益：无效：进展比例约为3：5：2。某些患者除肿瘤变化外，转移瘤引起的骨痛和其他症状（如头痛、霍纳综合征、喉神经麻痹）也得到缓解。此外，他们发现用大剂量维生素C治疗后恶性腹水和恶性胸腔积液的复发率显著降低、血尿程度降低、恶性黄疸晚期逆转或红细胞沉降率降低（图1-7）。

1978年Cameron和Pauling联合在《美国科学院院报》发表论文《补充维生素C支持治疗癌症：晚期人类癌症患者生存时间延长的再评价》，发现100名补充维生素C作为常规治疗一部分的晚期癌症患者，与1000名性别、年龄、原发肿瘤类型和治疗相匹配的对照组进行比较，维生素C治疗受试者（静脉注射10g共10d，之后每天口服维生素C 10g）平均生存时间比不接受大剂量维生素C的对照组长4倍，维生素C治疗组患者

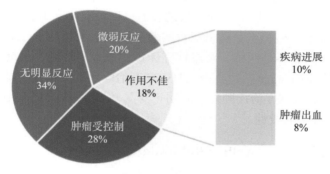

图1-7　HVCT治疗后患者临床结局

存活时间是对照组的20倍。Murata等也观察到,晚期癌症患者应用HVCT后,平均生存时间几乎延长了2倍。

Cameron和Pauling等的研究成果引起了肿瘤学界的重视,诸多研究人员认为HVCT作为抗肿瘤方案的潜力非凡,并对大剂量维生素C治疗肿瘤寄予厚望。但是,NIH癌症研究所癌症治疗临床试验分部主任William DeWys检查了Pauling和Cameron的实验设计,发现存在严重的缺陷,治疗组与对照组患者选择标准不一致,认为两组治疗效果没有可比性:治疗组患者存活期长很可能是由于这组患者在病情就比对照组轻,无法证明HVCT对肿瘤治疗作用。

大剂量维生素C治疗肿瘤患者迎来了第一次争议,不幸的是,1981年1月Pauling妻子死于胃癌,1994年,Pauling本人也死于前列腺癌。

## 二、Pauling与梅奥Creaggn之争

在一些十分鼓舞人心的试验结果出现的同时,美国梅奥医学中心Creaggn等在1978年进行了一项随机对照双盲试验,评估了大剂量维生素C(每日口服10g)对123例晚期和晚期临终前癌症患者症状严重程度和生存率的影响。这项研究引起的争论持续了将近10年,也曾一度让官方否认了HVCT的抗肿瘤作用。

Creaggn的结果提示虽然研究参与者在食欲、力量、活动水平和疼痛控制方面有所改善,但是维生素C组与对照组的生存时间和症状严重程度差异无统计学意义。且梅奥中心先后3次进行随机对照双盲临床试验,试图加以验证,结果仍然是口服大剂量维生素C患者并不比口服安慰剂患者好。同样,Moertel等在一项双盲安慰剂对照研究中,100名晚期结直肠癌患者被随机分配到每日口服10g维生素C或安慰剂治疗,结果也显示患者生存时间并无改善。

当初,Pauling和Cameron在《美国科学院院报》上发表文章,这个医学期刊虽然影响因子很高,但在当时通常并不刊登有关临床医学试验的论文,且当时的审稿流程有一定的争议,这也是让Pauling、Cameron二人的HVCT抗癌理论受人诟病的原因之一。与《美国科学院院报》不同的是,梅奥医学中心将结果以题名为"大剂量维生素C疗法对晚期癌症无效"论文发表在当时最权威的医学杂志《新英格兰医学》上,这似乎成了一次压倒性的胜利。

Pauling和Creaggn对HVCT治疗癌症的临床试验结果发生了激烈碰撞。Pauling提出Creaggn的临床试验仅通过口服给药,血液浓度达不到治疗浓度,并且在患者选择上,治疗组和对照组只是选择了癌症分期一致的患者,而没有终末期患者。Creaggn则认为Pauling的临床试验不严格、不是随机双盲实验,主观上挑选的治疗组患者比对照组癌症恶化程度低,Pauling不是医师,观察性临床试验设计不严谨,最终导致不可靠的结论。最终医学界站在Creaggn一边,否认HVCT有治疗癌症的作用,即便如此,Pauling始终没有放弃试图为HVCT治疗肿瘤"验明正身",但始终没有更充足的试验证据证明HVCT在抗肿瘤方面的有效性。

## 三、Pauling与其助手Arthur Robinson的决裂

Arthur Robinson博士是Pauling在加州大学圣迭戈分校任访问教授时物色到的一名

优秀学生，后来长期担任Pauling助理，帮助他建立了Pauling研究所，研究所主要课题就是为Pauling的大剂量维生素C治疗肿瘤理论提供实验证据。

1977年，Robinson用小鼠进行了一项实验，结果发现，维生素C不仅没有降低癌症发病率，反而使小鼠皮肤癌发病率提高了一倍！不仅如此，每日给予小鼠相当于1～5g人类剂量维生素C可以促进已经形成的肿瘤生长，只有将维生素C剂量加大到相当于每天100g人类剂量时，才能抑制肿瘤生长，但这样高的剂量已经接近维生素C对小鼠致死剂量。Pauling对这项结果非常不满，不但拒绝承认他的数据，还不顾Robinson已经追随他16年的情谊，下令董事会将Robinson解雇，杀死他的实验小鼠，实验记录被封存、销毁。Pauling还公开宣称Robinson的研究工作不够专业，数据不可靠。Robinson忍无可忍，将Pauling和研究所告上法庭。1983年，诉案以庭外和解告终，Robinson得到57.5万美元赔偿，其中42.5万作为他所遭口头及书面诽谤的补偿。

在大剂量维生素C抗肿瘤治疗方面，曾经严谨思辨、征服座座科学高峰的Pauling却仿佛变成了执拗、拒绝承认一切不同观点和一意孤行的"倔老头"。同为诺贝尔化学奖得主的Max Perutz在高度赞誉Pauling的成就后，这样评论道："维生素C竟然成为Pauling最后25年中关心的头等大事，使他作为化学家的崇高声望受损，实在是个悲剧"。

Pauling真的错了吗？

## 四、峰回路转——口服与静脉注射大剂量维生素C治疗肿瘤的比较

梅奥医学中心与Pauling的实验出现了截然相反的结果，原因是什么呢？

二者实验设计上最大的不同在于Pauling的临床试验是首先静脉注射给药10d后才继续口服给药，梅奥的实验则完全通过口服给药。

正如Pauling推测，随后的实验再一次肯定了HVCT的抗肿瘤功效，但前提是必须满足一定的血液浓度（毫摩尔每升，mmol/L，mM）这个条件，也就是说要通过大剂量静脉注射维生素C或许才能起到抗肿瘤作用（口服维生素C血液达不到抗肿瘤所需要浓度）。2000年，帕达亚蒂等基于只有静脉（而非口服）获得的mM维生素C血浆浓度对某些癌细胞有毒性，建议重新研究维生素C治疗癌症。他们发表了3例记录充分的晚期癌症病例，患者在接受大剂量维生素C静脉注射（15～65g，连续2～10个月，然后继续小剂量口服1～4年）后意外地发现患者生存时间延长。

由于肠道吸收、组织积累和肾消除等作用，单纯口服给药血液药理浓度无法达到治疗效果。小鼠实验观察到静脉注射可以让血液浓度高达500mg/L以上，是口服给药可达到的浓度100倍（图1-8）。

静脉注射后，维生素C血浆浓度则高于相同口服剂量后给药浓度，且差异随剂量增加而增大。静脉注射途径绕过了肠道依赖于钠依赖性维生素C转运体-1（SVCT1）的对口服维生素C摄取的调节，导致血浆浓度不受控制的上升。健康志愿者静脉注射1.25g维生素C后，血浆维生素C峰值约为口服相同剂量后的6倍。静脉注射0.1～3.0g/kg维生素C，最大血浆浓度$C_{max}$为2～37mM。静脉给药甚至可导致血浆维生素C水平比最高耐受性口服剂量高30～70倍，然而，由于肾快速清除，高浓度维生素C半衰期约为2h（图1-9）。

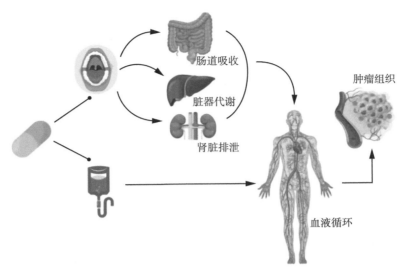

图1-8 维生素C口服和静脉给药的差别

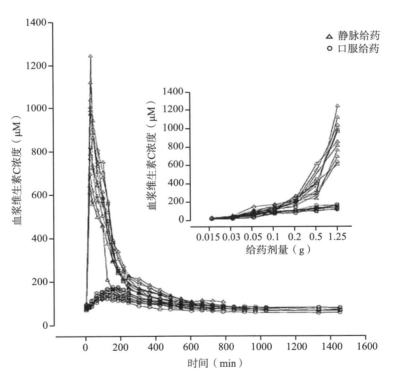

图1-9 健康志愿者经口服或静脉注射维生素C后，血浆维生素C浓度峰值与剂量和时间的关系。三角图标表示静脉给药；圆形图标表示口服给药。随着静脉/口服药物量的增加，血药浓度升高，但口服剂量很难超过200μM，静脉注射能显著提高血药浓度峰值，这种效应随剂量增加而增加

此后，大量体内、体外实验研究证实了大剂量静脉注射维生素C对抑制肿瘤生长、提高生存期和生活质量具有积极影响，另外在治疗或预防化疗和放疗相关的副作用、癌症相关症状及与传统抗癌治疗相互协同作用等研究上也取得了进展。

## 小结

经过近50年的争议，大剂量静脉注射维生素C作为一种价格低廉、副作用少的抗肿瘤治疗方法终于初步得到肿瘤学家的认可。虽然目前提示具有明确抗肿瘤效果的大剂量维生素C单药治疗临床试验较少，但是在辅助传统抗癌治疗、提高癌症患者生活质量上，大剂量静脉注射维生素C具有一定优势。关于大剂量维生素C抗肿瘤效果的争议逐渐从"有没有效果"转变为"如何获得更好的治疗效果"。

（饶本强　陶小妹　王诗婉　赵　媛　王　冰）

# 第三节　维生素C促癌抑癌悖论

维生素C与肿瘤代谢关系复杂、密切且充满争议。维生素C既可"防癌""抗癌"，又有研究提示维生素C可能"促癌"。

对于实体瘤患者而言，补足生理需要的维生素C（0～200mg/d）有助于细胞物质代谢平衡，预防正常细胞发生癌变倾向或抑制向癌症转化；超生理需要量时，提高口服维生素C剂量并不能获得对应提升的抑癌效应，反而有可能抑制抗肿瘤药物作用，促进癌症进展；小剂量维生素C［＜1g/（kg·d）］可能通过调节抗氧化物酶系统及信号传导通路从而促进有癌变倾向的细胞向癌症转化；大剂量维生素C（人体≥1g/kg或细胞实验≥1mM）时，药物浓度达到mM水平，在肿瘤细胞内外产生大量活性氧（reactive oxygen species，ROS）诱导过氧化应激效应，导致线粒体功能紊乱进而杀伤肿瘤细胞。但对血液系统肿瘤而言，中等剂量（细胞实验≤0.5mM）则足以激活TET2酶起到抗肿瘤作用。

维生素C产生不同的结果的原因多样，可能与剂量、给药途径、癌症种类、机体情况等密切相关，但具体机制复杂，尚不完全明确，有待试验证实。

维生素C在不同剂量下展现不同的氧化还原能力（图1-10），低剂量下呈现还原性，协同机体抗氧化系统抵抗环境或癌基因表达带来的氧化应激；大剂量下展现过氧化能力，产生的活性氧等氧化性物质超过机体抗氧化系统处理能力，细胞氧化失衡，加剧线粒体功能障碍及氧化应激等癌细胞特征代谢变化，诱导癌细胞走向死亡。

### 一、口服推荐量维生素C的防癌作用

维生素C是一种抗氧化剂，生理剂量下通过消除自由基减少引发癌症的一系列物质如亚硝胺。这种水溶性的维生素可与脂溶性维生素（如维生素E）协同作用，相互还原，保护细胞和基质稳态。

中国成年人预防坏血病的维生素C的需要量约为100mg/d。吸烟者的维生素C代谢损失较非吸烟者高约40%，故女性吸烟者的维生素C摄入量的参考值设为135mg/d，男性吸烟者为155mg/d。但仅仅预防维生素C缺乏病并不是膳食平衡的最终目标，较高的血浆维生素C水平有益于预防冠心病、脑卒中、癌症及不同原因的死亡，有效血浆维生素C浓度一般在64.0～85.2μM，推荐200mg/d作为成人预防癌症的建议摄入量。

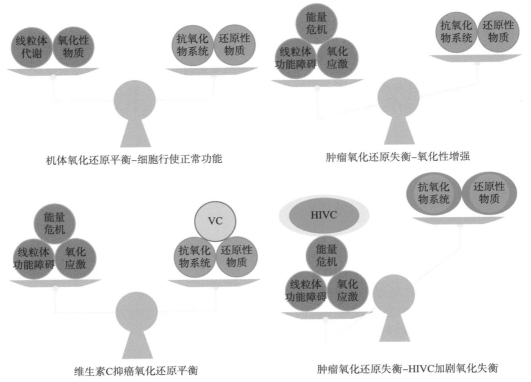

机体氧化还原平衡–细胞行使正常功能

肿瘤氧化还原失衡–氧化性增强

维生素C抑癌氧化还原平衡

肿瘤氧化还原失衡–HIVC加剧氧化失衡

**图1-10　维生素C氧化还原能力平衡与剂量的关系示意图**

摄入充足的维生素C（生理剂量0～200mg/d）使机体能维持正常的形态功能、阻碍肿瘤的发生或发展，起到预防肿瘤的作用。流行病学观察发现，进食含丰富维生素类物质的食物，人群肿瘤的发病率低。最低血清维生素C浓度（＜28.4μM）的男性与最高血清维生素C浓度（＞73.8μM）的男性相比，与癌症相关的死亡风险高62%，12～16年的所有原因的死亡率高57%。高血清维生素C浓度（72.6μM）与低血清维生素C浓度（20.8μM）相比，男性癌症死亡率降低53%，女性癌症死亡率降低27%。在大鼠饲料中加入维生素C可以100%防止由亚硝酸盐及某种胺类并用所引起的食管癌。

维生素C可通过阻断诱癌物（如亚硝胺）的合成、促进Ⅲ型和Ⅳ型胶原蛋白的合成、抗氧自由基损伤、消除致细胞线粒体功能紊乱、增强机体免疫、加速体内致癌化合物的排出和抵消死亡癌细胞的毒素、促进干扰素合成对抗癌细胞及致癌病毒等机制来预防癌症。

维生素C缺乏在癌症患者中普遍存在，癌症患者体内的维生素C水平明显低于同年龄段的正常人水平，维生素C的高水溶性和在体内的主动运输意味着这种化合物很容易获得和分布，但不储存，一部分还会随人体排泄而流失。因此，人类对饮食摄入的依赖，如果不能保持足够的摄入，可能会导致缺乏。在患病期间，特别是在癌症患者中，这种流失似乎会加速。同时，这种缺乏也与肿瘤细胞高代谢引起氧自由基产生增加从而消耗机体抗氧化物相关。许多癌症的发生与ROS对DNA的氧化损伤密切相关，尽管其中大部分损伤可以修复，但仍有一些被氧化的碱基留在 DNA 中，可引发十分严重的基因突变。维生素 C 作为抗氧化剂在体内可以和氧自由基结合发生还原反应，清除有害的氧自由基，保护细胞的 DNA 免受氧化损伤。比如，研究发现维生素 C 能阻止 $H_2O_2$ 诱导的人类细胞基因突变；维生素 C 还可明显降低电离辐射（$130 \sim 150Gy$）造成的细胞 DNA 损伤，其作用与谷胱甘肽相似，机制亦为抗氧化作用。补足生理需要量对癌症患者具有预防疾病、进展的作用，胃癌患者比对照组约延长寿命 2.67 倍，肺癌患者比对照组延长 3.5 倍以上，膀胱癌患者延长 4.5 倍，乳腺癌患者延长 5.7 倍，结肠癌患者延长 7.6 倍。

由于维生素 C 补充剂的摄入量未考虑到人体吸收率及相关基因多态性的影响，所以血浆维生素 C 浓度是反映机体维生素 C 水平的更为精确的指标，根据《2023 中国居民膳食营养素参考摄入量》推荐，口服 200mg/d 维生素 C 可使人体血浆维生素 C 浓度接近饱和（$70\mu M$），这个剂量下未观察到安全性问题，可作为中国成年人预防癌症的建议摄入量。

最高口服耐受量为 3g/d。过量服用维生素 C 的副作用主要为血尿酸增高，有诱发痛风、泌尿系结石形成风险；可引起胃酸增多、胃液反流、腹胀、腹泻等胃肠功能紊乱；加速动脉硬化；长期超生理剂量应用时，突然停药易导致体内的维生素 C 浓度骤然下降，可引发反跳性坏血病等。

## 二、超生理剂量维生素 C 的促癌现象

由于肠道吸收、药物排泄等因素，口服维生素 C 血药浓度很快达到血药浓度平台，提高服药剂量并不能提高血药浓度，超生理剂量口服维生素 C（>200mg/d）可能刺激具有癌症倾向的细胞向癌症方向转化，加快肿瘤形成的进程。

"双诺奖"获得者、"大剂量维生素 C 抗肿瘤"的提出者 Pauling 的学生、助手 Robinson 博士在实验中发现，每日 $5 \sim 10g$ 维生素 C 用量让小白鼠患皮肤癌的概率增加 1 倍。美国斯罗恩—吉特灵癌症研究中心发现，维生素 C 将化疗药在小鼠体内的杀伤力减少 30% ～ 70%。其后进行的化疗测验也发现，被注入了维生素 C 的小白鼠体内的癌细胞生长更快；而另一项研究发现，维生素 C 可干扰 5 种抗癌药物的疗效，令癌细胞生长更迅速。

康塞普西翁大学的研究人员发现，至少有 20 种癌症能够通过吸收维生素 C 得以生长，提出维生素 C 可能会促进部分肿瘤细胞生长的观点。

Feskanich 等研究美国妇女健康状况以证实大量摄入维生素 C、维生素 E 或胡萝卜素是否有患黑色素瘤的危险。他们调查了 16.2 万 25 ～ 77 岁年龄段高加索白种人妇女，结果患有浸润性黑色素瘤者有 414 例。对他们的饮食进行问卷调查，结果发现大量服用维生素 C 有较高的患黑色素瘤的危险性，且有明显的剂量依赖性，推测维生素 C 可能存在有致癌作用，机制还不十分清楚，需做进一步研究证实。

两名患者（前列腺癌和表皮样癌患者）在 0.6g/kg 剂量下接受了超过 6 周的维生素 C 治疗，且病情稳定（病变两个垂直直径之和减少不到 20%，增加不到 20%，且无新病变出现）。根据 FACT-G 问卷评估，0.4g/kg 队列患者身体功能明显恶化（$5.4 \pm 4.2$ vs. $13.4 \pm 1.1$），但高剂量组患者身体功能没有恶化。

2023年9月一项发表在 *The Journal of Clinical Investigation* 期刊上的研究发现，25μg 维生素C和维生素E等抗氧化剂能刺激肺癌肿瘤中新血管的形成，从而加速肿瘤的生长和转移。抗氧化剂会使人体自由基水平下降，激活与血管生成基因和蛋白质表达相关的 BACH1蛋白，促进血管生成，加剧肿瘤的生长和转移。

维生素C产生"促癌"效应的试验均具有以下共同特点：维生素C通过口服补充；剂量超过推荐摄入量。这可能与超过生理剂量的维生素C存在"亲氧化作用"有关。特别是在有过渡金属离子（如$Cu^{2+}$、$Fe^{2+}$等）存在时，增加处于癌变过渡脆弱状态的细胞对自由基的"敏感性"，维生素C可展现出促DNA氧化损伤，可能引发基因突变进而促进肿瘤形成；或可将脂质过氧化物分解成内源性基因毒性物质，对人类DNA有高度致突变作用。

维生素C还要不要补充？富含维生素C的水果还能不能吃？

答案：包含推荐剂量（200mg/d）维生素C的规律膳食，足以用于预防大部分慢性非感染性疾病（包含癌症），天然来源维生素C（蔬果等）由于营养素均衡，预防效果显著优于单一种类的膳食补充剂。超生理剂量进行口服补充维生素C用于预防癌症不仅无效，还可能有害。

## 三、静脉注射大剂量维生素C的抗癌研究

维生素C在大剂量（＞1g/kg）经静脉注射时表现出"过氧化应激"性质，与金属离子发生Fenton反应，在肿瘤细胞内外产生强氧化性物质（如·OH、$H_2O_2$），通过诱导大量ROS生成促进氧化应激这一核心机制杀伤肿瘤细胞（图1-11），其抗肿瘤机制分为五大假说。①通过表观遗传学重编程杀伤抑制肿瘤发生、发展。②通过调节氧感知降低肿瘤恶性。③降低缺氧诱导因子-1（HIF-1）活性，降低肿瘤恶性。④诱导肿瘤细胞发生铁死亡。⑤通过GLUT1（glucose transporter 1）摄取脱氢维生素C降低肿瘤细胞能量摄取，诱导"能量危机"，抑制肿瘤生长；同时还有促进胶原蛋白合成，阻遏肿瘤转移、浸润等机制，使其有可能成为一种有效的肿瘤代谢性治疗药物。

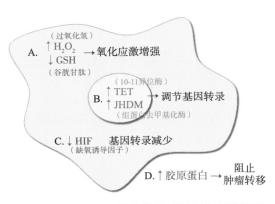

A. ↑$H_2O_2$（过氧化氢）↓GSH（谷胱甘肽）→氧化应激增强

B. ↑TET（10-11异位酶）↑JHDM（组蛋白去甲基化酶）→调节基因转录

C. ↓HIF（缺氧诱导因子）基因转录减少

D. ↑胶原蛋白→阻止肿瘤转移

**图1-11　HVCT相关抗肿瘤机制与细胞因子水平的调节**

目前研究结果提示：①维生素C的抗肿瘤作用主要依赖达到一定的血药浓度（≥15mM）从而具有的氧化性，这个血药浓度必须通过静脉给药，剂量需＞1g/kg。②目前尚无临床试验提示单药有显著的抗肿瘤作用，但细胞或动物实验结果均提示大剂量维生素C能显著阻遏肿瘤的发展或转移。③大剂量静脉注射维生素C联合其他抗肿瘤治疗（如放疗、化疗、免疫治疗等），结果提示可有显著的增效或协同作用，并能缓解患者症状、显著提高生存率、改善患者生活质量。④对于不同种类、来源的肿瘤，维生素C的作用机制可能相同也可能不同。⑤口

服最大耐受剂量仍无法达到抗肿瘤效应要求的血药浓度，因此HVCT间歇期不常规推荐口服补充超生理剂量维生素C来延续抗肿瘤作用。停止给药或间歇期可口服推荐补充剂量200mg/d，仅用以避免血药浓度断崖式下降诱发的"反跳性坏血病"（表1-1）。

表1-1　不同剂量维生素C的大致血浆浓度及效应关系

| 效应 | 剂量 | 血浆浓度（μM） |
| --- | --- | --- |
| 生理需要量 | 0.1g/日 | 50～80 |
| 推荐疾病预防剂量 | 0.2g/日 | 70～80 |
| 最大耐受剂量 | 3g/日 | 约200 |
| 口服达药峰浓度剂量 | 3g/次，每4小时1次 | 约220 |
| 潜在促癌剂量 | 口服＞0.2g/日；静脉＜1g/kg | 100～1000 |
| 实体肿瘤抑癌剂量 | 静脉≥1g/kg或浓度达1mM | ≥1000 |
| 血液肿瘤抑癌剂量 | 浓度达0.5mM | ≥500 |

## 小结

　　维生素C在体内的效应天平根据剂量与给药途径的不同向不同的效应方向发生倾斜。小剂量维生素C对正常细胞的正常发展和癌细胞的癌变转化有保护作用，大剂量维生素C在保护正常细胞的基础上对肿瘤细胞具有选择性杀伤力，但对于血液系统肿瘤而言，中等剂量足以发生杀伤作用。口服200mg/d是预防癌症发生及进展的推荐摄入剂量，超过此剂量对遏制肿瘤进展不一定产生正向效果，反而还可能存在促进癌症进展的风险；维生素C组合制剂（阿帕酮，维生素C 5g＋维生素$K_3$ 0.05g）对部分癌症具有一定的遏制作用，口服补充维生素C首选天然蔬果（柑橘类，如柠檬、柚子；十字花科蔬菜，如西蓝花；草莓、木瓜、猕猴桃等），过分依赖单一种类膳食补充剂可能导致其他类型的膳食营养物的缺乏。抑制肿瘤的维生素C剂量一般需要通过静脉注射，使血药浓度达到mM水平（实体瘤一般≥1g/kg），主要机制与在此剂量下维生素C与金属离子发生反应产生过氧化应激效应相关。这种低剂量细胞保护（保护正常细胞、促进癌细胞）、高剂量杀伤肿瘤细胞但仍保护正常细胞的机制与细胞抗氧化系统作用密切相关。氧化-抗氧化系统平衡在血药浓度达到mM水平时发生改变，维生素C效应由"抗氧化"端向"过氧化"端转换，导致截然不同的两种结局，体内抗氧化系统在体内始终作为"抵消"维生素C效应的一端，有维持细胞内原有平衡的趋势，保护细胞原有状态，削弱维生素C缺乏或过量维生素C对细胞产生的效应。

（王诗婉　陶小妹　赵　媛　路　帅）

# 第四节 维生素C药物动力学

维生素C作为具有弱酸性的水溶性维生素，具有以下代谢特点：①口服吸收效率低，存在血药浓度平台；②半衰期仅30min，在空气中极易被氧化且半衰期受机体疾病（如癌症、炎症等）影响，可能与之被吸收利用相关；③完全经肾以一级动力学消除，排泄快，有效血药浓度持续时间仅数小时；④易被机体抗氧化物系统（特别是还原型谷胱甘肽）代谢。因此，在停止静脉注射后血浆维生素C浓度快速下降，数小时后血浆药物峰浓度或有效浓度持续时间不足以杀灭体内肿瘤细胞。由于维生素C随剂量不同其效应具有"两面性"，抗肿瘤效应存在"血药浓度阈值"，血药浓度是否能达到血药浓度受给药途径和给药剂量影响；而超过阈值的时间（有效浓度持续时间）决定肿瘤杀伤力持续时间，这与给药速度、药物形态密切相关；另外，维生素C抗肿瘤效应与GSH/GSSG（还原型与氧化型谷胱甘肽）比值密切相关，化疗药调控机体内抗氧化物代谢，协同降低比值或许是联合用药增效的基础。基于药代动力学特点设计可靠的临床给药方案是提升临床治疗效果的重要一环。

## 一、口服维生素C以降阶梯模式吸收，存在血药浓度平台

口服维生素C时，其血浆浓度受到3种机制的控制，即肠道吸收（生物利用度）、组织积累和肾脏消除。维生素C在人体的吸收率与摄取量呈负相关关系，当摄取量在30～60mg时，吸收率可达100%；摄取量为90mg时，吸收率降为80%左右，摄入量为1500mg时降为49%，摄取量为3000mg时降为36%，摄取量12 000mg时降为16%。同时，口服维生素C存在血药浓度阈值，由于吸收率下降、尿排泄增加、生物利用度降低，血药浓度在50～60μM达到平台期，即使在口服推荐预防慢性疾病剂量（200mg）时血浆浓度仅达到80μM，一般无法超过100μM。

继续提升剂量血药浓度提升慎微，即使超过最大耐受剂量（口服3g/d）或多次服用（3g/次，每4小时1次），血药浓度仅达220μM（图1-12）。吸收率除了受到摄取量影响外，也会受到癌症、发热、压力、长期注射抗生素或皮质激素或者带瘤状态等影响而降低。这种效应还与弥散距离相关，饱和状态下，只有靠近血管壁的细胞才会积累生理浓度。当血浆维生素C浓度≤100μM时，其扩散范围不超过100μm（微米），超过这一限制距离的细胞不能积聚维生素C。但当血浆浓度增加到mM范围时，即使在200μm时，细胞也能从血管摄取到最佳浓度。

口服维生素C后，约85%以原型通过胃和十二指肠，在小肠经由"钠依赖性维生素C载体"（sodium dependent vitamin C transporter，SVCT），通过肠道屏障吸收入血液循环，其余15%先与胃酸结合成为双氢维生素C，然后在小肠壁经"葡萄糖转运蛋白"（glucose transporter，GLUT）吸收入血。两型维生素C生物活性相同。进入体内的维生素C，可以通过血脑屏障、胎盘和乳汁，也能进入各种类型的组织和细胞，其在白细胞、组织细胞及血小板内的浓度高于红细胞和血浆。值得强调的是维生素C可进入肿瘤细胞内，并保持较高浓度。

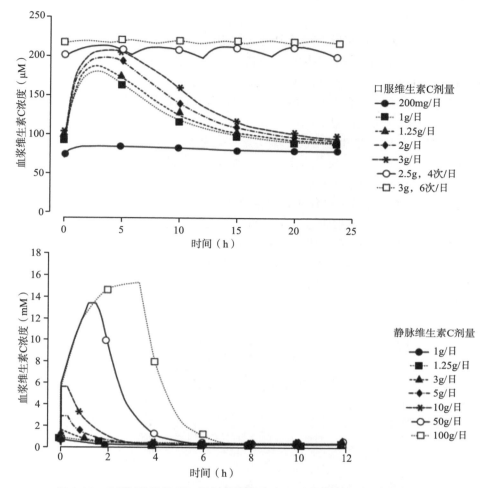

图1-12 口服/静脉给予不同剂量的维生素C后血药浓度随时间的变化

经静脉给药能绕过肠道SVCT1的对口服维生素C摄取的调节，静脉给药可使血浆维生素C水平比最高耐受性口服剂量高30～70倍。维生素C的过氧化应激抗肿瘤效应在mM水平才被激发，因此，维生素C必须经静脉、足剂量给药作用是争论下首先被确证的。而给药间期口服维生素C仅起预防停用维生素C血药浓度断崖式下降引起的"反应性坏血病"，而非延续静脉注射的抗肿瘤效应，对效果影响也尚不完全明确，并不常规推荐所有患者服用，但应对维生素C水平低于正常范围的患者积极补充。

## 二、"弱不禁风"的维生素C

维生素C极易被氧化，水溶液中半衰期（$t_{1/2}$）短，约30min，DHA的$t_{1/2}$只有几分钟，高浓度的维生素C在血循环内的半衰期约为2h。静脉注射维生素C 2g后，8～10min可达到血浆峰值浓度（20mg%），半衰期约为2.5h。当静脉快速滴注维生素C 60g（90min滴注完毕）时，15min达到血浆峰值35mg%，可维持较高血浆浓度（25～30mg%）3～4h，然后血浆浓度开始下降，半衰期约为8h。

人体正常细胞内存在维生素C循环，人体粒细胞外的维生素C被氧化后，形成去氢维生素C，通过$Na^{2+}$和能量依赖通道进入细胞内，可重新生成维生素C，参与细胞生化代谢。在细菌感染情况下，中性粒细胞内维生素C浓度较正常时可升高达30倍之多，这一过程仅需20min。与此相反，细菌不能进行维生素C再循环，在维生素C存在的条件下，会加快细菌凋亡。粒细胞的维生素C再循环功能有利于机体免疫力的增强，是维生素C抗肿瘤的辅助药理作用。

在大剂量静脉注射维生素C时，维生素C先可逆性地氧化为DHA，进而不可逆地氧化为草酸和苏糖酸，有效成分逐渐减少，直至丧失细胞杀伤力。在细胞外，维生素C向DHA的转化产生过氧化物杀伤细胞膜，这种效应随着DHA的生成增多而减弱，且在细胞外加入DHA不仅无抗肿瘤作用，直接给予DHA还将引起剂量依赖性癌细胞保护作用，对抗TAM治疗引起的脂质过氧化，凋亡相关因子配体（FasL）和肿瘤坏死因子-α（TNF-α）的mRNA显著升高、线粒体跨膜电位降低，从而拮抗其肿瘤杀伤力。因此，保证肿瘤细胞外足够的原型维生素C浓度是直观重要的一环。配制时应密封、避光，随用随配，利用纳米载体是当前研究中最具有提示疗效潜力的方向之一（图1-13）。

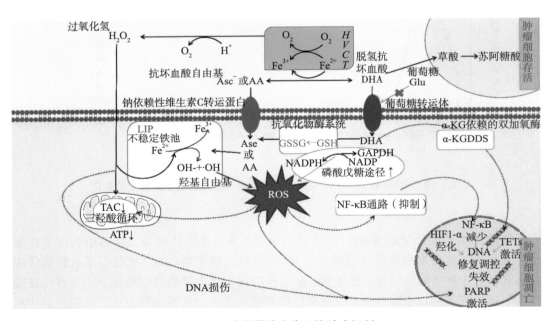

**图1-13 大剂量维生素C抗肿瘤机制**

维生素C可以原型经SVCT和GLUT1进入肿瘤细胞，而后迅速被氧化为脱氢维生素C，参与Fenton反应，诱发肿瘤死亡。在肿瘤细胞外维生素C如已经被氧化，这种抗肿瘤效果将被削弱。DHA虽为HVCT产生抗肿瘤作用最有效的药理形式，但只有给予在维生素C而不是DHA时能起到抗癌治疗作用的。因为DHA在中性pH下有巨大波动性或者说是不稳定性，大剂量DHA治疗在体内和体外对肿瘤细胞只能起到相当短暂的作用，且DHA的分解会产生多种不需要的化合物，包括草酸盐和2，3-DKG，这可能会降低维生素C治疗的有效性

ROS，活性氧簇；NADPH，还原性辅酶Ⅱ；GAPDH，甘油醛-3-磷酸脱氢酶；$NADP^+$，辅酶Ⅱ；NF-κB，核因子κB；ATP，三磷酸腺苷；$O_2^-$超氧阴离子。GSSG，氧化型谷胱甘肽；GSH，谷胱甘肽；HIF，缺氧诱导因子；TET，10，11转位酶；PARP，聚腺苷二磷酸-核糖聚合酶

### 三、维生素C肾阈

进入体内的维生素C，少部分转化为无活性成分，短时间存于体内，大部分参与新陈代谢和肝解毒功能，然后转换为无毒产物，主要经肾以一级动力学快速清除。另有两个代谢旁路，一为还原型维生素C转化为氧化型维生素C旁路，起重要的抗氧化作用；另一为转换成无毒的维生素C-2-硫酸盐，两型代谢产物均主要从肾，少量从肠道排出体外。谷胱甘肽和α-硫辛酸具有增加活性维生素C和维持体内浓度的作用，在感染、患恶性肿瘤、吸烟等状况下，维生素C消耗增加而上述两物质减少。此外，在人工肾透析时，维生素C可从透析膜丢失。因此，上述患者均应额外补充维生素C。

肾排泄维生素C的阈值约为14μg/ml尿，此阈值相对较稳定。尿中维生素C水平升高或许与血药浓度达标存在联系，我们在临床使用时观察到往往效果较好的患者尿中维生素C水平升高，这或许意味着血药浓度超过组织利用上限。相反，由于维生素C的利用率在疾病状态时增加，例如癌症细胞高表达SVCT或GLUT受体，有更高的维生素C吸收率，因此，尿维生素C浓度与血维生素C浓度可能并不呈简单线性关系，尿维生素C浓度超过正常值可作为血维生素C浓度升高的评判标准。因此，在给药过程中检测尿维生素C含量是简单易得的间接检测血药浓度的方法，但具有局限性。同时，探究维生素C肾阈对药代动力学研究具有深刻意义。

### 四、有效浓度区间——维生素C抗肿瘤疗效的关键

1.给药途径决定血药浓度　在体外，浓度为1～5mM的维生素C可产生对肿瘤的选择性细胞毒性，人体口服最大耐受剂量最高只能达到220μM，而通过静脉注射可提升100倍而轻松达到抗肿瘤需要的mM水平，因为静脉注射可以绕过经肠道吸收-分布-排泄的限制，直接入血。因此HVCT必须通过静脉注射。体内试验中腹腔注射疗效与静脉注射相似甚至更好，但目前缺少临床证据。

2.给药剂量决定血浆药物峰浓度　单次给药30g不足以杀伤体内肿瘤细胞；输注60g后维生素C血浆浓度可达24mM，30min即降至15.1mM；75g产生的血浆峰浓度可达17.8～35mM，且单次70～110g/m$^2$可将维生素C血药浓度维持在高于10mM 5～6h。维生素C的最大血浆浓度（$C_{max}$）和血药浓度-时间曲线下面积（AUC）随剂量成比例增加，但在90g/m$^2$时停止增加，提示HVCT存在最佳剂量范围。输注60g维生素C的清除率为100ml/min，维生素C经肾快速排泄或许也与有限的疗效相关，用碳酸氢钠碱化尿液或可加速排泄，疗效降低。

维生素C静脉注射剂量选择的一个重要参数是达到的血浆浓度峰值。通过以下假设验证了维生素C浓度可以仅从剂量预测的假设：①维生素C不与血浆蛋白结合；②大剂量的静脉注射迅速且均匀地分布在细胞外体积中，细胞外体积占正常体重的20%；③从细胞外空间流出主要通过尿排泄。6例患者注射0.1g/kg、0.2g/kg、0.4g/kg、0.6g/kg和0.9g/kg，5例患者注射1.5g/kg，获得药代动力学图谱。从剂量、分布量和排泄量预测的维生素C峰值浓度在实际测量浓度的10%以内。无论剂量如何，都有25%的维生素C被排出体外，维生素C峰值浓度（g/L）＝［D-D/4］/0.2W＝3.75D/W，其中D为维生素C剂量（g），W为体重（kg）。在整个7.5～8h的测量周期内，维生素C的浓度-时间乘积与

剂量成正比。给定的剂量－时间乘积（mM·h）可以通过将g/kg的剂量乘以62来预测，并具有可接受的临床准确性。

给予推荐的Ⅱ期剂量时［当体重指数（BMI）为30kg/m²或更低时，维生素C的剂量为1.5g/kg体重；对于BMI＞30kg/m²的患者，归一化为对应于BMI 24kg/m²的体重。维生素C在90min内以恒定速率输注90g，在120min内输完剂量超过90g的部分］，血浆维生素C浓度超过5mM的时间长达7h，超过10mM时间长达4.5h。血浆维生素C浓度超过15mM的时间短暂而多变。

3.有效浓度持续时间直接影响杀伤力　在停止输注时，血浆维生素C浓度达到峰浓度，随后快速下降并被简单的一级动力学消除。体内维生素C的$t_{1/2}$在1.4～3.1h，与HVCT剂量、给药速度无明显相关性，在停止输注后数小时失去肿瘤杀伤力。可通过调节给药速度延长有效浓度持续时间来增强HVCT疗效。以0.2～1.5g/kg的剂量和0.6～1g/min定速给药是安全可耐受的。定速给药的血浆浓度平均峰值为25.58mM，且能将血药浓度维持在10～20mM约3h，优于定时给药，以1g/min定速给药效果最好，再快将引起心慌、一过性高血压、局部刺痛等不适，故1g/min定速输注是目前能安全延长有效浓度持续时间的方法。目前缺少加用口服与否对HVCT有限浓度持续时间的证据。纳米制剂，如用固体脂质纳米颗粒（SLN）装载维生素C可通过提高传递效率、延长释放时间、减少维生素C被代谢等机制延长有效浓度持续时间，提高HVCT疗效（图1-14）。

4.联合用药间的药代动力学的影响　血浆维生素C浓度－时间曲线不受化疗的影响，化疗后短时间内组织中维生素C浓度轻度增加，这可能与化疗药物引起的维生素C细胞

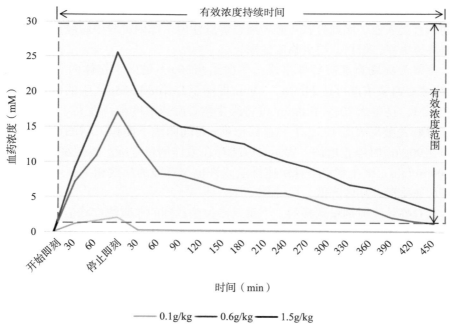

**图1-14　HVCT剂量与血药浓度的关系**

在停止给药后即刻血药浓度达到顶峰，随机在数小时内被代谢

摄取增加或分解代谢增加相关。当与吉西他滨同时给药时，维生素C的清除率略有增加。HVCT的过氧化应激性可降低机体抗氧化物系统功能从而减缓化疗药代谢，或化疗药减少抗氧化物质的生成，促进HVCT的过氧化杀伤力，是联合治疗的基础。

## 小结

　　HVCT药代动力学是突破目前临床疗效困境的核心问题之一，保证有效浓度及有效杀伤时间是提升HVCT疗效的重要方法，可通过选择合适的溶媒、使用规范化的给药方案、选择优势联合治疗方案提升临床用药疗效。首选推荐使用灭菌注射用水在密封、避光条件下配制；1.5g/kg剂量是目前最推荐的剂量，根据表格计算合适的渗透压，经深静脉如经外周静脉置入中心静脉导管（PICC）、完全植入式中心静脉输液装置（输液港）等以1g/min的速度输注，可配合标准化疗方案周期，也可每日连续给药；尿维生素C在给药过程中超过正常范围经常被观察到，其意义尚不明确。HVCT缺乏官方用药指南，上述方案谨根据当前研究结果进行归纳所得，有待大规模、高质量的临床试验证实。

（王诗婉　陶小妹　何　嘉　赵　媛）

# 第 2 章

# 大剂量维生素C抗肿瘤研究结果

## 第一节　大剂量维生素C抗肿瘤机制

在过去十年里，大量研究表明，mM浓度的维生素C能够在离体条件下杀死肿瘤细胞，并减缓体内肿瘤的生长。随着精准医学时代的来临和分子组学研究的深入，HVCT的抗肿瘤作用机制研究不断完善，发现其核心机制为诱发肿瘤细胞发生过氧化应激，继而发生表观遗传学重编程、氧感知调节、铁死亡等导致肿瘤细胞死亡。然而，HVCT在不同种类的肿瘤细胞中作用机制不尽相同且相关研究仍然有限。推进肿瘤HVCT疗效的研究需要高精准的研究方法和思路，从肿瘤代谢机制角度出发，探究提高临床疗效可行的方案。在本章节中，我们总结了大剂量维生素C在抗肿瘤治疗中的5种主要机制。

### 一、过氧化应激

人们普遍认为，由于代谢率升高和线粒体缺陷，癌细胞比正常细胞经历更多的氧化应激。尽管活性氧（ROS）可以通过刺激细胞增殖和促进遗传不稳定性来促进肿瘤的发展，但过量的ROS也可能对癌细胞有害。因此，癌细胞通常会增强有助于减轻ROS毒性作用的途径。基于ROS促进癌症发展的理论，抗氧化治疗作为一种抗癌策略被研究。然而，最近的人类和动物研究结果发现，没有明确的证据表明抗氧化治疗在预防或抑制癌症发展方面有好处。甚至，在某些情况下，抗氧化治疗似乎会产生促瘤作用，如加速肺腺癌和黑色素瘤小鼠癌症进展和转移，增加患者患前列腺癌和肺癌的风险等。总之，这些结果表明某些癌症类型可能依赖抗氧化剂生存，因此可能容易受到促氧化疗法的影响。事实上，促氧化抗癌疗法（如放射疗法）已在临床中得到应用。然而，目前的促氧化策略常会造成严重的附带损害，导致治疗窗口狭窄。而大剂量维生素C以利用癌细胞自身的特点来规避这个问题。HVCT在超过mM水平时，维生素C可以原型、抗坏血酸自由基、脱氢维生素C形式存在，与细胞内外金属离子相互反应，产生大量ROS，进而诱发进一步的过氧化应激反应，这是HVCT抗肿瘤的核心机制。

1.癌细胞抗氧化系统失衡　研究表明，相对于同一组织来源的正常细胞，大剂量维生素C在癌细胞中表现出有选择性的毒性作用，并且这种毒性在不同类型的癌症中存在差异。大剂量维生素C所产生的$H_2O_2$是其对癌细胞产生细胞毒性的主要因素。不同来源的癌细胞对$H_2O_2$的敏感性不同，以及它们相对于正常细胞的敏感性增加可能是由于它们清除$H_2O_2$的能力不同所致。这种能力取决于抗氧化酶的活性，这些酶能够清除$H_2O_2$。

尽管$H_2O_2$是一种强氧化剂，但由于其与大多数生物分子的反应速率较慢，因此它可以在细胞和组织中积累到相对较高的浓度。在这些地方，它也可以被激活，产生更具活性的氧化剂，如羟基自由基（—OH）。抗氧化酶对$H_2O_2$的清除对于减少细胞损伤非常重要。主要负责清除$H_2O_2$的酶包括过氧化氢酶、谷胱甘肽过氧化物酶（glutathione peroxidase，GPx）和过氧化还原蛋白（peroxiredoxins，Prx）。根据体外数据建立的动力学模型表明，过氧化氢酶主要负责解毒高浓度的$H_2O_2$，如在培养基中大剂量维生素C氧化所产生的浓度，而GPx和Prx则负责清除低浓度的$H_2O_2$。过氧化氢酶主要位于有核哺乳动物细胞的过氧化物酶体内，它催化$H_2O_2$分解为水和氧气。

一些过氧化氢酶抑制剂，如天然产物水杨酸、花青素和甲基多巴，可以增加维生素C药理学敏感性，增加其在癌细胞内的ROS损伤。谷胱甘肽过氧化物酶是机体分泌的一种特殊蛋白质，是机体内广泛存在的一种重要的过氧化物分解酶，使有毒的过氧化物还原成无毒的羟基化合物，从而保护细胞膜的结构及功能不受过氧化物的干扰及损害。还原型谷胱甘肽不但能直接和$H_2O_2$等氧化剂结合生成水和氧化型谷胱甘肽，还能将高价铁血红蛋白还原成血红蛋白。过氧化还原蛋白2（Prx2）是一种主要的硫醇抗氧化蛋白和$H_2O_2$的敏感标志物（图2-1，图2-2）。

研究表明，各种组织中的抗氧化酶的内源水平存在着显著差异。有假设认为这反映了不同器官系统的发育和代谢差异。与非癌变细胞相比，大多数癌细胞内源抗氧化酶水平较低。研究表明，除了人类肾腺癌之外，所有癌细胞类型的过氧化氢酶和GPx水平都较低。这表明绝大多数癌细胞可能缺乏有效解毒高浓度$H_2O_2$所需的生化机制。尽管总体上来看，癌细胞中过氧化氢酶的水平较低，但不同癌细胞系之间的氧化氢酶活性似乎存在显著差异。这可能与它们清除$H_2O_2$的能力及对产生$H_2O_2$的药物的不同敏感性有关。

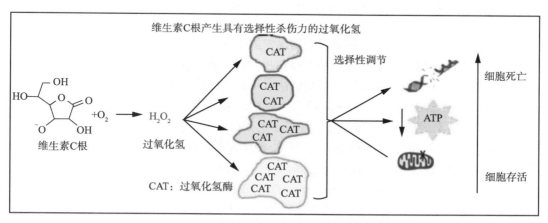

**图2-1 维生素C根产生大量过氧化氢后差异性调节细胞**

$$Prx2（还原）+H_2O_2 + 2H^+ \rightarrow Prx2（氧化）+2H_2O$$

**图2-2 过氧化还原蛋白（Prx）的氧化还原反应**

$H_2O_2$.过氧化氢；$H^+$.氢离子

2.癌细胞中不稳定铁池增加  维生素C在存在铁等过渡金属的情况下可以产生氧化作用，尤其是在细胞外环境中，它能够产生对癌细胞致命的$H_2O_2$。因为铁（$Fe^{2+}$）可以通过Fenton反应与$H_2O_2$反应生成有害的羟基自由基（—OH）。在体内，大部分的铁会被转铁蛋白在血浆中结合，或储存在细胞内的铁蛋白中，或者作为蛋白质的辅因子，如血红素。但是，细胞内也存在少量的游离铁（$Fe^{2+}$），称为不稳定铁池，主要用于快速响应细胞代谢需求。

大剂量维生素C能产生细胞外$H_2O_2$，并且这个产生过程可能是由于维生素C的自动氧化或者是与介质中的铁离子反应。但是这可能是体外实验的假象，有研究表明，在动物实验中，静脉注射维生素C后确实能在体内生成抗坏血酸自由基和$H_2O_2$，且这种产生是剂量依赖的。此外，大剂量维生素C能够抑制动物模型中的神经母细胞瘤生长，并在肿瘤中增加DNA损伤的标志物。由于癌细胞对于不稳定铁（$Fe^{2+}$）的高需求，它们在铁代谢上经历了重编程，增加了对铁的摄取及减少了对铁的储存和输出。因此，大剂量维生素C通过增加$H_2O_2$和—OH的生成，使得富含铁的癌细胞比正常细胞更容易受到伤害。这表明癌细胞可能因为其内部或外部的高铁水平而对维生素C更敏感。

一个重要的问题是为何大剂量维生素C产生的细胞外$H_2O_2$可能会对癌细胞比正常细胞有选择性的毒性。潜在机制有3种，首先，肿瘤微环境富含不稳定铁，它与维生素C的反应会产生$H_2O_2$和—OH，这对癌细胞可能是致命的。其次，与正常细胞相比，肿瘤细胞的细胞内不稳定铁水平增加，则维生素C自氧化产生的细胞外$H_2O_2$可以扩散到肿瘤细胞中，并与细胞内不稳定铁池反应，在肿瘤细胞内生成—OH。最后，细胞外$H_2O_2$可以通过产生氧化微环境来促进细胞外脱氢维生素C（dehydroascorbic acid，DHA）水平的增加。结果，DHA被转运到表达高水平葡萄糖转运蛋白1（glucose transporter 1，GLUT1）的肿瘤中，在这些细胞中产生氧化应激，这第三点将在下一部分中讨论。

尽管前期研究充满希望，研究者仍需确定维生素C敏感性、抗坏血酸自由基或$H_2O_2$产生与癌细胞中不稳定铁水平之间是否存在相关性，并且在临床中识别潜在的生物标志物或基因表达特征来预测与增加的不稳定铁水平相关的维生素C敏感性。

3.癌细胞通过GLUT1增加DHA摄取  肿瘤细胞对糖酵解依赖性增加（即Warburg效应），且通常会表达高水平的GLUT1，维生素C在体内被氧化为DHA，由于结构上与葡萄糖相似，可通过GLUT1进入细胞内。DHA在细胞内被还原为维生素C，过程中消耗了还原型谷胱甘肽（reduced glutathione，GSH）和还原型烟酰胺腺嘌呤二核苷酸磷酸（reduced nicotinamide adenine dinucleotide phosphate，NADPH），增加了细胞内ROS的水平。ROS可以氧化糖酵解的关键酶——甘油醛3磷酸脱氢酶（glyceraldehyde 3-phosphate dehydrogenase，GAPDH），并激活聚腺苷二磷酸核糖聚合酶［poly（ADP-ribose）polymerase，PARP］，耗尽细胞内的$NAD^+$，进一步导致GAPDH活性下降，细胞糖酵解产生的能量下降。这种机制在高度依赖糖酵解的*KRAS*或*BRAF*突变型肿瘤细胞中可导致能量危机和细胞死亡，而正常细胞不会产生这种效应。在体外实验和动物模型中，通过每日腹腔注射大剂量维生素C抑制了携带*KRAS*突变的肿瘤生长，但对野生型肿瘤生长无影响。这些发现表明，高表达GLUT1和高糖酵解活性的肿瘤可能会特别敏感于维生素 C 治疗。

此外，DHA 在体内外非常不稳定，很难准确测量其从维生素 C 生成的具体量。虽然有挑战，但研究显示高 GLUT1 表达的癌细胞会特别取用 DHA 形式的维生素 C。由于 DHA 的不稳定性和产生副产品的问题，临床上使用维生素 C 而非直接使用 DHA 作为抗癌疗法。肿瘤微环境的氧化特性促进了维生素 C 向 DHA 的转化，这种转化在维生素 C 存在的条件下是高效持续的（图 2-3）。

## 二、表观遗传调控

癌症中的表观遗传重编程包括 DNA 过度甲基化，这常发生在 CpG 岛启动子区域，导致肿瘤抑制基因沉默，如视网膜母细胞瘤和 VHL 肿瘤抑制基因。这些异常的 DNA 甲基化模式大多可以归因于 DNA 甲基转移酶（DNA methyltransferase，DNMT）的功能增强或去甲基化酶 TET（ten-eleven translocation）蛋白家族（TET1、TET2、TET3）的功能丧失。

TET 蛋白通过 α- 酮戊二酸依赖性双加氧酶（α-ketoglutarate-dependent dioxygenase，αKGDD）的作用，利用氧气和 α- 酮戊二酸（α-ketoglutarate，αKG）催化 5- 甲基胞嘧啶（5-methylcytosine，5mC）到 5- 羟甲基胞嘧啶（5-hydroxymethylcytosine，5hmC）的多步氧化反应，并最终恢复为未修饰的胞嘧啶。TET2 在骨髓和淋巴系统恶性肿瘤中经常发生体细胞突变或丧失。有趣的是，在一项大型急性髓细胞白血病（acute myelogenous leukaemia，AML）研究中，TET2 与异柠檬酸脱氢酶 1（isocitrate dehydrogenase 1，IDH1）和异柠檬酸脱氢酶 2（IDH2）的获得功能突变互斥。IDH1 和 IDH2 负责将异柠檬酸转化为 αKG，而它们的新型突变则导致了 2- 羟基戊二酸（2-hydroxyglutarate，2-HG）的积累，这抑制了 αKG 依赖的酶如 TET2 的功能，导致 5hmC 的丧失，DNA 甲基化的增加，并最终改变了推动癌症发展的基因表达程序。

维生素 C 作为 TET 酶的辅助因子，能激活它们并且是其最佳活性所必需的。在骨髓和淋巴瘤细胞模型中，维生素 C 治疗通过提高 DNA 去甲基化和增强肿瘤抑制基因的表达来增加化疗敏感性。值得注意的是，这些研究通过适当的对照组来排除高剂量维生素 C 可能引起的氧化应激反应这种可能机制。此外，维生素 C 在黑色素瘤和膀胱癌细胞中的应用也提高了 5hmC 水平，降低了它们的恶性程度。

最近的研究显示，口服维生素 C 可能在白血病发生中起预防作用。在缺乏维生素 C 的 Gulo-/- 鼠和 Tet2-/- 鼠模型中，维生素 C 缺乏以 TET 依赖或独立的方式导致造血干细胞（hematopoietic stem cell，HSC）功能紊乱，从而导致白血病。此外，维生素 C 也可能通过影响其他 αKGDD 酶如包含 JmjC 结构域的组蛋白去甲基化酶家族（JHDM）和 αKGDD AlkB（ALKB）在癌症发展中的角色来发挥作用，但目前尚不清楚这些酶在癌症发展中的作用及维生素 C 的可用性如何影响它们的活性。

## 三、氧感应调控

在实体瘤中，由于肿瘤生长压迫周围血管并超过新生血管的增长速度，导致缺氧环境。肿瘤细胞通过激活缺氧诱导因子 1（hypoxia-inducible factor 1，HIF1）这一古老的转录因子适应这种缺氧微环境，从而激活一系列基因和应答程序，帮助细胞在缺氧条件

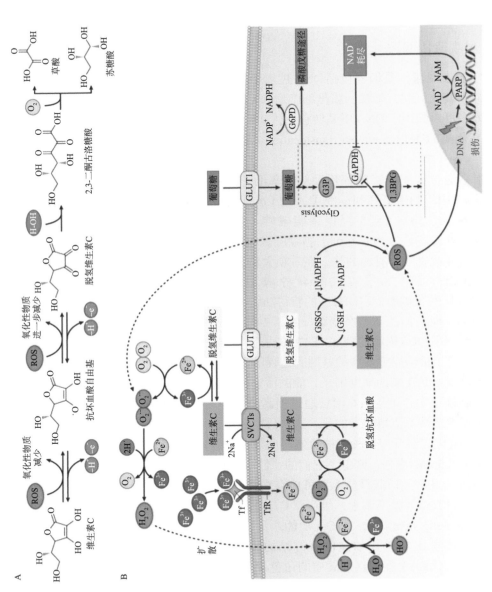

图 2-3　维生素 C 和癌细胞细胞毒性的综合促氧化机制

A. 维生素 C 的氧化过程；B. 维生素 C 在肿瘤细胞内外产生氧化应激。1,3BPG.1,3-二磷酸甘油酸；G3P.3-磷酸甘油醛；G6PD. 葡萄糖 -6-磷酸脱氢酶；GSSG. 二硫化谷胱甘肽；SVCT. 钠依赖性维生素 C 转运蛋白；GLUT1. 葡萄糖转运蛋白 1；$O_2^-$. 超氧阴离子；HO. 羟基自由基

下生存。

HIF1是癌症治疗的一个重要靶点，它是一个由氧气调节的HIF1α亚单位和一个持续表达的HIF1β亚单位组成的异源二聚体转录因子。HIF1α的活性主要通过脯氨酸羟化酶（proline hydroxylase，PHD）1、2、3和天冬酰胺羟化酶（HIF抑制因子，FIH）调控，这些酶统称为HIF羟化酶。在正常氧气条件下，PHD羟化HIF1α上的脯氨酸残基，从而使HIF1α被VHL肿瘤抑制蛋白识别并由E3泛素连接酶标记，导致其被蛋白酶体降解。另一方面，FIH羟化HIF1α上的天冬氨酸残基，阻止HIF1α与p300共激活蛋白结合，从而抑制HIF1的转录活性。HIF羟化酶属于需要$O_2$和αKG作为底物的含$Fe^{2+}$的αKGDD，它们对$O_2$的亲和力相对较低，因此在缺氧条件下失活，导致HIF1的稳定和激活。HIF羟化酶还需要维生素C作为辅因子来回收$Fe^{2+}$。因此，缺乏维生素C的细胞可能会增强HIF1α的功能，从而有助于肿瘤进展。这意味着维生素C治疗可能会增强HIF羟化酶的活性，进而抑制HIF1α的活性和肿瘤生长。研究支持这种观点，表明HIF1α依赖的肿瘤生长可以通过维生素C抑制。临床前和临床研究表明，肿瘤中维生素C水平与HIF1α表达呈负相关，高剂量的维生素C治疗可以通过调节HIF1α来减缓肿瘤生长（图2-4）。

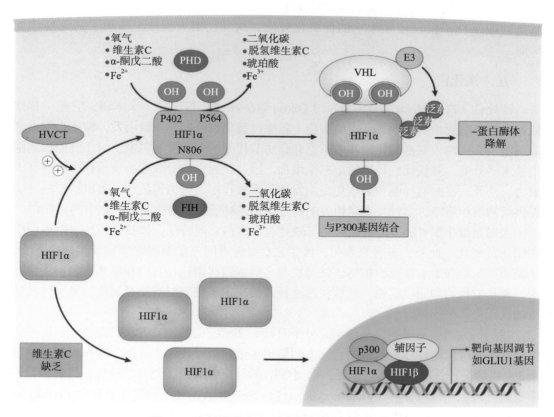

**图2-4　大剂量维生素C对缺氧诱导因子的调节**

PHD.脯氨酸羟化酶；HIF1.缺氧诱导因子1；$Fe^{2+}$.亚铁离子；$Fe^{3+}$.三价铁离子；-OH.羟基；P402、P564、N806.HIF的脯氨酸残基；FIH.天冬酰胺羟化酶（HIF抑制因子）；VHL.抑癌基因蛋白

在特定条件下，如肾细胞癌（renal cell carcinoma，RCC），即使在正常氧气条件下也会稳定HIF1α。由于VHL肿瘤抑制基因的缺失，导致在正常氧条件下无法降解HIF1α。VHL缺失的RCC细胞在正常氧气条件下暴露于维生素C时会发生细胞死亡。

## 四、免疫调控

维生素C在大多数免疫细胞中维持高水平，并能影响免疫反应的许多方面。维生素C作为抗氧化剂在免疫细胞中的作用已经得到了确认，而它作为含铁（Fe）或铜（Cu）的氧化酶的辅因子的作用，正日益被认为是影响先天和适应性免疫反应功能效应的关键因素。这种活性需要mM浓度的维生素C，因此强调了为了保证免疫功能的充分发挥，特别是在炎症和癌症状态下，维生素C往往变得缺乏，需大量摄入。

维生素C依赖的免疫细胞过程包括髓系和T细胞的分化和极化、T细胞的成熟和激活、B细胞的发育和趋化性、细胞因子的产生及增强的NK细胞介导的癌细胞杀伤。有趣的是维生素C似乎还调节免疫细胞的表观遗传特征，如通过恢复调节性T细胞（iTreg）中的TET活性，从而导致Foxp3的重新表达并推动免疫细胞的正常功能。

此外，两项临床前研究显示，高剂量的维生素C能够与免疫检查点抑制剂抗PD-1和抗CTL-4协同作用。重要的是Magri等观察到只有在对免疫功能正常的小鼠而不是免疫功能受损的小鼠施用高剂量维生素C时，才能观察到最大的抗癌效果。这表明其抗肿瘤活性不仅仅依赖于它的促氧化效应，而且在很大程度上依赖于其免疫调节功能。

## 五、铁死亡

铁死亡（Ferroptosis）是由Scott J Dixon等在2012年提出的一个术语，它是一种铁依赖性的细胞死亡调节形式，由细胞膜上脂质过氧化物的毒性积聚引发。铁死亡可由调节细胞内铁代谢、氨基酸代谢和多不饱和脂肪酸代谢的多种机制引发。由于肿瘤细胞胞内铁水平升高，对铁死亡诱导的敏感性增加，因此铁死亡诱导剂在肿瘤治疗中具有巨大潜力。铁死亡在肿瘤抑制和肿瘤免疫中发挥着巨大作用，可为传统疗法难以治疗的肿瘤提供新的治疗策略。多种与癌症相关的信号通路已被证明参与控制癌细胞中的铁死亡。

大剂量维生素C诱导的细胞死亡与铁死亡有许多共同特征，如铁依赖性、ROS产生和脂质过氧化。此外，有研究表明，维生素C可促进间充质甲状腺癌症细胞的铁死亡，还能使胰腺癌细胞对铁死亡敏感。铁死亡与多种细胞代谢途径有内在联系，包括能量代谢、氨基酸代谢和脂质代谢。这些代谢途径直接决定了细胞对脂质过氧化的易感性及随后的铁死亡。

我们研究团队通多网络药理学、分子对接和文献挖掘的研究方法，发现大剂量维生素C主要通过代谢途径调节铁死亡。大剂量维生素C调控铁死亡的部分潜在机制包括以下3个代谢途径：①靶向转硫途径，限制GSH的补充合成；②靶向糖酵解，将葡萄糖代谢重新链接至三羧酸循环（tricarboxylic acid cycle，TCA循环）和氧化磷酸化（oxidative phosphorylation，OXPHOS），以增加ROS的产生；③靶向GSH与有机卤化物的反应以提高GSH分解代谢利用率。此外，大剂量维生素C可能通过靶向果糖二磷酸醛缩酶A（ALDOA）限制肿瘤细胞对葡萄糖的高利用来发挥抗肿瘤作用（图2-5）。

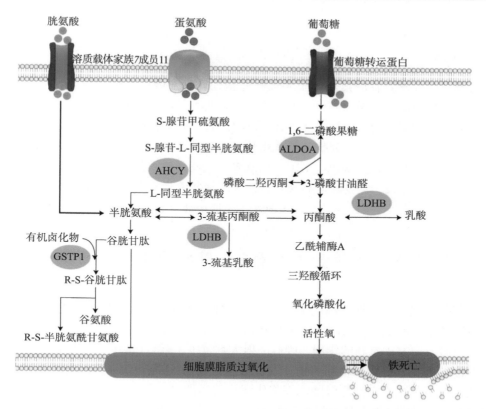

**图 2-5　大剂量维生素 C 直接靶向果糖二磷酸醛缩酶 A(ALDOA)、腺苷同型半胱氨酸酶(AHCY)、L- 乳酸脱氢酶 B 链 (LDHB) 和谷胱甘肽 S- 转移酶 P(GSTP1) 调控铁死亡的代谢通路**

我们的研究基于数据库中维生素 C 直接作用靶标进行分析，存在一定局限性，有必要展开更多研究全面探究大剂量维生素 C 治疗与铁死亡调控的关系。

## 六、其他机制

胶原蛋白的合成调控对抑制癌症进展至关重要。60 多前年，William McCormick 首先提出利用维生素 C 来对抗胶原蛋白合成的减少，从而针对癌症的潜在转移漏洞，随后 Ewan Cameron 对此观点进行了扩展。胶原纤维是细胞外基质的主要组成部分，由强胶原三级结构形成。维生素 C 能稳定这些强交联，防止肿瘤侵袭。临床研究和病例报告研究显示，维生素 C 能显著降低或消除转移，实现高级或转移性疾病的肿瘤完全消失。特别是在胰腺癌中，与治疗前及其他治疗方法相比，维生素 C 治疗能增加体内的基质胶原水平，从而降低转移。

此外，维生素 C 可通过反转上皮-间质转换（epithelial-mesenchymal transition，EMT）来针对癌症侵袭。维生素 C 能通过停用缺氧诱导因子来抑制细胞的增殖、迁移和上皮-间质转换。高剂量的维生素 C 能减少促进癌细胞迁移和侵袭的蛋白质并增加钙黏蛋白 E 水平，从而抑制 EMT，阻止乳腺癌细胞的迁移和侵袭。

## 小结

大剂量维生素C抗肿瘤治疗主要机制包括过氧化应激、表观遗传调控、氧感应调控、免疫调控和铁死亡等。其中过氧化应激是最为广泛接受的机制，大剂量维生素C通过靶向肿瘤细胞的三个特点——抗氧化系统失衡、不稳定铁池增加、GLUT1通道过表达和糖酵解依赖性，产生特异性的促氧化作用，附带伤害小，治疗窗口宽。此外，维生素C可以通过影响DNA甲基化、HIF1α的稳定、免疫细胞功能和脂质氧化，调控肿瘤细胞表观遗传、氧感应、免疫功能和铁死亡，从而抑制肿瘤的生长和转移。

（曲晋秀　陶小妹　何　嘉　王诗婉　路　帅）

## 第二节　大剂量维生素C抗肿瘤代谢组学的观点

抗氧化和促氧化是调节细胞生长的重要杠杆，大剂量维生素C（L-维生素C）作为一种特定类型的促氧化剂对肿瘤细胞具有选择性毒性。此外，还原性谷胱甘肽减少在癌症氧化应激方面发挥着新的作用，静脉注射大剂量维生素C和静脉注射谷胱甘肽已被用作抗肿瘤的补充、替代和辅助药物。本节综述了氧化/还原系统调控的分子机制，并重点介绍大剂量维生素C治疗对肿瘤细胞代谢重编程的调控作用及其对细胞三磷酸腺苷、半胱氨酸和降低的谷胱甘肽水平的影响。

### 一、维生素C的系统生物学研究

从系统生物学角度来看，蛋白质组学、基因组学和转录组学的综合使用对于基于转化代谢组学的研究极其重要。通过芯片分析和qPCR研究了维生素C对基因表达的影响，胚胎干细胞中的一系列基因受到维生素C的差异调节。这些上调的基因大多属于调节神经发生、神经元成熟和神经传递的基因家族。根据观察，维生素C治疗可以抑制*PMP22*表达，*PMP22*是一种髓磷脂基因，在一种遗传性运动和感觉神经病中过度表达，维生素C通过抑制cAMP的产生诱导剂量依赖性PMP22表达抑制，cAMP是位于*PMP22*中的creb结合启动子的调节因子。维生素C作为腺苷酸环化酶的竞争性抑制剂，在cAMP依赖通路的控制下抑制多种基因表达。在癌症条件下，补充维生素C 5d，会诱导calnexin isoform上调。使用人结肠癌HT29细胞的芯片分析表明，维生素C下调了翻译起始因子亚基、tRNA合成酶和基因的表达，这些基因对细胞周期进展至关重要，并伴有维生素C诱导的增殖细胞s期阻滞。使用移植HT29细胞的小鼠模型进行芯片分析显示，在维生素C治疗后，肿瘤中翻译起始因子和tRNA合成酶的表达降低。蛋白质组学研究还阐明了由独立于蛋白质新合成的特定刺激触发的翻译后修饰蛋白质表达。翻译后修饰，如酪氨酸或丝氨酸/苏氨酸的磷酸化，半胱氨酸的硫氧化和谷胱甘肽化是与氧化应激相关的细胞刺激的关键机制。在细胞水平和移植肿瘤细胞的小鼠模型上对维生素C对癌症的影响进行了蛋白质组学分析。当人白血病细胞系NB4用相对高浓度（0.5mM）的维生素C处理时，二维电泳检测到约200个差异表达点。蛋白质组学分析表明，维生素C处理改变了由二硫键组成的四阶结构蛋白的结构域聚合状态。其中一种蛋白质为蛋白质二硫异构酶（PDI），属于硫醇和（或）二硫交换催化剂超家族。它是蛋白质硫醇氧化还原酶。它还与硫氧还蛋白具有序列同源性。另一种蛋白质是免疫球蛋白重链结合蛋白（BiP），是一种与伴侣蛋白Hsp70相同的多结构域伴侣蛋白。BiP通过二硫键与脯氨酸4-羟化酶（P4-H）的α-亚基结合，脯氨酸4-羟化酶是PDI伴侣。P4-H是由α-亚基和β-亚基组成的多聚体蛋白，α-亚基的催化作用比β-亚基更重要。此外，其β-亚基与多功能PDI酶相同。这些结果表明，维生素C氧化了细胞内还原性谷胱甘肽水平，而还原性谷胱甘肽和还原性谷胱甘肽的价态变化导致PDI和BiP等蛋白质四阶结构中的二硫键重排。在暴露于维生素C后不久，还原性谷胱甘肽之间的谷胱甘肽的细胞内价发生变化。

维生素C诱导的氧化状态的区域变化导致细胞环境中硫氧化的各种改变，并导致蛋白质四阶结构转变。半胱氨酸硫的氧化状态对于蛋白质三级结构的测定很重要。与维生素C相关的区域氧化状态变化影响蛋白质的一个重要例子是参与糖酵解代谢的甘油醛3-磷酸脱氢酶（GAPDH）。活性氧（ROS）或维生素C处理可降低GAPDH活性。大剂量维生素C通过Cys谷胱甘肽化抑制GAPDH产生ROS。GAPDH在维生素C依赖性改变中的作用表明，维生素C通过改变氧化和（或）还原状态影响葡萄糖代谢。

## 二、代谢组学概述

代谢组学适用于通过内源性代谢组研究内源性发育变化或药物和其他异种生物诱导的生物过程。代谢物中约有38 000种化合物在人体内被检测到。代谢组通常由碳水化合物、氨基酸、脂类、核苷酸和其他有机化合物组成。代谢物表现出不同程度的波动性和极性，因此，代谢组学研究中采用了各种分析技术。最常用的代谢物鉴定方法包括磁共振光谱学和质谱法。

## 三、维生素C通过葡萄糖代谢影响癌症

肿瘤细胞的葡萄糖代谢与正常细胞不同。已知葡萄糖代谢与可持续增殖有关。Warburg认为，肿瘤细胞在有氧条件下代谢成乳酸的葡萄糖约是正常组织在给定时间内的10倍。此外，癌细胞在有氧条件下葡萄糖向乳酸的转化率较高，同时线粒体呼吸保持不变。特定的代谢蛋白已被鉴定为潜在的癌蛋白（表2-1）。如丙酮酸激酶M2型是一种在鳞状细胞癌中表达的癌蛋白。特异性癌蛋白通过直接调节关键代谢酶和途径改变癌细胞代谢。如致癌转录因子MYC激活糖酵解酶基因和葡萄糖转运蛋白的转录，增强有氧糖酵解；致癌激酶（蛋白激酶B）激活己糖激酶2、磷酸果糖激酶1（PFK1）和磷酸果糖激酶2（PFK2），还诱导葡萄糖转运蛋白定位到细胞表面，导致糖酵解增强。线粒体代谢由癌蛋白Bcl-2调节。Ha-*KRAS*和β-catenin癌蛋白在小鼠肝脏肿瘤中的代谢流重编程。乙型肝炎病毒X蛋白相互作用蛋白是一种癌蛋白，在乳腺癌中也通过抑制细胞色素C氧化酶2和丙酮酸脱氢酶α1的合成来增强葡萄糖代谢。

*Parkin*（*PARK2*）是一种帕金森病相关基因，是一种与葡萄糖代谢相关的肿瘤抑制因子，在肿瘤中表达减少。*PARK2*缺乏激活糖酵解，减少线粒体呼吸，导致Warburg效应。在*PARK2*缺陷细胞中，观察到线粒体功能障碍和氧化应激增强。其他证据表明

表2-1　鉴定为"癌蛋白"的代谢蛋白

| 代谢蛋白种类 | 调节效应 | 癌症种类 |
| --- | --- | --- |
| 丙酮酸激酶M2型 | 糖酵解↑ | 鳞癌细胞 |
| MYC蛋白 | 糖酵解↑（糖酵解酶基因和葡萄糖转运蛋白的转录↑） | 淋巴瘤、成纤维细胞瘤细胞 |
| AKT（丝氨酸/苏氨酸激酶，又名蛋白激酶B） | 糖酵解↑（激活己糖激酶2、PFK1和PFK2） | Akt过度活化的哺乳动物细胞 |
| Bcl-2蛋白 | 氧化磷酸化↑ | 淋巴瘤细胞 |
| Ha-KRAS蛋白 | 糖酵解↑ | 相关基因突变的小鼠 |
| B-连环蛋白 | 糖酵解↑ | 相关基因突变的小鼠 |
| 乙型肝炎病毒X蛋白相互作用蛋白 | 糖酵解↑ | 乳腺癌细胞（MCF7） |

注：丙酮酸激酶、蛋白激酶B、黏附连接蛋白等代谢途径重要的蛋白被列为"癌蛋白"，其主要与糖酵解相关，在鳞癌、血液系统癌症或KRAS突变的细胞或小鼠中起代谢调节作用

需氧糖酵解中的致癌基因包括多种糖酵解酶的致癌Src激酶磷酸化和成纤维细胞中致癌KRAS激活增强葡萄糖摄取。KRAS癌基因将维生素C的代谢组学改变与维生素C的肿瘤抑制联系起来。最近的一份报道发现，大剂量维生素C对携带KRAS或BRAF突变的人类结直肠癌细胞具有选择性毒性。突变的KRAS或BRAF激活下游的丝裂原活化蛋白激酶（MAPK）通路，导致GLUT1表达上调，GLUT1是一种葡萄糖转运蛋白，可将脱氢维生素C（DHA，维生素C氧化形式）输入细胞。然后，DHA通过氧化谷胱甘肽被还原为维生素C，导致谷胱甘肽的消耗和细胞内ROS的高水平。在高度糖酵解的KRAS-或BRAF-突变细胞中，这种氧化应激通过Cys氧化触发GAPDH失活，导致KRAS或BRAF野生型细胞中罕见的异常糖酵解。

除了葡萄糖代谢，维生素C还能诱导癌细胞中其他细胞代谢途径的特定变化。氧化应激是维生素C作用于癌细胞的重要机制。谷胱甘肽相关的代谢也会影响癌症，因为谷胱甘肽是一种主要的细胞抗氧化剂。

## 四、癌细胞通过谷胱甘肽进行氧化还原代谢

一个潜在的假设是，ROS的产生是生理条件下电子传递与氧化磷酸化结合的必然结果。高水平的ROS会导致细胞衰老或死亡。然而，肿瘤细胞的氧化逃避机制与正常细胞不同。许多癌细胞的一个显著特征是它们的代谢依赖于厌氧糖酵解，尽管其功能葡萄糖代谢是以消耗氧气为代价的。虽然能量效率较低，但糖酵解通过避免线粒体氧化磷酸化以更快的速度产生ATP。因此，癌细胞受到保护，不受在增强增殖期间通常应该预期的有害ROS生成的影响。此外，增强的糖酵解可能作为磷酸戊糖途径分流，为核苷酸合成提供NADPH和底物。NADPH还可以作为氧化谷胱甘肽的还原剂，并提供细胞内氧化还原平衡。尽管如此，与正常细胞相比，癌细胞中ROS的产生刺激癌细胞上调多种抗氧化系统，包括谷胱甘肽和硫氧还蛋白，缓冲ROS水平，允许肿瘤细胞进展。尽管硫氧还蛋白在细胞中不像谷胱甘肽那样丰富，但它可以减少ROS，并通过硫氧还

蛋白还原酶以不依赖于谷胱甘肽的方式再生。由于谷胱甘肽和硫氧还蛋白途径协同促进癌细胞存活，同时阻断谷胱甘肽和硫氧还蛋白途径可抑制癌症的促进作用。癌细胞表现出代谢变化来适应氧化应激，因此，谷胱甘肽合成途径是一个有前途的治疗靶点。使用质谱法对三阴性乳腺癌（TNBC）进行代谢组学分析。TNBC是一种侵袭性和遗传异质性的乳腺癌亚群，HER2不扩增，不表达雌激素受体或孕激素受体，对常规靶向治疗无效。TNBC代谢谱的一个显著特征是TNBC细胞谷胱甘肽（细胞氧化还原缓冲物）水平较低。在TNBC细胞中，谷胱甘肽的生物合成是抑制ROS所必需的，因此，抑制谷胱甘肽生物合成会导致体外和体内肿瘤细胞生长减少，说明了谷胱甘肽代谢改变在癌症中的作用。同样，恶性间皮瘤是一种致命的癌症，没有有效的治疗方法，阻断线粒体过氧化物代谢或降低Akt信号通路可能是抑制间皮瘤的一种策略。这一发现可能与大剂量维生素C在间皮瘤中诱导的ROS抑制细胞死亡有关。

## 五、维生素C对谷胱甘肽代谢和葡萄糖代谢的影响

维生素C是一种著名的还原剂，在溶液中很容易被氧化成脱氢维生素C（DHA）。维生素C在特定类型的细胞中通过钠依赖性维生素C转运体以维生素C的形式运输到细胞中，也可以通过葡萄糖转运体（GLUTs）促进氧化DHA形式进入细胞。DHA通过葡萄糖转运体进入细胞后，利用谷胱甘肽将其还原为维生素C，并被困在细胞内，以维生素C的形式积累。因此，维生素C被认为是一种产生氧化应激的促氧化剂。因此，维生素C通过降低细胞内谷胱甘肽水平来增强三氧化二砷（$As_2O_3$）诱导的多发性骨髓瘤细胞的细胞毒性。一项临床研究报告了用大剂量维生素C和$As_2O_3$联合治疗多发性骨髓瘤患者有显著效果。在体外，维生素C抑制小鼠骨髓瘤细胞的生长。在一些临床研究中，控制AML患者的维生素C水平已产生临床获益。基于这样的结果，补充和替代医学从业者使用大剂量维生素C来治疗这类患者。血浆中维生素C的生理浓度为0.1mM。体外对癌细胞具有毒性的血浆维生素C浓度（1～10mM，取决于细胞系）可以通过静脉注射在临床上获得。

最近研究发现，血清谷胱甘肽浓度与各种疾病有关。例如，血清谷胱甘肽浓度降低与癌症和神经退行性疾病易感性有关。由于谷胱甘肽在胃肠道系统中的吸收非常差，静脉注射谷胱甘肽（而不是口服谷胱甘肽补充剂）是另一种补充和替代医学疗法。0.25～2.0mM维生素C体外治疗可诱导白血病细胞凋亡。维生素C刺激谷胱甘肽氧化成二聚体氧化形式（GSSG）导致过氧化氢（$H_2O_2$）积累和细胞凋亡。此前的一些报道也表明，大剂量维生素C通过作为生成$H_2O_2$的前药来杀死癌细胞。$H_2O_2$在急性髓系白血病（AML）细胞凋亡诱导中的直接作用已通过氧化氢酶完全消除维生素C诱导的凋亡得到证实。最近的一项代谢组学研究表明，在糖代谢方面，维生素C和谷胱甘肽之间存在重要关系，包括糖酵解、柠檬酸循环（TAC循环）和磷酸戊糖途径。表2-2提供了与葡萄糖代谢相关的代谢扰动相关的代谢物列表，显示维生素C影响葡萄糖代谢（图2-6）。

与上游糖酵解、部分TAC循环（如柠檬酸和顺-乌头酸）、磷酸戊糖途径（PPP）相关的代谢物水平在大剂量维生素C的作用下升高，而糖酵解下游的代谢物水平除柠檬酸和顺-乌头酸外下降。这可能与维生素C诱导的氧化应激使GAPDH失活有关。

表2-2 大剂量维生素C（＞1mM）调节葡萄糖和谷胱甘肽代谢

| 代谢中的物质种类 | 调节效应 | 癌症种类 |
| --- | --- | --- |
| 葡萄糖6-磷酸 | 上调 | 乳腺癌、肝癌、卵巢癌细胞 |
| 果糖6-磷酸酯 | | |
| 1,6-二磷酸钠 | | |
| 二羟基丙酮 | | |
| 腺苷二磷酸 | | |
| 腺嘌呤核糖核苷酸 | | |
| 氧化型谷胱甘肽 | | |
| 3-磷酸甘油酸 | 下调 | 乳腺癌细胞 |
| 磷酸烯醇丙酮酸羧 | | |
| 丙酮酸 | | |
| 乳酸 | | |
| 柠檬酸 | | |
| 异柠檬酸 | | |
| 富马酸 | | |
| 腺苷三磷酸 | | 乳腺癌、KRAS或BRAF突变的结直肠癌细胞 |
| 谷胱甘肽 | | 乳腺癌、非小细胞肺癌细胞 |

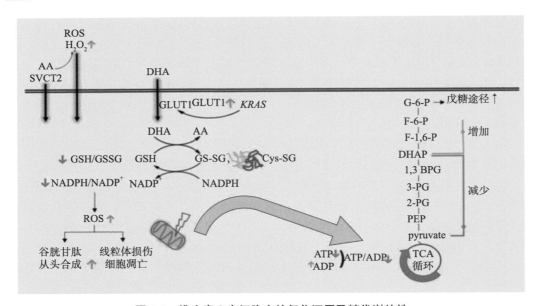

图2-6 维生素C在细胞内的氧化还原及糖代谢特性

维生素C和DHA分别通过SVCT2、GLUT1进入肿瘤细胞，在细胞内消耗还原型谷胱甘肽，产生NADPH，这个过程产生大量ROS，造成线粒体功能障碍的同时阻碍葡萄糖进行三羧酸循环的关键酶，ATP产生大幅度减少。由于GLUT1的高表达及氧化应激敏感性，上述双重代谢途径共同促进KRAS突变的肿瘤细胞死亡。PEP.磷酸烯醇丙酮酸；pyruvate.丙酮酸；PG.磷酸甘油酸；BPG.双磷酸甘油酸；G-6-P.葡萄糖-6-磷酸；F-6-P.果糖-6-磷酸；GSH.谷胱甘肽；ATP.三磷酸腺苷；ADP.二磷酸腺苷；DHA.脱氢维生素C；SVCT2.钠依赖性维生素C转运蛋白2；GLUT1.葡萄糖转运蛋白1

GAPDH上游代谢产物积累，下游代谢产物消耗。大剂量维生素C会降低ATP浓度，表明大剂量维生素C会干扰糖酵解和柠檬酸循环的能量通量，从而减少ATP产生。维生素C介导的氧化应激反过来诱导NADH的消耗，从而抑制糖酵解通量。由于抑制能量代谢导致ATP水平下降导致细胞死亡。谷胱甘肽通过减少自由基和ROS在细胞防御氧化应激中发挥重要作用。它在各种半胱氨酸介导的细胞内过程中起作用，包括半胱氨酸氨基酸的代谢和白三烯和DNA的生物合成。谷胱甘肽是通过含有γ-谷氨酰半胱氨酸合成酶（γ-GCS）和谷胱甘肽合成酶的两种酶反应连续步骤合成的。γ-GCS催化谷胱甘肽合成的速率限制步骤。谷胱甘肽是一组主要的解毒酶，将谷胱甘肽与活性代谢物结合。现已鉴定出多种形式的谷胱甘肽硫转移酶（GST）同工酶。迄今为止，在哺乳动物中已经根据它们的序列同一性程度确定了编码可溶性细胞质GSTs的8个不同类别（α、κ、μ、φ、π、θ、σ、ω和ζ）。*GST-p1*是一个编码π类GST的基因。*GST-A1*、*GST-A2*、*GST-A3*和*GST-A4*基因编码属于α类的人类GST亚基。*GST-M1*、*GST-M2*、*GST-M3*、*GST-M4*和*GST-M5*基因编码的半胱氨酸是谷胱甘肽合成的限速前体。在暴露于维生素C的完整HL-60、NB4和KG1细胞中，使用含有$^{35}$s放射标记的半胱氨酸（L-Cys）的培养基测量细胞内L-Cys摄入。在缺乏维生素C的情况下，摄取率非常低（16h时最多为基线的119%）。但在1h和3h后达到峰值。一种γ-谷氨酰半胱氨酸合成酶的抑制剂，丁硫氨酸亚砜亚胺有效地抑制了第二个峰，表明加入半胱氨酸后谷胱甘肽的合成。这些结果表明，维生素C诱导谷胱甘肽的合成与细胞内半胱氨酸的摄取平行。有趣的是在这些AML细胞中，用维生素C孵卵约3h后，细胞内谷胱甘肽水平达到峰值，随后下降，而［$^{35}$S］-L-Cys摄入在3h后增加并持续。表明［$^{35}$S］-L-Cys通过半胱氨酸摄取进入细胞，随后是掺入和细胞内转移。因此，巯基转移系统可能受到维生素C的影响。鉴于维生素C的信号传导作用，在髓细胞中维生素C与谷胱甘肽之间的联系可能部分解释了维生素C在细胞信号转导中的潜在作用。维生素C似乎对巯基（-SH）的摄取有积极影响。考虑到细胞内谷胱甘肽的浓度在很大程度上决定了细胞硫－二硫氧化还原电位，它可能通过二硫桥的形成和蛋白质谷胱甘肽化调节多种细胞过程。

## 六、肿瘤大剂量维生素治疗下的分子和代谢组学研究

为了进一步了解维生素C在分子水平上的抗癌特性，有必要采用系统范围的方法捕捉各种细胞信号通路的复杂相互作用。转录组学，特别是蛋白质组学研究有能力捕获遗传改变的表型表现。目前，大剂量维生素C作用的RNA和蛋白质表达研究仅限于特定癌症类型的少数细胞系研究。

1.蛋白质组学研究　已经进行了许多蛋白质组学研究维生素C对癌细胞的影响。最近，在*KRAS/BRAF*野生型结直肠癌中进行了大规模的蛋白质组学分析，用维生素C（1mM）和（或）抗EGFR西妥昔单抗处理的细胞（DiFi）。分别用大剂量维生素C孵育4h和24h。其中最显著的观察结果是西妥昔单抗和大剂量维生素C联合治疗的细胞在早期时间点糖酵解下调，而与铁有关的蛋白质铁蛋白和转铁蛋白受体TFRC在维生素C及组合处理后的细胞中分别上调和下调。西妥昔单抗诱导的从糖酵解到氧化磷酸化的转换使癌细胞更容易受到维生素C诱导的氧化应激的影响。随后的维生素C动员铁池和诱导ROS介导的应激最终可能导致膜脂质损害和细胞死亡。一项针对MDA-MB-231细胞

的乳腺癌研究使用生物素开关方法富集含有氧化硫醇的蛋白质，然后采用液相色谱－质谱联用仪（liguid chromatograph mass spectrometor，LC-MS）以确定细胞对10mM 维生素C反应中氧化还原酶体的早期（30min）改变。除了抗氧化酶（如PRDX1）、糖酵解和TCA周期相关蛋白（如PGK1）显示维生素C氧化处理后显著增加，对这个氧化还原酶数据集的分析还表明，翻译抑制可能是导致细胞维生素C氧化应激毒性的可能机制之一。使用无标签蛋白质组学方法，分析了2mM维生素C孵育24h对MCF-7细胞蛋白质组的影响，除了与细胞凋亡直接相关的蛋白显著增加外，折叠蛋白eIF2α和PKR/PKR pTr-446也明显上调，氧化应激增加细胞翻译响应和内质网应激。100μM维生素C孵育神经细胞瘤细胞系SH-SY5Y，两种分别与翻译和糖基化有关的类泛素化DTD2和MGAT5B出现明显增多，说明泛素化也参与了维生素C的抗肿瘤作用。

对乳腺癌细胞系MCF7细胞系的LC-MS/MS研究表明，使用拓扑异构酶Ⅱ抑制剂多柔比星与200μM的维生素C联合培养导致核糖体、转录和翻译及抗氧化剂（如SOD1）的蛋白质下调。低剂量（100μM）维生素C、ATO和生育酚（维生素E）治疗HL-60白血病细胞株时也发现调节细胞周期和转译的蛋白表达减少。质谱分析了2个细胞的蛋白质组学变化，显示A549和MDA-MB-231细胞在2.5mM的维生素C作用下对抗炎氧化还原调节分子具有不同敏感性。值得注意的是氧化还原酶代谢蛋白TXNRD1、ALDH3A2的高表达和PTGR1活性显著升高均与细胞对AUF/VitC组合的耐药性有关，与增加的抗氧化机制相一致，抵消了高剂量维生素C的抗癌活性。

2. **转录组学研究** 大多数维生素C治疗后转录组变化的研究使用的剂量＜1mM。使用RNA测序分析了0.1mM维生素C对乳腺和黑色素瘤细胞系的影响，黑色素瘤细胞系A2058中凋亡基因聚簇素、参与细胞外基质重塑调控的基因及乳腺癌细胞系MDA-MB-231中肿瘤坏死因子相关的凋亡诱导配体（TRAIL）转录物增加，与铁代谢（TFRC）和糖酵解（PGK1）相关的基因，与之前参考的蛋白质组学研究中观察到的维生素C诱导的蛋白质水平变化一致。Ge和同事研究了肾细胞系786-O在低剂量（0.1mM）维生素C孵育下的影响，发现虽然谷胱甘肽和戊糖－磷酸盐代谢等代谢过程正向富集，但与DNA复制和错配修复相关的基因呈负富集；用中剂量（0.25mM）维生素C治疗膀胱癌细胞系T24时，也发现了类似的DNA复制相关基因呈负富集；而大剂量维生素C对Hu-7细胞系异种移植瘤肝细胞小鼠模型转录组的影响，发现了参与胰岛素受体信号、代谢和线粒体呼吸的基因转录水平的变化，其中包括晚期糖基化终末产物特异性受体（AGER）的上调。维生素C抗性JLPR细胞（通过将敏感的JLPS细胞与维生素C浓度从0.1增加到1mM 6个月以上孵育）的特点不仅是铁蛋白、拓扑异构酶Ⅱ和谷胱甘肽过氧化物酶4等基因高水平，高迁移率族蛋白框1（HMGB1，AGER的配体之一）表达降低。如一些蛋白质组研究所示，维生素C诱导凋亡基因的丰富变化也在许多转录组学研究中有报道。蛋白质组和转录组研究发现大剂量维生素C对癌细胞的杀伤作用，包括凋亡、氧化还原和代谢机制，以及铁稳态的改变、糖酵解的破坏和翻译抑制等，但也揭示了维生素C较不明确的作用，如细胞骨架的调节重构与翻译抑制（蛋白质组学）及DNA复制和修复（转录组学）等，这些关键蛋白路径的确定可能为未来研究提供线索。

3. **代谢组学研究** 有研究揭示大剂量维生素C给药对乳腺癌、结直肠癌和肝细胞癌细胞引起的代谢变化线模型。所有观察结果均显示暴露于大剂量维生素C的细胞ATP

水平下降，NAD耗竭，符合许多临床前研究中能量代谢和多方面代谢重组受到抑制的描述。总的来说，GAPDH上游的糖酵解代谢物在大剂量维生素C处理下富集，而下游的则被维生素C耗尽，与维生素C对GAPDH的抑制一致，最终导致糖酵解和TCA循环中断。

## 小结

近年来的生物学和临床前研究表明，静脉注射大剂量维生素C联合常规化疗药物可协同提高癌症治疗的疗效。一项I期研究表明，在转移性胰腺癌患者中，静脉注射大剂量维生素C联合吉西他滨和埃洛替尼并没有显示出增加的毒性。鉴于代谢效应，我们得出结论，维生素C在与葡萄糖和谷胱甘肽代谢相关的挑战中起着关键作用。维生素C诱导高ROS水平和谷胱甘肽氧化。伴随糖酵解过程中GAPDH的直接谷胱甘肽化，维生素C处理改变了糖代谢。此外，维生素C引发的还原型谷胱甘肽比例的变化导致谷胱甘肽代谢通过从头合成而改变。从现有的信息来看，似乎很清楚维生素C参与了多种氧化机制。因此，维生素C可能是与常规化疗药物联合诱导癌细胞死亡的辅助药物。在未来，与维生素C有关的另一个问题是，它作为辅助药物是否适用于所有人群，还是仅适用于某些人群，这取决于摄入量的范围。因此，需要进一步的研究来确定维生素C敏感性的分子靶点。

（饶本强　陶小妹　何　嘉）

## 第三节　大剂量维生素C对肿瘤细胞信号传导通路的调控

为了进一步了解维生素C在分子水平上的抗癌特性，设计更科学的肿瘤大剂量维生素C治疗方案，有必要了解大剂量维生素C对肿瘤信号传导通路的调控作用，通过绘制大剂量维生素C调控肿瘤代谢图谱，开发新的肿瘤大剂量维生素C精准强化治疗策略。

### 一、铁和硫醇氧化还原信号转导

在许多癌症中，核转录因子红素2相关因子2（Nrf2）或Kelch样ECH相关蛋白（Keap1）泛素连接酶的突变会激活Nrf2转录系统，导致具有抗氧化功能的基因持续激活。此外，对患者及肿瘤突变的深度测序正在阐明每种情况下的致癌病原体，包括衰老、吸烟和紫外线。因此，氧化应激很可能是致癌主要起始因素，涉及生命两种基本分子——铁和氧。流行病学和动物研究证据表明，过量铁是致癌主要风险，抵抗铁死亡在生命中具有重要意义。催化$Fe^{2+}$的显微可视化检测最近已经问世。虽然$Fe^{2+}$主要存在于溶酶体中，但增殖细胞的胞质溶胶和线粒体中也含有$Fe^{2+}$。$Fe^{2+}$催化的氧化应激被不同官能团的硫醇体系抵消。一氧化氮、一氧化碳和硫化氢调节这些反应。线粒体不仅产生能量，还产生血红素/铁硫簇辅因子，并且在大部分癌细胞中功能失调，导致Warburg效应。癌细胞处于持续氧化应激下，$Fe^{2+}$和硫醇之间保持微妙平衡，从而逃避铁死亡。与先前存在的疗法相比，大剂量维生素C和非热血浆及葡萄糖和（或）谷氨酰胺剥夺可能作为癌症疗法提供益处。

1.氧化应激是致癌主要原因　　目前，癌症是许多国家人类死亡主要原因之一。通过下一代测序准确地分析某些突变的频率可以反映肿瘤的异质性，积累的人类癌症基因组数据有力地证实了氧化应激是癌症的主要原因。国际癌症基因组联盟（ICGC）成立于2008年，目的是全面记录50种不同类型的人类癌症基因组改变。这项活动的成功很大程度上基于以下两个因素：①分子靶向癌症治疗取得了意想不到的成功，例如伊马替尼治疗慢性粒细胞白血病和胃肠道间质瘤，和吉非替尼和（或）厄洛替尼治疗EGFR突变肺腺癌；②测序技术创新，使得使用外显子捕获技术对石蜡包埋的临床样本中的靶基因进行高效测序。ICGC目前已经收集了7000例具有癌症基因组数据的病例，并于2013年首次对突变进行了meta分析--根据突变本身和双侧相邻碱基，将突变模式分为22个特征（1A/1B至21个）和其他特征，可以将它们与可能的致病因素联系起来，包括衰老、APOBEC（载脂蛋白B mRNA编辑酶）、AID（胞苷脱氨酶家族）的激活、吸烟和紫外线等。已知AID/APOBEC通过NF-κB转录因子诱导癌症，与处理5-甲基胞嘧啶的氧化形式产生5-羟甲基尿嘧啶有关，最终导致C：G到T：A的转化突变。根据这些证据，氧化应激很可能是致癌的主要原因，而氧化应激涉及生命必需的分子，如铁和氧。

2.肿瘤生物学中的硫醇氧化还原信号转导　　地球生命进化经历了$Fe^{2+}$和$H_2S$两个时代。约15%的基因组由与氧化代谢相关基因组成，任何原因通过遗传和（或）表观遗传改变破坏最有可能导致氧化应激增加。超氧化物可促进铁蛋白中的铁动员，以增加不稳定铁池中的催化性$Fe^{2+}$。假设这些事件可能在广义上驱动突变表型，从而促进致癌及其进展。癌症和衰老的起始事件可能是氧化代谢重要分子结构的破坏，导致电子流和通量效率低下。我们将遵循这一背景，重点介绍铁和硫醇在癌症中的作用（图2-7）。

癌细胞处于持续氧化应激状态。这一概念是通过分析最常见的氧化修饰8-羟基-2′-脱氧鸟苷（8-OHdG）结合OGG1和MutT同系物修复酶的活性时提出的。8-OHdG和修复酶活性的增加表明肿瘤细胞暴露于氧化应激，ROS生成增加。这可能归因于不同的肿瘤微环境中各种氧化酶表达增加，包括NADPH氧化酶、赖氨酰氧化酶、细胞色素C氧化酶和单胺氧化酶。最近，人们认识到癌细胞和基质细胞，特别是M2巨噬细胞和肌成纤维细胞，在预后不良的病例中相互作用，包括复发和上皮-间充质转化。但最近报道，这些肌成纤维细胞的消融通过免疫抑制导致胰腺癌生存率降低，表明基质细胞

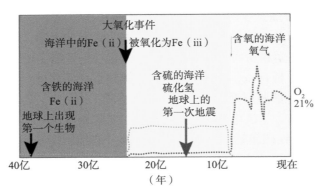

图2-7　地球上亚铁、硫化氢和氧气演化时间线

对癌症的影响并不简单。值得注意的是，这两种细胞都与铁代谢有关，即血红蛋白受体（CD163）与M2巨噬细胞相关，肌红蛋白与肌成纤维细胞相关。

在许多癌症中，Nrf2转录系统持续激活，通过Nrf2或Keap1中的体细胞突变诱导多种抗氧化酶，导致Keap1泛素连接酶失活或Keap1无法接近Nrf2。Nrf2是在研究红系谱系（β-珠蛋白的推定转录激活因子）成熟过程中发现的，是氧化应激主要转录因子。由于大多数致癌过程都经过氧化应激，通过选择过程启动和促进，因此劫持Nrf2-Keap1系统是癌细胞生长超过其他周围细胞的理想选择。Nrf2的发现与核因子红细胞2的发现相似，后者在血红蛋白的发生中明显与铁有关。

CD44是一种细胞黏附分子，参与造血、淋巴细胞活化和（或）归巢、组织重塑和细胞迁移等生理过程。CD44 mRNA的选择性剪接产生了许多不同亚型。最短的亚型称为标准形式（CD44s），由CD44基因的标准外显子（外显子1-10）编码。可变外显子的插入可能产生各种CD44变异亚型（CD44v）。CD44s在大多数脊椎动物细胞普遍表达，而CD44v在成熟和（或）激活期间在一些上皮细胞和淋巴细胞中表达，以及各种癌细胞中表达。在胰腺癌、膀胱癌、结肠癌和头颈部鳞状细胞癌等多种类型的人类癌症中，CD44v的表达与肿瘤进展和转移密切相关，CD44v通过稳定胱氨酸和（或）谷氨酸逆向转运蛋白来增加细胞谷胱甘肽（GSH）。CD44v的表达还与癌症干细胞样细胞特性有关，是该癌细胞亚群化疗耐药原因。CD44是Wnt信号通路的已知靶标，β-连环蛋白是Wnt信号通路的重要下游效应子，通过CTGF在MM细胞中被激活，MM细胞中CD44表达的整体上调可能与β-catenin激活相关。MM细胞中Wnt和（或）β-catenin通路激活已有报道。

GSH和硫氧还蛋白是细胞两个主要抗氧化系统，很自然地认为它们可以预防致癌。然而，最近有报道称GSH和硫氧还蛋白协同促进致癌作用，这可能是除Nrf2-Keap1系统之外癌症劫持抗氧化系统的另一个例子，但我们怀疑在动物模型中需要考虑一些问题。基因工程小鼠，省略了某些致癌步骤，尤其是突变，在人类致癌过程中，突变是一个随机过程，必须充分考虑。GSH和硫氧还蛋白系统可能每天都在工作，通过减少和（或）停止ROS反应和促进基因组修复过程来防止突变。GSH和硫氧还蛋白系统在癌细胞中被激活是正常的，这两个系统的特异性抑制能在癌细胞中实现，它可能作为一种癌症疗法。

3. 铁参与致癌　许多病理状况导致组织和细胞中的氧化应激，每种物质都类似于地球上的建筑结构或山脉，而地球的巨大底部代表了铁和氧气产生的内源性氧化应激。铁是哺乳动物中含量最丰富的重金属。成年男性含有4g铁，多达60%的铁作为红细胞血红蛋白中的血红素辅助因子存在。没有铁，地球上的生命不可能存在。铁在进化过程中一直难以获得，没有任何活跃的代谢途径来从体内释放铁。铁通过DMT1（SLC11A2）、十二指肠绒毛从饮食中吸收，每天约1mg，而每天只有通过皮肤或黏膜中未被注意的出血或细胞丢失才能排泄铁，每天也约1mg，铁代谢是一个半封闭的系统。月经和为胎儿提供铁是育龄、孕妇铁质流失的两个典型原因。人体红细胞寿命为120d，铁的内部循环速度非常快，在脾或其他属于网状内皮系统细胞中，每天约有0.8%的铁被降解。铁通过脾巨噬细胞中的血红素加氧酶从红细胞中的血红素中取出，并通过血清转铁蛋白输送到骨髓，每天加起来19.2mg。各种病理条件导致实质细胞内或附近的铁过量，包括铁感应系统遗传疾病（遗传性血色素沉着症）、孤立小器官重复性出血（卵巢子宫内膜异位症）、长期炎症（病毒性乙型肝炎）和大气暴露于纳米异物（石棉），都与特定上皮细胞和（或）间皮细胞癌变有关。从体内去除铁的最有效方法是放血或献血。每年两次抽取500ml血液，持续5年，可显著降低健康志愿者的癌症发病率和癌症特异性死亡率。过量铁可能是氧化应激和致癌的最常见原因（图2-8），尽管需要更多的流行病学研究来证实。

4. 次氮基三乙酸铁（Fe-NTA） 反复腹膜内注射Fe-NTA 12周证实了野生型大鼠肾癌发生的高可重复性，其中约90%的雄性Brown-Norway、Fischer-344和Wistar鼠在1年后发展为肾细胞癌，1/2病例转移到肺部。急性期实验也具有高度重复性，如Fenton反应诱导的氧化肾小管损伤，最终导致肾小管癌变。羟基自由基（—OH）是生物系统中反应性最强的物质，是Fe-NTA通过Fenton反应诱导肾癌发生主要化学物质。它们与附近的任何生物分子发生反应，导致醛的形成和氧化产生的DNA修饰，以及DNA和（或）蛋白质链断裂及它们之间由此产生的交联。几十年来，关于氧化产物的实际量一直存在讨论，其中通过气相色谱和（或）质谱法测量的氧化产物可能显示出更高的含量，因此在比较不同方法之间的数据时需要小心。从理论上讲，过渡金属必须位于DNA附近才能触发基因组损伤。这些确实是涉及脂质、蛋白质和核酸的复杂体内反应，目前的方法很难完全理解这些反应。尽管如此，这是一些最有力的证据，证明铁催化的Fenton反应具有在体内诱发癌症能力，这极大地促进了目前使用的氧化应激标志物的建立。那么Fenton反应诱导的致癌作用中是否存在任何靶癌基因或抑癌基因？首先，使用微卫星策略分析，证明p15和（或）p16抑癌基因是主要靶基因，分别在1/3的肿瘤中观察到其纯合缺失或半合缺失伴启动子区域甲基化。Fe-NTA注射开始后几周，就观察到肾小管细胞中p16位点的半合缺失。p15和（或）p16抑癌基因是人类癌症中仅次于p53的第二大抑癌基因。使用基于阵列的比较基因组杂交（aCGH）技术，除了证实了之前

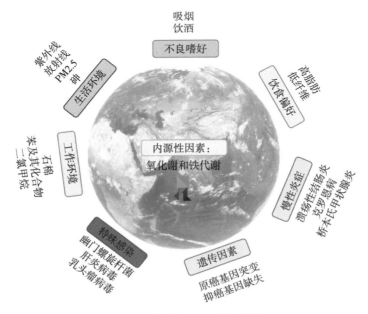

图2-8 潜在致癌物质的分类

的结果外，还发现了常见靶癌基因的扩增，如c-Met（肝细胞生长因子受体）和Ptprz1（酪氨酸磷酸酶）。在继发性胶质母细胞瘤中，这两种癌基因反复融合（相邻位于一条染色体上）。其次，基因组缺失和扩增的改变在染色体水平上很突出，这与除大规模基因工程小鼠以外的其他动物癌症模型形成鲜明对比。最后，与Oxford网格信息相比，基因组改变与人肾细胞癌最相似，其次是人恶性间皮瘤。这些结果表明，铁过量和随之而来的氧化应激也可能至少部分导致人类癌症，特别是p15和（或）p16肿瘤抑制基因缺失。这些结果继续适用于石棉诱导的恶性间皮瘤的发病机制及其与大鼠多壁碳纳米管诱导的恶性间皮瘤的相似性，其中完全相同的肿瘤抑制基因p15和（或）p16，伴随靶细胞附近的局部铁过量。因此，在过量的铁（氧化应激）诱导的致癌作用中存在靶基因，如p15和（或）p16。第三个问题是基因组中是否有任何部分易受铁催化氧化应激的影响。DNA损伤有多种类型，包括单链和双链断裂、碱基修饰、无碱基位点和交联。更有可能的是DNA双链断裂，随后是错误的修复过程，与基因的扩增和缺失直接相关。基于我们之前关于质粒DNA中链断裂和8-OHdG比例关联的数据，我们专注于基因组中8-OHdG的定位。使用抗8-OHdG（N45.1）的单克隆抗体可以对含有8-OHdG的DNA片段进行特异性免疫沉淀，然后在克隆后对每个片段进行测序，发现基因组的基因外区域积累了更多的8-OHdG，并且暴露于氧化应激或敲除Ogg1（8-OHdG的修复酶）积累了额外的8-OHdG，还观察到p15和（或）p16位点确实更易感。这一突破性的观察开辟了一个新的研究类别，称为OXYGENOMICS，研究脆弱基因组位点对氧化应激的易感性。这种现象与染色体区域的概念有关、基因座的转录状态和产生的化学物质（氧化应激），预计它们在各种细胞类型、细胞周期阶段和病理条件下会有所不同。8-OHdG集中在维持核膜结构的层相关结构域上，因此，提出假说：每个基因组位点对氧化应激的易感性及随后的功能失调修复和增殖选择性过程似乎是氧化应激诱导癌症的关键事件。

5. 铁死亡　一般来说，坏死是一种无意的、被动的和弥漫性的细胞死亡形式，而细胞凋亡是一种程序化的、严格调节的、仅限于单细胞和消耗能量的细胞死亡形式。随着一种新型的铁依赖性、非坏死性和非凋亡性细胞死亡的出现，细胞死亡研究领域的这种范式最近发生了巨大变化。铁死亡是2012年提出的一个新兴概念，被定义为非凋亡程序性细胞死亡，可被Fenton反应抑制性铁螯合剂（如desferal）或铁抑素-1抑制。存在两种相反类型的铁螯合剂，前面提到的NTA用于Fe-NTA诱导的肾癌生成模型，是一种促进Fenton反应的铁螯合剂。

铁死亡最初是由基因工程人类成纤维细胞中的一组小分子报道的，这些小分子过于表达致癌的H-KRAS。Erastin被用于诱导这种特殊类型的程序性细胞死亡，脂质过氧化衍生的促进细胞死亡的信号被认为是铁死亡的标志。谷胱甘肽过氧化物酶4（GPX4；以前称为磷脂谷胱甘肽过氧化物酶，PHGPx）是一种硒蛋白，与其他GPX的不同之处在于，单独使用GPX4可以直接调节膜相关的脂质过氧化。GPX4首先被报道抑制细胞凋亡，但此后成为铁细胞死亡的关键调节因子。GPX4基因敲除小鼠的表型是胚胎致死的，但由于精子活力低，精母细胞特异性耗竭导致不育，这解释了部分人类男性不育症。GPX4失活会引发急性肾小管细胞死亡。这些数据表明膜相关铁在铁死亡中启动Fenton反应中起着至关重要的作用。因此，对过量铁诱导致癌的发病机制的研究导致了一个重要概念，即除铁成瘾外，对铁死亡的抵抗力。换句话说，癌细胞可以通过基因改变抵抗铁诱导的氧化应激，但仍然需要更多的铁来增殖并经历持续的氧化应激，尽管水平很低。癌细胞中ROS的代谢平衡确实维持在一个狭窄的范围内，这表明通过有丝分裂的增殖和稀释效应之间存在微妙的平衡。此外，葡萄糖剥夺和谷氨酰胺剥夺选择性地引起癌细胞而不是正常细胞的代谢氧化应激，因为葡萄糖和谷氨酰胺提供了核酸、蛋白质和脂质的前体，减少癌细胞中的氧化剂等价物以增加解毒和稳态水平。铁死亡很大程度上取决于铁（氧化剂）和硫醇（抗氧化剂）之间的斗争。因此，它的起源可以追溯到胱氨酸转运蛋白系统［胱氨酸和（或）谷氨酸逆向转运蛋白］。两个独立的研究小组提出，基于CRISPER的全基因组筛选和（或）质谱脂质组学方法，通过酰基辅酶A合成酶长链家族4（ACSL4）产生的含花生四烯酸和肾上腺酸的磷脂酰乙醇胺的双重和三重含氧物质负责引导细胞进入铁死亡（图2-9）。

6.细胞内外不稳定铁　不稳定铁（亚铁离子，$Fe^{2+}$）被定义为可以催化Fenton反应并且可以被小分子螯合的铁。$Fe^{2+}$被认为是Fenton反应的重要引发剂。2013年，用于形态学分析的$Fe^{2+}$可视化检测问世。Hirayama等从罗丹明骨架结构开始，成功合成了一种新型荧光探针RhoNox-1对于分析活培养的细胞和冷冻切片中的$Fe^{2+}$。大鼠体内的各种器官和（或）细胞中$Fe^{2+}$在嗜酸性粒细胞和巨噬细胞的丰度最高。在细胞器中，溶酶体的丰度最高，占有40%～80%的RhoNox-1荧光。这主要取决于溶酶体内的酸度，溶酶体内可以溶解更多的铁。一般而言，增殖细胞，尤其是癌细胞，在胞质溶胶和线粒体中含有更多的$Fe^{2+}$。使用卵清蛋白诱导的过敏性腹膜炎模型来研究催化$Fe^{2+}$在体内的动力学。腹膜灌洗（包括细胞和液体）显示，炎症细胞（巨噬细胞、中性粒细胞、嗜酸性粒细胞和淋巴细胞）数量的增加导致腹膜炎症细胞内的"总"铁含量增加，而每个细胞的"总"铁含量显著降低；巨噬细胞、嗜酸性粒细胞和中性粒细胞的$Fe^{2+}$显著增加，DMT1表达增加，铁蛋白表达降低，而腹膜灌洗液中的$Fe^{2+}$显著降低。因此，原位催化$Fe^{2+}$是细胞活性更直接的反映，表明炎症基本上起作用于维持细胞内铁，具有较高比例的催化形式在功能上可用，从而不会将铁喂给微生物。铁蛋白在铁储存和动员中

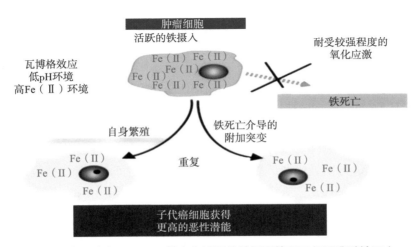

图2-9　癌细胞在Warburg效应和活跃的铁摄取情况下仍可逃避铁死亡

具有重要作用。哺乳动物的铁蛋白是由24个亚基形成分子量为480kDa的中空对称蛋白质，这种多聚体最多可容纳4500个铁离子。研究表明，铁蛋白自噬以及蛋白酶体依赖性蛋白水解在募集用于红细胞生成中的$Fe^{2+}$发挥重要作用。有多种因素可增加$Fe^{2+}$（铁蛋白的铁动员），包括L-维生素C、超氧化物、蛋白酶体和螯合剂。缺氧诱导铁蛋白表达，可能是由于pH降低时铁溶解度提高，铁蛋白介导的铁螯合反过来稳定缺氧诱导因子1-α。

7.硫醇氧化还原信号转导中的调节剂　硫基氧化还原信号转导主要调节剂包括3种气态分子：一氧化氮、一氧化碳和硫化氢，它们可以可逆地竞争或加强硫基功能。癌症通常表现为由微环境和化学因素及肿瘤细胞内在产生的各种细胞因子驱动的炎症特征。炎症通过各种ROS和活性氮（RNS）引起氧化应激。过氧亚硝酸盐通过化学反应生成超氧阴离子$O_2^-$和一氧化氮（NO），其作用方式与羟基自由基通过铁催化的Fenton反应引起氧化损伤类似，或可能与可用的酪氨酸或含硫醇的蛋白质反应形成3-硝基酪氨酸或可逆的硫醇亚硝基化（S-NO）。更准确地说，过氧亚硝酸盐可能首先与二氧化碳和（或）碳酸氢盐反应生成不稳定的亚硝基过氧碳酸酯，这是碳酸盐阴离子自由基前体。此后，高度氧化的鸟苷和酪氨酰自由基（由碳酸根阴离子自由基介导的单电子氧化产物）导致氧化损伤。对NO在致癌和肿瘤生物学中的作用进行了广泛的研究，NO已被证明可以促进或抑制致癌和（或）恶性肿瘤，具体取决于细胞类型和情况。有学者提出NO支持癌症增殖的周围环境，并且NO的浓度对于巨噬细胞分化很重要，无论是杀瘤性M1表型（nM量级）还是前肿瘤M2表型（μM量级）。此外，许多蛋白质能被S-NO修饰，*KRAS*超家族中的许多GTP酶含有氧化还原敏感的Cys残基，这些残基易受S-亚硝基化的影响，这与肿瘤发生的启动和已建立的肿瘤的维持有关。所有3种NO合酶都是血红素酶。最近，发现谷胱甘肽S-转移酶P1-1和多药耐药相关蛋白1（MRP1）形成了一个集成的NO储存和运输系统，通过二亚硝基-二谷乙硫酰铁复合物保护细胞免受NO毒性。

在内源性产生的多种亲电分子中，8-硝基鸟苷-3',5'-环磷酸（8-硝基-cGMP）是一种独特的第二信使，其在细胞中的形成、信号传导和代谢最近被阐明。重要的是在细胞中大量形成的反应性半胱氨酸过硫酸盐在8-硝基-cGMP的代谢中起着至关重要的作用。

一氧化碳（CO）是炎症重要调节因子，似乎通过特定的膜受体阻止癌症增殖和化疗耐药性。孕酮受体膜组分1（PGRMC1）是一种多功能蛋白，其血红素结合部分与细胞色素b5相关，这是一种黄体酮受体。与表皮生长因子受体和细胞色素P450酶结合需要二聚化，这些酶介导对多柔比星的耐药性，并可能负责PGRMC1的抗凋亡活性。Kabe等发现CO抑制了这种二聚化。PGRMC1参与多种功能，包括细胞色素P450的调节、类固醇生成、囊泡运输及有丝分裂纺锤体和细胞周期的调节。其广泛的生物学功能与其与癌症和黄体酮反应性女性生殖组织的新兴关系有关。PGRMC1表现出高级结点信号整合中心蛋白的所有特征，将激酶和（或）磷酸酶通路的信息与血红素、CO水平和可能的氧化还原状态整合在一起。

最后，紫外线辐射主要通过诱导嘧啶二聚体作用于DNA，是氧化反应性物质的不良直接诱导剂，紫外线辐射能够触发超氧阴离子自由基和NO的延迟生成，是炎症反应的一部分。

8.胱硫氨酸  Sen等发现胱硫氨酸（一种含硫代谢物）在人乳腺癌组织中选择性富集（50～100pm/mg），而在正常乳腺组织中则检测不到，归因于癌细胞胱硫氨酸β合酶（CBS）及其下游代谢酶胱硫氨酸γ-裂解酶（CGL）的过表达。CBS和CGL均未在正常乳腺组织中检测到。他们进一步观察到胱硫氨酸保护乳腺癌细胞免受过量的ROS和化疗药物诱导的细胞凋亡。此外，胱硫氨酸促进人乳腺癌细胞的线粒体和内质网稳态。由于线粒体和内质网都是参与调节细胞凋亡的关键细胞器，推断内源性胱硫氨酸可能有助于增加人类乳腺癌细胞凋亡阈值。CBS和（或）CGL至少部分负责过硫化半胱氨酸的产生。

9.癌症中的线粒体铁  线粒体是血红素和铁硫（Fe-S）簇的合成位点，作为辅助因子，通过氧化脂质、氨基酸和葡萄糖，并将这些反应产生的电子转移到电子传递链（ETC）中产生ATP，最终将它们传递给分子$O_2$。在7nm厚的内膜上，-180mV的正常膜电位在线粒体内产生强大的电场强度。在正常情况下，线粒体通过ETC释放ROS触发细胞中的氧化还原信号。然而，它们可能因各种不同的机制而变得功能失调，并且癌细胞数量减少，这与持续增殖密切相关，可能是通过过量的ROS产生。

线粒体具有特殊的铁运输和储存分子。线粒铁蛋白1和线粒铁蛋白2是线粒体溶质载体家族的同源成员，有助于多种细胞中的线粒体铁递送。通过敲低减少线粒体铁蛋白1和（或）线粒铁蛋白2导致线粒体铁积累、血红素合成和铁硫簇合成减少。线粒铁蛋白1似乎在红系细胞中更为重要。虽然胞质铁蛋白在哺乳动物中普遍存在，但线粒体铁蛋白的表达主要局限于朗格汉斯的睾丸、神经元细胞和胰岛，这些细胞可以保护重要细胞（分别参与生殖、智力和糖代谢）免受铁催化的氧化损伤。最近有报道称，线粒铁蛋白-2依赖性线粒体铁摄取使人头颈部鳞状癌细胞对光动力疗法敏感。

Fe-S团簇是由铁和无机硫组成的经典的无处不在的辅因子。Fe和S的化学反应性相结合，加上簇组成、价态和蛋白质的许多变化，使Fe-S簇能够参与许多生物过程，包括线粒体呼吸、铁代谢调节、氧化应激反应和核基因组的维持。值得注意的是由Fe-S簇生物发生缺陷引起的疾病都是肌肉、心脏、脑或红细胞的严重代谢疾病，不包括癌症易感综合征。

血红素稳态是一个高度协调的过程，由生物合成、转运和降解组成。血红素的生物发生和降解过程已得到很好的表征，但血红素运输和掺入血蛋白的途径仍知之甚少。游离血红素是一种细胞毒性分子，可产生ROS并破坏脂质双层和细胞器。因此，具有螯合或转运血红素功能的胞质载体或伴侣很重要。目前，已经报道了许多细胞内和细胞外血红素转运蛋白和（或）结合蛋白，包括谷胱甘肽S-转移酶、血红素结合蛋白、脂肪酸结合蛋白（细胞内运输）及HRG-1、HCP1、FLVCR1/2和ABCG2（输入/输出）。其中，最近有报道称，通过内吞作用，血红素依赖性血红素摄取调节Bach1转录阻遏蛋白和血红素加氧酶基因激活。最近一项使用人类非小细胞肺癌细胞的研究表明，一系列促进血红素合成、摄取和功能的蛋白质水平显著升高，敲除血红素可显著降低氧耗量、增殖、迁移和菌落形成。线粒体有自己的基因组（线粒体DNA；mtDNA），它来源于卵母细胞线粒体，在群体中显示出广泛的序列变异性。最近一项使用可塑性小鼠的系统研究表明，mtDNA单倍型深刻影响线粒体蛋白稳态、ROS生成、胰岛素信号传导和衰老参数。

一些人类癌症，如肝细胞癌和乳腺癌，显示线粒体DNA中体细胞突变的发生率很高。累积的mtDNA突变反映了肝细胞癌的恶性程度（分化不良）。在73.7%的乳腺癌中发现mtDNA的体细胞突变，每个细胞的mtDNA含量显著降低，mtDNA突变负荷与患者生存率呈正相关。

10. 与妊娠的铁摄取量比较　致癌和胎儿发育是完全不同的生物学现象，但有许多共同的方面。胎盘中的滋养层细胞与癌细胞非常相似，在不使用分子氧的情况下代谢葡萄糖，这种现象称为Warburg效应。这构成了一种独特的酸性环境，有利于细胞因子和生长因子的分泌，从而启动血管生成和组织修复，其中a2V-ATPase似乎起作用。铁从母体肝脏（主要的铁储存器官）通过胎盘转移到胎儿肝脏的确切分子机制在很大程度上是未知的。转铁蛋白及其受体系统用于胎盘和其他细胞的滋养层，但研究表明二价金属离子转运蛋白（DMT1）对于铁在胎盘中的转运不是必需的。脂质运载蛋白超家族成员（脂质运载蛋白2，24p3，Ngal）将铁输送到细胞质，激活或抑制铁反应基因，并在间充质转化为上皮细胞的过程中与转铁蛋白差异表达。脂质运载蛋白2现在被称为铁载体结合蛋白，其主要任务是从受感染的细菌中收集铁。一种可能的哺乳动物铁载体是2，5-二羟基苯甲酸。此外，脂质运载蛋白2在多种癌症中过表达，并在增殖中发挥作用。

11. 铁和硫醇在癌症中的本质　人类离不开氧气，细胞的内部环境在pH为7.4时具有轻微的还原条件。这表明细胞处于相对富含电子的条件下，氧气被用作电子持续流动的介质，其中使用铁进行氧气运输（血红蛋白）是最不可或缺的部分。我们在进化过程中获得了精细、复杂但有组织的代谢网络。在最近对传染性病原体的重大胜利之后，现在"摩擦磨损"或ROS的副作用正在成为人类平均寿命不断增加过程中的主要问题。铁以$Fe^{2+}$的形式作为辅因子或构成血红素起作用，以$Fe^{3+}$的形式储存（铁蛋白）或运输（转铁蛋白）。肿瘤细胞胞内$Fe^{2+}$高于正常细胞，而$Fe^{2+}$可与$H_2O_2$生成$-OH$。这些ROS必须通过还原剂（硫醇）来抵消，这与癌症代谢的总体发现一致。同时，我们想注意稀释效应。这个词最初用于预测某些微生物疾病的患病率（如螺旋体通过蜱虫叮咬引起的莱姆病）。原始稀释效应意味着非宿主物种数量的增加会降低该病的患病率。在这里，根据更高的代谢和每单位时间单位的体积和（或）培养基，快速增殖允许存在更高浓度的有毒物质，如催化性$Fe^{2+}$。因此，我们认为癌细胞通过增殖在氧化毒性和稀释效应之间保持微妙的平衡，从而导致低水平的持续氧化应激，仍然逃避铁死亡。通过了解所描述的癌细胞的特征，高剂量L-维生素C和低温（非热）血浆可能比先前存在的癌症疗法产生额外的益处。最近的两篇文章支持这一观点，即催化铁可能是肺癌、脑癌和乳腺癌细胞的独特特征，可以用药理剂量的L-维生素C或D-青霉胺靶向治疗癌症。

12. L-维生素C在表观遗传学和癌症治疗中的作用　维生素C的主要形式L-维生素C通过去甲基化5-甲基胞嘧啶（5mC）对基因组活性产生影响。L-维生素C可作为TET双加氧酶的辅助因子，催化5mC氧化为5hmC，5hmC进一步修饰为5-甲酰胞嘧啶和5-羧基胞嘧啶，最终被未修饰的胞嘧啶取代。抑癌基因启动子区丰度为5mC与其转录缺失密切相关，因此是致癌和肿瘤生物学的关键过程之一。含有JmjC结构域的组蛋白去甲基化酶也需要L-维生素C作为组蛋白去甲基化的辅助因子。TET双加氧酶还依赖于$Fe^{2+}$

和α-酮戊二酸，它们在多种浓度下均不影响酶活性。与胚胎中相对较高的5hmC水平相比，癌细胞的5hmC水平非常低或无法检测到。最近的meta分析表明，摄入更多的L-维生素C可能对肺癌有保护作用。由于维生素C重表达上述关闭肿瘤抑制基因的益处，建议将高剂量维生素C作为癌症疗法。此外，还有另一种作用，取决于L-维生素C与$Fe^{2+}$组合的促氧化活性，与所述的非肿瘤细胞相比，在癌细胞中观察到的量更高。最近，提出了一种新的机制：L-维生素C可能通过氧化靶向GAPDH酶，从而仅杀死*KRAS*和*BRAF*突变的结直肠癌细胞。

13.非热（低温）等离子体　将非热等离子体（NTP，图2-10）应用于医疗器械和治疗是工程学、生物学和（或）医学之间一场激动人心的合作。等离子体是物理状态的第四种条件，超越了正常的固体、液体、气体相，是气体、自由基、电子、阳离子、阴离子、紫外线的混合物。太阳、闪电和极光在自然界中代表等离子体，它们会释放出非凡的能量。使用比辐射温和得多的便携式机器以可调节的近自然氧化应激称重细胞。许多化学物质和（或）试剂已经检测到NTP暴露，包括$H_2O_2$、$O_2^{\cdot-}$，电子和紫外线。我们认为主要种类是羟基自由基和紫外线。该领域的关键问题之一是该设备的标准化尚未建立。尽管如此，但有足够的证据表明NTP可以促进愈合并可能杀死癌细胞。NTP的理论基础是癌细胞受到氧化应激，氧化应激有望杀死原位癌细胞，但不会杀死非癌细胞。我们最近注意到L-维生素C在将癌细胞暴露于NTP时的双重作用，在NTP暴露前立即向培养基中加入L-维生素C可增强癌细胞消融，而与L-维生素C孵育数小时以上可降低细胞毒性，表明铁在相关机制中起关键作用。此外，暴露于NTP的培养基或输液似乎可用于许多应用，包括视网膜中的年龄相关性黄斑变性和癌症治疗。不仅过氧化氢和亚硝酸盐和（或）硝酸盐，而且新的有机物种似乎在这些情况下起作用，目前正在进行深入研究。

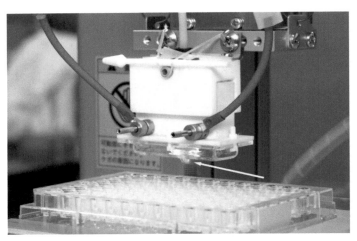

**图2-10　用于处理96孔板中细胞的非热（低温）等离子体**

箭头，非热等离子体火焰

## 二、氧感应信号传导通路

癌症细胞的代谢特点是高代谢、高需求。由于高速细胞分裂，肿瘤细胞周围氧的需求增加，同时肿瘤组织可能压迫并阻塞周围血管，导致癌细胞无法获得充足的氧气和营养。当肿瘤细胞进入循环系统时，局部缺氧和血供不畅可诱发肿瘤细胞向血管外发生转移。这是肿瘤细胞在远处定植的第一步，它们通过多种方式，如细胞阻滞外渗、辅助性外渗、机械性阻滞外渗或管腔内增生等，从血管中溢出并进入继发部位。低氧环境通过影响肿瘤细胞和肿瘤相关巨噬细胞（TAM）之间的交流，促进了肿瘤的增殖、迁移、侵袭、血管生成、抗药性、上皮-间质转化（EMT）和癌症干细胞的自我更新。缺氧感知信号通路是细胞应对低氧环境的一种重要机制。当组织缺氧时，细胞会通过一系列信号转导通路来适应或应对这种不利的环境。这些通路通常涉及多个分子的激活和抑制，以及复杂的网络交互。缺氧可以促进某些肿瘤细胞的增殖和迁移，但它也可能通过促进巨噬细胞的吞噬作用来抑制肿瘤细胞的增殖，利用此机制可导致其死亡。这种双刃剑效应使得缺氧在抗肿瘤治疗中成为一个不可忽视的因素。缺氧感知信号通路在癌症中的作用复杂且多维，涉及多种信号通路、作用靶点及与维生素的交互关系。

1. HIF信号通路　在肿瘤缺氧微环境中，羟化作用受到抑制，HIF-1α与组成型表达的HIF-1β形成二聚体，形成具有活性的转录因子HIF-1复合体，该复合体与p300（共激活蛋白）和ARNT结合，共同转录促进血管生成、糖酵解代谢和细胞存活的基因。

HVCT时，HIF羟化酶、天冬氨酸羟化酶HIF和PHD利用维生素C作为其最佳活性的关键辅因子。当维生素C可用性高时，PHD使HIF1-α羟化。这种羟化作用阻止p300与HIF复合体的结合，抑制HIF-1的转录活性，导致在癌症发展和生长中起重要作用的多个下游基因的下调（图2-11）。

肿瘤微环境中缺乏维生素C的癌症细胞具有更强的HIF1功能。肿瘤细胞中维生素C水平高的结直肠癌患者也具有积极的预后和相对较长的手术后生存期。综上，HVCT治疗可能通过控制HIF-1α调节癌症缺氧感知来抑制肿瘤的发展。

维生素C治疗可能会增加HIF羟化酶的活性，降低HIF1-仪的作用，减少肿瘤的发展。

2. PI3K-AKT-mTOR信号传导通路　此通路在缺氧条件下被激活，通过影响糖酵解过程和细胞生存，对肿瘤的发展起到促进作用。近年来，许多肿瘤相关研究开始关注老药的新靶点。正如我们所知，维生素C是人体必需营养物质。尽管在治疗效果上仍存在争议，大剂量维生素C在癌症预防和治疗中的作用引起了广泛的研究兴趣。目前的观点表明，静脉注射维生素C（而不是口服）可以产生具有抑制作用的mM浓度对癌症细胞有影响，但对正常组织无影响。先前的体内外研究表明，药理学维生素C浓度可能由活性氧（ROS）的产生介导。当维生素C处于mM水平时，维生素C的自动氧化在产生足够的$H_2O_2$同时还消耗还原型烟酰胺腺嘌呤二核苷酸磷酸（NADPH）和谷胱甘肽（GSH）。此外，之前研究表明ROS影响AKT信号传导通路。PI3K-AKT-mTOR信号通路可追溯许多生物学网络，如蛋白质合成，增殖、存活、代谢和分化。PI3K AKT mTOR信号通路在前列腺癌症中上调，其激活与去势抵抗前列腺有关癌症，抑制PI3K-AKT-mTOR通路可能是治疗去势抵抗性前列腺癌症的潜在策略。

ROS的产生与细胞内氧浓度有关及向氧提供电子的电子供体。缺氧是肿瘤微环境中

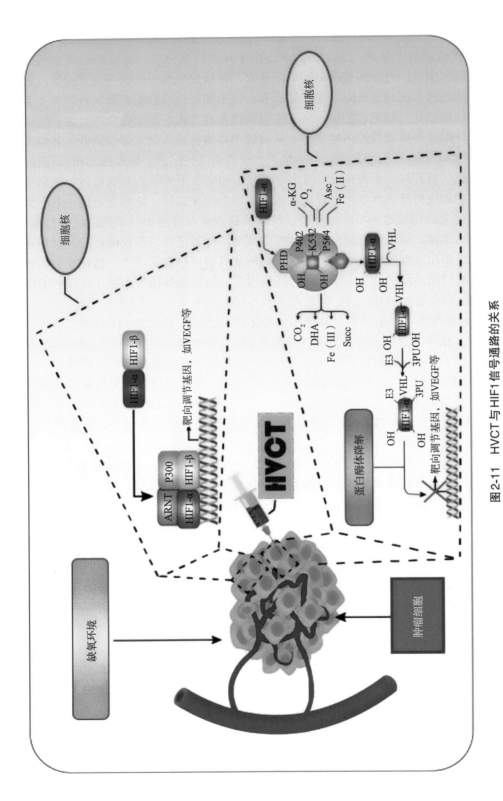

图2-11 HVCT与HIF1信号通路的关系

HIF. 缺氧诱导因子；ARNT. 芳香烃受体核转运蛋白；PHD. 脯氨酸羟化酶结构域蛋白质类；VHL. 希佩尔林道，肾癌始动基因；Succ. 琥珀酸

常见的现象，已在各种实验中得到证实。缺氧促进癌症侵袭性、耐药性与转移。前列腺癌症是一种高度恶性肿瘤，且组织高度缺氧，是第二常见的男性恶性肿瘤。耐Castion前列腺癌症是这种疾病的一种严重形式，表现为对一线线雄激素剥夺疗法的耐药性，缺氧与治疗耐药性与前列腺癌症局部复发有关。

二甲双胍是一种双胍衍生物，是治疗2型糖尿病的一线药物，二甲双胍也是一种线粒体呼吸抑制剂，对细胞有影响代谢和耗氧率（OCR），因此，作为一种潜在的抗肿瘤疗法的研究。先前的一项研究表明二甲双胍可以增强肿瘤氧合，改善肿瘤对放疗的反应。此外，二甲双胍已被证明是AMPK活化剂，AMPK是调节生物能量代谢。AMPK也是另一个mTOR的上游因子，在维持氧化还原平衡。

Qiu Jia等提出一个假设，即假设二甲双胍抑制肿瘤细胞的线粒体呼吸，改善肿瘤氧合，并增强维生素C诱导的ROS的产生。他使用了两种雄激素阴性的前列腺癌细胞系-DU145和PC3进行研究，发现二甲双胍与HVCT在前列腺癌治疗中有协同作用。

缺氧是微环境中普遍存在的特征，在癌症生长以发展中起要作用。在动物模型中，可以模拟体外缺氧环境，以确保实验结果更接近体内的真实情况，并使用探针对肿瘤微环境的缺氧情况进行分析（PIMO方法）。药理学浓度的维生素C可以抑制多种类型的细胞的生长癌症细胞，对正常组织无毒性作用。维生素C可诱导癌细胞凋亡并逐渐转变为坏死。之前的一份报告显示，缺氧（$0.1\%O_2$）提高多种癌症细胞维生素C诱导凋亡的IC50浓度。在前列腺癌症细胞系中，维生素C在低氧条件下的IC50高于正常氧条件下。二甲双胍可增强维生素C的细胞毒性，尤其是处于缺氧状态。维生素C通过增加稳态水平产生ROS，包括超氧化物（$O_2^-$）和过氧化氢（$H_2O_2$）。Walling表明氧自由基的产生需要充足的氧气供应。二甲双胍可以通过抑制线粒体呼吸来克服缺氧，可以作为低氧放射增敏剂。我们曾经以二甲双胍作为肿瘤微环境氧张力的调节剂，二甲双胍降低癌症细胞的氧耗量与维生素C的协同作用治疗，并增加细胞内氧浓度。因此，二甲双胍可降低PC3和DU145细胞的OCR并为细胞内维生素C的自氧化提供氧含量。另一方面，NADPH是维持谷胱甘肽还原状态所必需的。维生素C在前列腺癌细胞中产生ROS，并伴有NADPH减少。二甲双胍可以增加NADPH，使维生素C诱导的ROS持续产生。因此，维生素C和二甲双胍对肿瘤具有协同抑制作用细胞。此外，使用PIMO，证明二甲双胍可以改善异种移植肿瘤缺氧微环境，协同ASC抑制肿瘤（图2-12）。

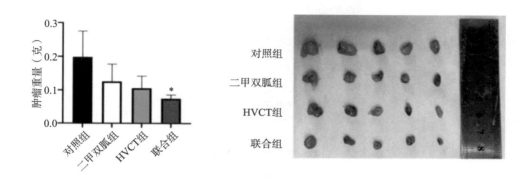

**图2-12　HVCT、二甲双胍单独或联合应用对体内肿瘤生长的作用对比**

PI3K-AKT-mTOR信号通路与各种重要的细胞过程，包括蛋白质合成、代谢、分化、增殖和存活。已经表明mTORC1的激活促进细胞生长，同时降低mTORC1的表达抑制生长。从机制角度，激活AKT磷酸化TSC2底物，调节重要的细胞过程。这一连串的事件增强了mTORC1信号传导，通过S6K底物的磷酸化抑制自噬同时增加细胞生长。S6K底物的磷酸化可以调节mTORC2信号，然后磷酸化多个下游靶点，导致细胞存活和细胞周期进展。PI3K-AKT-mTOR信号通路在42%的局部肿瘤和100%的晚期肿瘤中下调，这意味着该信号通路的调节可能介导了去势耐受性前列腺癌症的发展。此外，以前研究表明PI3K-AKT-mTOR信号通路具有与雄激素受体信号轴直接相关，这可能导致雄激素剥夺治疗的耐药性。因此，一些研究评估了PI3K-AKT mTOR通路抑制剂作为治疗激素敏感性前列腺癌症和去势抵抗前列腺的药物癌症。维生素C抑制PI3K-AKT-mTOR信号通路剂量依赖的方式，从而证明维生素C可参与对前列腺癌的治疗。

AMPK是一种代谢抑制剂，它调节关键的生物能量和生物合成途径，以抑制癌症细胞的生长和增殖。二甲双胍通过激活p-AMPK来抑制其mTOR信号传导。以前的研究表明，维生素C盐在药理学上能产生活性氧诱导ATP耗竭，从而激活AMPK并抑制mTOR。维生素C轻度激活p-AMPK，因此，维生素C与二甲双胍治疗对mTOR产生双重抑制作用协同抑制肿瘤的作用。

在这项研究中，Qiu Jia等证明二甲双胍，一种线粒体呼吸抑制剂，可以增强维生素C在抑制前列腺癌症细胞的生长。二甲双胍降低癌症细胞的OCR，改善肿瘤氧合以促进维生素C的自氧化，同时增加细胞内NADPH以允许连续产生ROS。此外，维生素C和二甲双胍的组合通过AKT和AMPK信号通路，提示大剂量维生素C的临床应用应通过改善氧合（如二甲双胍治疗）用于有效的维生素C驱动的ROS产生。这为临床应用维生素C抗肿瘤提供了一种新的策略（图2-13）。

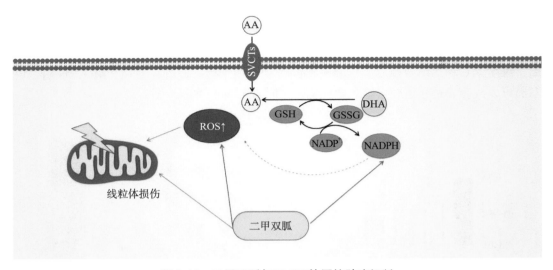

**图2-13 二甲双胍与HVCT协同抗肿瘤机制**

AA.维生素C；DHA.脱氢维生素C；SVCTs.钠依赖性维生素C通道；GSH.还原型谷胱甘肽；GSSG.氧化型谷胱甘肽；NADPH.还原型烟酰胺腺嘌呤二核苷酸磷酸；NADP$^+$.烟酰胺腺嘌呤二核苷酸磷酸；ROS.活性氧。

MAPK信号通路：MAPK通路在缺氧感知中也有重要作用，可以调节多种与肿瘤相关的基因表达。丝裂原活化蛋白激酶和（或）细胞外信号调节蛋白激酶［MAPK和（或）ERK］信号在甲状腺乳头状癌（PTC）和甲状腺未分化癌（ATC）中特别高，$BRAF^{V600E}$突变是这些类型甲状腺癌中最常见的MAPK和（或）ERK通路相关基因改变。$BRAF$作为丝氨酸和（或）苏氨酸蛋白激酶RAF家族的成员，被$KRAS$家族募集和磷酸化激活。活性$BRAF$通过MEK发出信号以激活MAPK和（或）ERK通路，进而诱导一系列生化过程，包括细胞分化、增殖、生长和细胞凋亡。

维罗非尼（Vemurafenib，PLX4032）是一种选择性口服$BRAF^{V600E}$激酶抑制剂，可提高$BRAF^{V600E}$突变阳性转移性黑色素瘤患者的生存率，这是另一种以$BRAF^{V600E}$突变为主的恶性肿瘤。然而，诊断为$BRAF^{V600E}$突变甲状腺癌的患者很少能从PLX4032中获益，因为存在MAPK和（或）ERK及磷脂酰肌醇3-激酶和（或）蛋白激酶B（phosphatidylinositol 3-kinase/protein kinase B，PI3K/AKT）通路反馈激活，PLX4032从HER3启动子中释放转录抑制因子CTBP蛋白并诱导HER3基因表达。自分泌的NRG1与HER3结合，触发HER3和（或）HER2异二聚化和受体磷酸化，诱导PI3K并重新激活MAPK信号传导，从而促进对生长抑制的抵抗力。

HVCT（体外：0.25mM，体内：3g/kg）能通过缓解MAPK和（或）ERK和PI4032K和（或）AKT通路中的反馈激活环来克服$BRAF^{V600E}$甲状腺癌对维罗非尼的耐药，抑制耐药细胞的生长，促进细胞凋亡和细胞周期阻滞。添加药物12～24h后，维生素C和PLX4032的组合极大地抑制了ERK磷酸化的反弹和Pan-AKT的增加。异种移植肿瘤切片中pERK的IHC染色进一步证实了这些结果，表明维生素C和PLX4032的组合比任何一种单一疗法都大大抑制了ERK磷酸化。

### 三、NF-κB信号传导通路

NF-κB是一种重要的细胞信号传导通路，参与多种生理和病理过程，包括免疫反应、炎症和细胞生长与死亡。在许多类型的癌症中，NF-κB通路被异常激活，并与肿瘤的发展和进展有关。维生素C可在NF-κB信号通路激活过程的一个或多个阶段抑制NF-κB信号通路。作用可分为通过ROS靶向NF-κB和不通过ROS靶向的两种（图2-14）。

这种影响可以解释为，低水平的ROS激活IKK/IκB/NF-κB信号通路，但高水平的ROS通过改变IKK中不同的药物半胱氨酸残基来抑制IKK/IκB/NF-κB信号通路。这种NF-κB信号通路的维生素C剂量差异性效应决定HVCT在临床规范化给药的重要性，须由足剂量维生素C产生较高的ROS水平诱发。

HVCT可通过循环金属离子的Fenton反应和Haber-Weiss反应产生大量ROS，从而直接抑制NF-κB，还可以增加产生$p53$和ROS基因的表达，激活并保护$p53$免受降解，活化后的$p53$可以抑制NF-κB，增加维生素C的毒性。维生素C可通过间接负反馈干扰直接抑制IKK并激活$p38$，增加$p38$丝裂原活化蛋白激酶（MAPK）的活性，进而阻断IKK，IKK通过磷酸化从IκBα中释放NF-κB。如果NF-κB被成功激活，它可以通过各种途径启动癌症的生长和发展。HVCT通过抑制IKKα/β和IκBα磷酸化，抑制被激活的IKK/IκB/NF-κB通路。

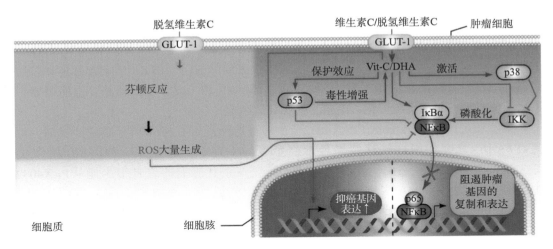

**图2-14 HVCT通过直接、间接两种途径调节NF-κB信号通路**

GLUT.葡萄糖转运体；IκB.核因子κB（NF-κB）的抑制蛋白；IKK κB.抑制因子激酶p38、p53.基因；ROS.活性氧

## 小结

阐明大剂量维生素C调控肿瘤信号传导通路，有利于设计大剂量维生素C治疗肿瘤的联合治疗方案，譬如，大剂量维生素C联合线粒体呼吸抑制剂具有协同抗肿瘤作用，注射大剂量维生素C前使用二甲双胍控制血糖至5mmol/L左右可以增加肿瘤大剂量维生素C的治疗效果。

慢性铁超负荷与致癌有关。癌细胞处于持续的氧化应激下，在催化铁和硫醇之间保持微妙的平衡，换句话说，铁成瘾与铁死亡抗性。与先前存在的疗法相比，高剂量维生素C和低温血浆作为癌症疗法可能提供额外的益处。在预防癌症方面，放血和（或）献血进行适当的减铁可能会降低目前健康人群的癌症风险，尤其是中年男性。在氧感知调节及NF-κB信号通路中，HVCT展现出剂量差异性效应，进一步突显临床规范化治疗、精准化治疗重要性，为后续研究提供思路。

（饶本强　陶小妹　王诗婉）

## 第四节　大剂量维生素C抗肿瘤疗效评价

维生素C在临床上的应用并非新鲜事物，但其在肿瘤治疗中的作用和潜力却是一个充满争议和发现的领域。在本节中，我们将深入探讨大剂量维生素C在肿瘤治疗中便于监测的特异性疗效评价指标并分析影响其疗效的多种因素，为肿瘤大剂量维生素C治疗疗效监测、方案优化提供参考。

## 一、肿瘤大剂量维生素C治疗疗效评价指标

在临床实践中，肿瘤患者常接受多种抗肿瘤治疗方法的综合治疗，包括化疗、放疗、靶向治疗等。通用的抗肿瘤疗效评价指标如肿瘤缩小程度、生存期延长等可以提供一般性的治疗效果评估。然而，对于大剂量维生素C抗肿瘤治疗而言，传统指标可能无法准确反映其特异性疗效。一方面是因为常规指标容易受到其他抗肿瘤治疗方法的干扰，另一方面是因为大剂量维生素C具有独特的作用机制，包括过氧化应激、表观遗传调控等。

此外，为了更好地监测治疗进展和效果，我们也需要研究便于监测的指标。传统的疗效评价指标往往需要进行复杂或有创的检测及昂贵的成像技术，这对于临床实践来说可能不够实用。而便于监测的指标可以提供简单、快速、可重复的评估方法，使临床医师能够及时了解患者的治疗反应和进展情况，并进行必要的调整。因此，我们需要适用于大剂量维生素C治疗的便捷监测指标，以促进其在临床实践中的应用。

1.血清过氧化氢信号　过氧化应激是大剂量维生素C抗肿瘤治疗的主要机制，大剂量维生素C所产生的$H_2O_2$是其对癌细胞产生细胞毒性的主要中介因素。首先，维生素C与肿瘤微环境中的不稳定铁反应产生$H_2O_2$和—OH，这对癌细胞可能致命。其次，维生素C自氧化产生的细胞外$H_2O_2$可以扩散到肿瘤细胞中，并与细胞内不稳定铁池反应，在肿瘤细胞内生成—OH。最后，细胞外$H_2O_2$可以通过产生氧化微环境来促进细胞外脱氢维生素C（dehydroascorbic acid，DHA）水平的增加，使DHA被转运到高表达葡萄糖转运蛋白1（glucose transporter 1，GLUT1）的肿瘤中，在这些细胞中产生氧化应激。细胞内的ROS也可以从细胞中释放出来，形成正反馈循环。

$H_2O_2$作为主要中介因素，与大剂量维生素C促氧化效能成正比，可反映其抗肿瘤能力。肿瘤微环境及血清中的$H_2O_2$信号有望成为监测大剂量维生素C抗肿瘤治疗疗效的指标。使用$H_2O_2$检测试剂盒即可检测血清中$H_2O_2$含量。

2.血液DNA甲基化特征　癌症表观遗传重编程中的DNA过度甲基化，常发生在CpG岛启动子区域，导致肿瘤抑制基因沉默。去甲基化酶（ten-eleven translocation，TET）蛋白，可以去除癌症细胞DNA甲基化，通过一系列依赖于氧、α-酮戊二酸（αKG）、$Fe^{2+}$和维生素C的氧化反应主动去除胞嘧啶甲基化标记。通过促进$Fe^{3+}$向$Fe^{2+}$的再循环，维生素C可确保TET持续活跃。

血液DNA甲基化特征在癌症中作用的研究主要集中在循环肿瘤DNA和（或）游离DNA［ctDNA和（或）cfDNA］。cfDNA是通过细胞凋亡、坏死或主动分泌释放到体液中的核酸混合物，可以在血液、唾液、尿液或粪便中检测到。癌症患者体内释放到体液中的一些核酸混合物来自肿瘤细胞，称为ctDNA。与传统肿瘤标志物相比，ctDNA在癌症筛查，尤其是癌症早期阶段具有更高的敏感性和特异性。AtsushiShirahata等发现，虽然血清vimentin基因甲基化诊断结直肠癌（colorectal cancer，CRC）的敏感性（32.6%）与肿瘤标志物中的癌胚抗原（CEA）基本相同（33.1%），但vimentin基因甲基化诊断原位CRC（0期）的敏感度高达57.1%，显著高于CEA（14.3%）。同样，ctDNA SEPT9已被美国食品药品监督管理局（FDA）批准为CRC有效的早期、无创筛查方法，并正式进入临床。ctDNA和（或）cfDNA甲基化模型在预后方面也起着重要作用。如，Sofia

Mastoraki等发现cfDNA KMT2C启动子区甲基化的非小细胞肺癌患者的总生存期（OS）和无病生存期（DFS）较差（分别为$P = 0.017$和$P < 0.001$）。另外，关于ctDNA预测其他癌症预后的研究也很多，如卵巢癌、结直肠癌、前列腺癌等，均取得了良好的预测结果。

血液DNA甲基化特征有可能作为反映大剂量维生素C表观遗传调控效果的指标，进而监测大剂量维生素C对部分肿瘤［如5hmC水平降低和（或）TET活性降低的肿瘤］的治疗效果（图2-15）。

3.血清DNA酶活性　研究表明，恶性肿瘤细胞中的DNA酶活性受到抑制，而这种抑制是癌变过程的早期事件，不是癌症进展的次要标志。具体来说，恶性肿瘤细胞中碱性和酸性DNA酶的活性较低，这可能与癌症细胞的DNA修复机制活性降低有关，使得这些细胞更易于恶性转化。碱性和酸性DNA酶在恶性肿瘤自发性坏死灶坏死的早期阶段被重新激活。在体外诱导肿瘤细胞坏死或在体内进行肿瘤照射或使用细胞毒性药物治疗后切除的肿瘤标本中证实了上述DNA酶活性的变化。

在比利时、法国和瑞典的几所大学的诊所中，800多名癌症患者相关检测提示，血清碱性DNA酶活性（SADA）的特征性变化与肿瘤对治疗的反应有关。在对治疗有积极反应的患者中，SADA出现了阶段性变化：在治疗后的最初几天下降；然后在治疗后几周内上升，达到等于或高于治疗前水平；在治疗后的几个月里，这种高水平的SADA伴随着癌症过程的缓解；在缓解期间，SADA的突然下降先于癌症复发几天或几周。对治疗阴性反应者没有表现出这种特定的SADA变化。

维生素C能够专门重新激活被抑制的酸性DNA酶，与维生素$K_3$（可激活恶性肿瘤中的碱性DNA酶）联合使用能显著抑制肿瘤生长，并且在化疗或放疗中表现出潜在的协同作用。通过对血清中DNA酶活性的监测，维生素C（包括与维生素$K_3$的组合）

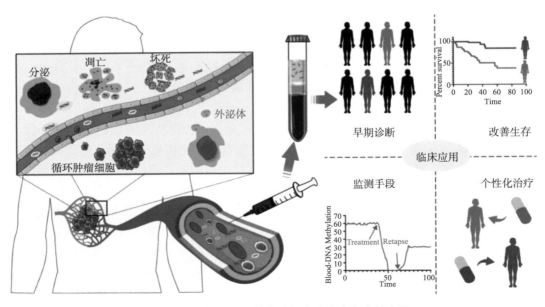

图2-15　血液DNA甲基化特征在癌症患者中的应用

治疗的效果可以得到评估。血清碱性和酸性DNA酶活性及其细胞定位可以分别应用Gomoris硝酸铅组织化学法、Loiselle分光光度法测定。

4.血清脂质过氧化代谢产物信号 铁死亡是大剂量维生素C抗肿瘤治疗的重要机制。大剂量维生素C可通过多种途径，导致细胞膜上脂质过氧化物的毒性积聚，细胞膜破裂，最终导致癌细胞铁死亡。脂质过氧化物的产生是铁死亡的核心特征和必由之路。

细胞内的脂质过氧化反应产生的脂质过氧化物（lipid hydroperoxide，LPO）可进入血液，而且进入血液的过程与组织代谢平行，并使血清中LPO浓度维持在一定水平。LPO可通过一系列断裂反应形成小分子的终产物丙二醛（malondialdehyde，MDA），MDA与硫代巴比妥酸（TBA）反应生成红色复合物，可用比色法和荧光法测定MDA含量。血清中LPO含量变化有可能反映大剂量维生素C引起的肿瘤细胞铁死亡程度，对其进行监测可达到监测抗肿瘤作用的目的。

## 二、肿瘤大剂量维生素C治疗疗效影响因素

影响肿瘤大剂量维生素C治疗的因素很多，本部分将着重探讨这些因素，并研究它们对治疗结果的影响，为进一步的研究和临床实践提供指导。通过深入了解这些影响因素，我们可以更好地优化治疗方案，提高治疗效果，为患者提供更有效的抗肿瘤治疗选择。

1.大剂量维生素C使用方法 大剂量维生素C的使用方法是影响其抗肿瘤效果的重要因素。主要原因是维生素C具有氧化还原特性，高度不稳定，而且半衰期短，任何影响维生素C在血液中的浓度及维持时间的因素均可以影响肿瘤大剂量维生素C治疗效果。生理剂量维生素C血浆浓度为 $26 \sim 84\mu M$，发挥抗氧化作用；$100\mu M \sim 0.5mM$ 维生素C调控表观遗传；超过 $0.5mM$ 主要通过促氧化机制抑制肿瘤。口服200mg后血浆浓度可达到 $80\mu M$，口服剂量超过200mg时，吸收率下降、尿排泄增加，维生素C血药浓度仍无法达到mM级，只有通过静脉注射才能达到促氧化血药浓度。在剂量达到75g时表现出一级药物动力学特征，在100g时血浆最大浓度趋于稳定。

大剂量维生素C的溶剂以无菌用水最好，生理盐水次之，一般不用葡萄糖注射液作为溶剂。维生素C的输注速度对于外周血维生素C浓度至关重要，大多数文献报道合适的输注速率是维生素C 1g/min。此外，注射大剂量维生素C后，应该口服补充较大剂量维生素C，避免外周血维生素C浓度的激烈波动和坏血病的发生。

2.癌细胞自身特点 大剂量维生素C抗肿瘤治疗疗效差异与肿瘤异质性息息相关，根据肿瘤特点进行患者分层和采取合适的组合治疗策略是提高疗效、改善预后的重要手段。

（1）癌细胞抗氧化系统：总体上，癌细胞中 $H_2O_2$ 酶的水平较低，但不同癌细胞系之间的 $H_2O_2$ 酶活性似乎存在显著差异。这可能与它们清除 $H_2O_2$ 的能力及对产生 $H_2O_2$ 的药物的不同敏感性有关。选择过氧化氢酶活性低的肿瘤类型或者将大剂量维生素C与过氧化氢酶抑制剂联合使用，可以提高大剂量维生素C抗肿瘤效果。过氧化氢酶抑制剂，如水杨酸、花青素和甲基多巴等天然产物可以增加维生素C药理学敏感性，增加其在癌细胞内的ROS损伤，如有需要，大剂量维生素C可以联合这些药物发挥抗肿瘤作用。

（2）癌细胞内、外过渡金属：肿瘤大剂量维生素C治疗效果依赖于肿瘤细胞内$Fe^{2+}$浓度，由于增殖率和合成和（或）代谢活性增高，肿瘤细胞对铁的需求很高，为确保充足供应，多种肿瘤细胞膜表面转铁蛋白受体高表达，肿瘤细胞对铁吸收增多，释放减少，肿瘤细胞内形成富铁环境。

总的来看，铁与大剂量维生素C疗效发生关系的步骤有三：一合、二运、三吞。"合"是指铁离子与转铁蛋白结合；"运"是指转铁蛋白转运铁离子的能力；"吞"是指转铁蛋白在肿瘤细胞膜表面与转铁蛋白受体结合后，铁以结合态进入肿瘤细胞内部。当肿瘤细胞铁代谢发生变化，肿瘤细胞内、外的铁离子，转铁蛋白，转铁蛋白受体含量发生改变时，如何对大剂量维生素C抗肿瘤效果产生影响？

①铁离子浓度：临床常用血清铁水平用于评估患者血液中与转铁蛋白结合的铁量，可间接表示患者正在转运的铁离子的浓度，也就是影响第一步"合"。其他铁相关指标水平相近的肿瘤患者与转铁蛋白结合的血清铁越高，考虑能有更多的结合态铁进入细胞内部参与大剂量维生素C的抗肿瘤反应，提高大剂量维生素C抗肿瘤效果。

②转铁蛋白（TF）：补铁与维生素C的协同抗肿瘤作用与TF有关。体外实验中，当使用六水合铁（Fas）或用转铁蛋白结合铁（Holo-Tf）提前孵育3h后加入大剂量维生素C均能提升大剂量维生素C抗肿瘤效果，但将培养基中的血清去除后，Fas提前孵育则不能展现出协同抗肿瘤作用，由此可见，转铁蛋白与铁结合对大剂量维生素C抗肿瘤效果有重要作用。临床可用总铁结合力、不饱和铁结合力、转铁蛋白饱和度来表示转铁蛋白与铁结合的关系。目前缺乏实验研究证明上述指标与大剂量维生素C抗肿瘤治疗效果的关系。

③转铁蛋白受体（TFR）：TFR在多种肿瘤细胞膜表面高表达，促进肿瘤"觅铁行为"，促进肿瘤内部富铁环境，增加细胞内不稳定铁池铁含量。TFR敲低的肿瘤细胞铁摄入明显降低，此时HVCT疗效被抑制。

④铁蛋白：是一种存储多余铁并在人体需要时使用的蛋白质。血液中的铁蛋白数量能反映出身体铁的数量。铁蛋白水平偏低说明储存铁较少。肿瘤患者铁蛋白升高是常见现象，且有研究表示铁蛋白水平高与癌症患者预后不佳有一定联系，目前缺少证明铁蛋白水平与大剂量维生素C抗肿瘤效果相关的研究，有待进一步探究。

总而言之，铁与大剂量维生素C疗效关系密切。根据目前研究结果，我们归纳：肿瘤细胞内铁含量、转铁蛋白含量、转铁蛋白结合力、转铁蛋白受体含量与大剂量维生素C抗肿瘤具有协同作用，但细胞外铁离子含量则呈现拮抗大剂量维生素C效果。患者在注射大剂量维生素C之前补充铁剂如蔗糖铁，可以提高肿瘤大剂量维生素C的疗效，但补充蔗糖铁的时机非常重要，禁忌在输注大剂量维生素C的同时补充铁剂，因为此时补充铁剂会使机体细胞外铁浓度而不是细胞内铁浓度增加，导致细胞外发生Fenton反应而出现副作用。我们的经验是大剂量维生素C注射前1周开始补充铁剂直至输注大剂量维生素前1天可以提高大剂量维生素C的抗肿瘤效果。长期缺铁性贫血的患者，肿瘤细胞内铁池空虚，必然会影响大剂量维生素C治疗效果。

与铁相似，机体外周血其他过渡金属浓度也会影响肿瘤大剂量维生素C的疗效，纠正人体外周血微量元素特别是微量金属的含量可以提高肿瘤大剂量维生素C疗效，如大剂量维生素C联合锌、镁、锰等具有增效协同作用（参见第5章第五节肿瘤大剂量维生素组合治疗）。电解质异常如低钠、低钾血症也可能影响肿瘤大剂量维生素C的疗效，另外，大剂量维生素C治疗本身也可以导致低钾血症，在实施大剂量维生素C治疗时注意监测血钾浓度。

（3）癌细胞GLUT1表达水平和对糖酵解依赖性：多数癌症类型GLUT1过度表达和对糖酵解依赖性增加。GLUT1过度表达可以促进DHA向细胞内转运，消耗细胞内还原型谷胱甘肽（GSH）和NADPH的还原潜力，导致细胞内ROS水平增加。这会导致聚腺苷二磷酸核糖聚合酶［poly（ADP-ribose）polymerase，PARP］（一种DNA修复酶）激活，从而耗尽细胞$NAD^+$（PARP的辅助因子）水平。糖酵解关键酶-3-磷酸甘油醛脱氢酶（GADPH）需要$NAD^+$作为辅助因子。$NAD^+$耗尽会导致GAPDH活性下降，抑制癌细胞中的糖酵解，从而抑制ATP产生并导致细胞死亡。

高度依赖糖酵解的肿瘤类型，如*KRAS*或*BRAF*突变型肿瘤，对大剂量维生素C更敏感。葡萄糖剥夺及静脉注射大剂量维生素C可能会给癌症患者带来好处。病例报告表明生酮饮食与静脉注射大剂量维生素C结合提高了治疗的有效性。

（4）癌细胞HIF1α依赖性：HIF1α依赖的肿瘤生长可以通过维生素C抑制。临床前和临床研究表明，肿瘤中维生素C水平与HIF1α表达呈负相关，高剂量的维生素C治疗可以通过调节HIF1α来减缓肿瘤生长。在特定条件下，如肾细胞癌（renal cell carcinoma，RCC），即使在正常氧气条件下也会稳定HIF1α。由于VHL肿瘤抑制基因的缺失，导致在正常氧条件下无法降解HIF1α。VHL缺失的RCC细胞在正常氧气条件下暴露于维生素C时会发生细胞死亡。

## 小结

在肿瘤治疗中，常用的评价指标如肿瘤缩小程度和生存期延长等往往无法准确反映大剂量维生素C的特异性疗效。这是因为传统指标容易受到其他治疗方法的干扰，并且大剂量维生素C具有独特的作用机制，如过氧化应激和表观遗传调控等。因此，为了更好地监测治疗进展和效果，需要研究便于监测的指标。本节介绍了几种便于监测大剂量维生素C治疗疗效的指标。首先是血清过氧化氢信号，过氧化应激是大剂量维生素C抗肿瘤治疗的主要机制，血清中的过氧化氢信号可以反映治疗效果。其次是血液DNA甲基化特征，癌症中的DNA过度甲基化与肿瘤抑制基因沉默相关，血液DNA甲基化特征可以作为维生素C表观遗传调控效果的指标。再次是血清DNA酶活性，恶性肿瘤细胞中的DNA酶活性受到抑制，维生素C可以逆转这些DNA酶活性而发挥作用。最后是血清脂质过氧化代谢产物信号，大剂量维生素C通过导致脂质过氧化物的积聚来诱导癌细胞死亡，血清中脂质过氧化代谢产物的变化可以反映治疗效果。这些指标不但相对具有特异性，而且简单、快速、可重复，便于监测治疗反应，进行方案调整。

（曲晋秀 王诗婉 孙喜波）

# 第3章

# 大剂量维生素C抗肿瘤临床应用

## 第一节　大剂量维生素C治疗临床优势方案

肿瘤大剂量维生素C治疗属于临床新技术治疗，建议在正规医院实施并经医院伦理委员会批准。要求治疗单位对肿瘤大剂量维生素C治疗有系统的了解。肿瘤大剂量维生素C治疗处方需要在洁净、真空条件下调配，以防维生素C在有氧环境下氧化而降低疗效。配制好的溶液4℃冰箱保存。维生素C易氧化、水溶液不稳定、半衰期短，从配制至输入人体有多个环节或因素影响大剂量维生素C治疗肿瘤效果，但目前临床缺乏规范化的治疗指南。我们根据临床应用经验及研究成果，综合文献观点，形成以下临床治疗方案。

### 一、肿瘤大剂量维生素C治疗适应证

在目前检索到的169篇报道肿瘤大剂量维生素C治疗的临床前研究和临床试验研究论文中，大剂量维生素C治疗涉及的肿瘤有血液系统肿瘤、淋巴瘤和多种实体瘤，包括多发性骨髓瘤、胰腺导管腺癌、白血病、结直肠癌、肺癌、淋巴瘤、前列腺癌、黑色素瘤、胃癌、头颈部癌、卵巢癌、胶质瘤、乳腺癌、膀胱癌、肾癌等，几乎覆盖人类主要癌种，绝大部分临床研究对象为进展期癌症患者，在 *KRAS* 基因突变（大剂量，即 > 1g/kg）及 *TET-2* 突变（中剂量，即 > 10g，< 1g/kg）的结直肠癌、血液系统肿瘤的患者中获得较好疗效，对远期生存具有一定的改善作用。在生活质量提升方面，大剂量维生素C疗效具有普遍性，没有明显肿瘤种类的特异性。

大多数情况下，肿瘤大剂量维生素C治疗可以和其他肿瘤治疗方法联合应用。事实上，迄今开展的肿瘤大剂量维生素C治疗临床试验中，单独应用维生素C治疗肿瘤的临床试验只有4个。联合肿瘤治疗方法包括放射治疗、化学治疗、靶向治疗、免疫检查点抑制剂治疗、中医中药及一些非药物疗法如热疗等。

1.胰腺癌　胰腺癌是一种预后极差的消化道肿瘤，未接受治疗的胰腺癌患者的生存期约为4个月。联合吉西他滨治疗胰腺癌时总生存期（OS）、无进展生存期（PFS）均显著延长（21.7个月 vs. 11.1个月；13.7个月 vs. 4.6个月）。

胰腺癌患者试验用吉西他滨＋HVCT 70 ～ 100g，3次/周，连续4周方案，患者OS（21.7 vs. 11.1个月）、PFS（13.7个月 vs. 4.6个月）均有显著提升；另一项试验收集影像学证据，证明联合治疗后胰腺癌肿瘤大小缩减：胰腺癌患者使用吉西他滨、厄洛替尼联合HVCT治疗8周后肿瘤缩小，完成该实验的9名患者中有8名肿瘤缩小（最多缩

小41%，平均缩小18%）、1名大小无变化。这或许与HVCT产生大量过氧化氢，$NAD^+$和ATP水平明显下降、抑制α-微管蛋白乙酰化及上皮－间充质进展相关，正因如此，HVCT或许有逆转吉西他滨耐药的可能，使肿瘤细胞发生"能量危机"，更易受化疗药物打击。

2. *KRAS*基因突变型结直肠癌　HVCT联合标准化疗对结直肠癌及胃癌患者效果不如胰腺癌效果好，在肿瘤细胞系和动物模型中，大剂量维生素C与奥沙利铂通过增加氧化应激产生协同效应，HVCT与FOLFOX化疗方案联用可延长*KRAS*基因突变型结肠癌患者无进展生存期，显著改善患者生活质量，减少化疗副作用。在预后方面，2023年，首个大剂量维生素C相关的3期临床试验探究联合标准化疗对442名结直肠癌症患者预后的影响，大剂量维生素C联合FOLFOX及贝伐珠单抗治疗能显著提升*KRAS*基因突变的结直肠癌患者预后（中位PFS分别为9.2个月和7.8个月）。

3. 卵巢癌　HVCT联合治疗在卵巢癌患者中有仅次于胰腺癌的获益水平。目前关于HVCT联合治疗效果的研究尚无严格的随机对照试验，曾有研究者将25名患者分为HVCT＋标准治疗和单标准治疗组，联合治疗组与不含维生素C的对照组相比，PFS延长、毒性显著降低；有改善中位OS的趋势。维生素C和化疗药物顺铂对杀死癌细胞有协同作用，顺铂通过铂分子与亲核位点反应诱导DNA损伤，而维生素C产生ROS诱导癌细胞内氧化应激损伤，因此，维生素C和顺铂联合使用导致DNA损伤的程度大于单独使用任何一种。维生素C通过SVCT-2流入细胞并增加细胞内ROS水平，诱导DNA损伤和ATP耗竭，通过细胞周期停滞和半胱天冬酶依赖性细胞凋亡导致细胞死亡，而不是自噬或坏死性凋亡。

4. 脑胶质瘤　对于脑胶质瘤患者，HVCT联合替莫唑胺治疗与历史对照相比，有更好的OS和PFS，中位PFS为9.4个月，中位OS为18个月。未检测到MGMT启动子甲基化的受试者（$n=8$）可能取得更大受益，中位PFS为10个月，中位OS为23个月。具体原因可能是胶质瘤对葡萄糖依赖性较强，HVCT的加入使肿瘤细胞"能量危机"更加显著，阻隔肿瘤细胞能量来源进而增强对化疗药的敏感性。

## 二、肿瘤大剂量维生素C治疗禁忌证

1. 葡萄糖-6-磷酸脱氢酶（G6PD）缺乏症　即蚕豆病，其症食用蚕豆会过敏，G6PD低于正常值者大量使用维生素C会有溶血的危险，出现"酱油尿"，即带有酱油色的尿液，溶血程度与输注时间、酶缺乏程度密切相关，酶活性越低、输注药物量越多，上述症状越重。静脉注射大剂量维生素C后发生溶血性贫血可能与HVCT时呈现出强氧化性相关，在细胞内外产生大量ROS，特别是$H_2O_2$，使细胞发生氧化性损伤。当G6PD缺乏时，红细胞无法产生足够的NADPH，而NADPH是恢复因维生素C诱导的氧化应激而导致的谷胱甘肽耗尽的关键分子，这会导致红细胞破碎，从而导致溶血性贫血。给药前必须提前为患者进行G6PD相关指标的检查，如红细胞G6PD活性的筛选试验。100% G6PD缺乏症患者接受HVCT后出现溶血性贫血，既往有严重肾衰竭乃至死亡的病例，故G6PD缺乏为大剂量维生素C的绝对禁忌证。其他红细胞膜病，如地中海贫血、镰状红细胞病、铁粒幼细胞贫血等须在检测血常规、血涂片下谨慎使用。

2. 肾功能不全及泌尿系结石者　维生素C依靠肾脏代谢，其代谢产物（草酸）及原型本身导致肾小管中草酸盐增加及尿液酸化，在酸性环境中草酸钙结晶更易形成，从而引发草酸钙结石、泌尿系感染、急性草酸盐肾病、肾脏钙化的风险增加，此时需要依靠大量的尿液排出体外，若合并肾功能不全，则无法过滤代谢维生素C，导致结石的风险及肾脏进一步损伤。严重痛风的患者须慎用，有加重尿酸石形成的风险。

3. 活动性心脏病或心力衰竭患者　盐摄入管理在心力衰竭（心衰）患者的管理中具有重要临床意义，用维生素C钠配制的溶液500～1000ml，需在数小时内滴注，显著增加患者心脏负担，存在加重或诱发心力衰竭的可能，同时由于肾衰竭时肾脏灌注减少，激活交感神经和肾素－血管紧张素－醛固酮系统（RAAS），此时输注含钠盐后导致难以控制的水钠潴留。

4. 中、重度体腔积液患者　维生素C制剂多含钠离子，输注过程中渗透压增加、液体聚集在浆膜，可能加重体腔积液，特别是合并有严重低蛋白血症的患者上述情况尤为明显，应在控制清蛋白水平、积液量较少时谨慎使用，并监测积液量，一旦有增加趋势，需停药。

5. 严重贫血患者　约5%正常红细胞在HVCT时被破坏，因此患者有出现贫血的可能，也可加重患者原有贫血程度，Nielsen、Monti等在2017年的试验中有1位患者（7.1%，1/14）发生贫血，Kawada等在2014年的试验中也有记录。重度贫血患者应考虑为HVCT的相对禁忌证。

6. 对维生素C过敏患者　此项罕见，可能与静脉制剂中的降解产物或杂质及添加的辅料诱发的速发型过敏反应相关。2021年6月曹建英等采用回顾性分析研究了山东省某地区药品不良反应监测数据库监测到的29例维生素C注射液致新的和（或）严重不良反应（ADR），综合国内外相关文献资料，总结、归纳维生素C注射液所致新的和（或）严重不良反应，主要可表现为寒战、高热、发绀、皮肤花纹、呼吸困难等。出现上述症状，需永久性停药。

7. 严重的电解质平衡紊乱　HVCT时由于血液稀释、钾摄入少排出多、钾离子转移至细胞内、酸化尿液等原因，给药后少部分患者出现低钾血症、高钠或低钠血症及高钙血症等，给药后可能加重上述电解质平衡紊乱，在给药过程中也推荐监测上述电解质水平。

8. 其他　孕妇或哺乳期患者及儿童，暂时缺少安全性实验结果，妊娠期给药可能导致胎儿发育受影响，胎儿生后易患坏血病。

## 三、治疗前病情检查与评估

在正式开始HVCT疗法之前，必须全面了解患者的诊断（包括肿瘤的TNM分期，病理诊断和免疫组化检查）；以前曾经接受过的治疗方法，特别是手术、放疗和化疗的情况；有无伴发疾病，患者心脏、肝、肾、肺及造血功能；全身营养情况；心理素质评估等。对患者的全身情况必须心中有数。

## 四、实验室和特殊检查

常规实验室检查项目为血、尿、粪常规；血液生化（含血脂、血糖、肝肾功能、电解质、肝酶、心肌酶）；微量元素和重金属；各类肿瘤相关抗原；体液和细胞免疫功能等。血液恶性肿瘤患者要做骨髓检查。甲状腺功能，性激素和其他内分泌功能可酌情检查。

其他检查项目：①必查项目。G-6-P酶活性及血红蛋白电泳检测，全血细胞涂片检查，心电图，超声心动图，泌尿系超声。②酌情检查项目。X线，CT，MRI，PET-CT，放射性核素。检查脏器和部位根据临床情况而定，原则上3个月以上未做上述检查者，可酌情选查。③特殊检查项目。肿瘤活体组织检查；化疗药物敏感试验，要求设备和技术条件较高，对病情特殊的患者可以酌情应用，但尚不能广泛使用。

### 五、维生素C疗法的剂量和疗程

1.时机　维生素C疗法在恶性肿瘤早、中、晚期均可应用；一般接受此疗法的患者为带瘤状态。目前缺少单药使用的临床证据，在与放疗或化疗联合使用时，维生素C可在放化疗之前、治疗期间或治疗结束后进行，由于维生素C可以增强放疗和化疗效果，减轻其毒副作用，一般可与放、化疗同步进行，这样可以取得较理想的增效作用。

2.剂量和疗程　HVCT治疗恶性肿瘤的原则是足剂量，长疗程。为达到相应的有效浓度及合适的有效血药浓度持续时间，推荐的单次滴注剂量是75～100g或1.5～2.2g/kg，虽然实验证实3g/kg的HVCT对患者是安全可耐受的，但超过推荐范围并不能提升疗效，临床最常用剂量为1.5g/kg。推荐的滴注速度是1g/min。当体重指数（BMI）为30kg/m²或更低时，维生素C推荐剂量为1.5g/kg体重；对于BMI＞30kg/m²的患者，归一化为对应于BMI 24kg/m²的体重。维生素在90min内以恒定速率输注90g，在120min内输完剂量超过90g的部分。成功的实验治疗时间中位数为3.5周，目前大部分临床试验为达到足够的血浆浓度和可靠的有效浓度持续时间，每日连续治疗是维持有效浓度持续时间的最佳解决方式，但临床一般难以达成。每周至少3次注射75g以上（或≥1.0g/kg），达到4周或更长。HVCT单日内所有给药频率结果相似，因此不必在一天内进行多次注射。可配合原有的化疗方案，连续给予3～4d，之后出院，下个周期继续，也可获得阳性结果。也有研究者为患者使用隔日注射法，连续25次，治疗非小细胞肺癌，在延长生存期方面取得相当好的疗效（中位OS联合组49.2个月 vs.标准治疗组25.6个月；中位PFS联合组39.5个月 vs.标准治疗组8个月）。

HVCT患者在停药时每日口服补充生理需要量200mg，至少持续3个月，需注意的是这种口服剂量并不能产生促氧化的抗肿瘤作用，而是用来降低停药后出现维生素C反弹性不足而引起的坏血病风险。

3.推荐配方

（1）溶媒：由于HVCT将产生较高的渗透压（可能高于1000mOsm/L），大多数患者对低于1200mOsm的静脉液体渗透压耐受良好，临床配液首选灭菌用水，次选生理盐水或林格液，用生理盐水可能会引起注射部位不适、口渴、血压升高等轻度不良反应。葡萄糖与DHA竞争GLUT1受体，阻遏肿瘤细胞外维生素C向DHA的转化，降低细胞内外活性氧（$H_2O_2$等）产生效率，故不推荐葡萄糖作为溶媒。Stephenson等推荐75～100g维生素C用800ml灭菌水配制，常用剂量在灭菌水和林格液中的渗透压如表3-1所示。约45%的研究没有记录其使用的溶剂类型，应标准化并记录。使用灭菌注射用水的最佳的配液终体积为1000ml。

表3-1　HVCT常用剂量、配液终体积与渗透压的关系

| 剂量（g） | 灭菌水终体积（ml） | | | | 林格液终体积（ml） | | | |
| --- | --- | --- | --- | --- | --- | --- | --- | --- |
| | 250 | 500 | 750 | 1000 | 250 | 500 | 750 | 1000 |
| 60 | 2316 | 1158 | 772 | 579 | 2472 | 1386 | 1024 | 843 |
| 75 | 2895 | 1448 | 965 | 724 | 3015 | 1658 | 1205 | 979 |
| 100 | 3860 | 1930 | 1287 | 965 | 3920 | 2110 | 1507 | 1205 |

（2）配方：给药同时给予氧化镁（300mg/d，口服）和维生素$B_6$（10mg/d，口服）可抑制复发性结石患者的结石形成。有研究者推荐使用碳酸氢钠配液调节酸碱度，但由于其能促进维生素C氧化变性及促进经肾排泄，对疗效是否存在负面影响尚不明确。

配液—存放—输注过程可能导致药物在输注前或过程中有效成分被不可逆氧化成草酸或苏阿糖酸，推荐随用随配，并真空密封处理，减少有效成分变性。

（3）速度：体内维生素C的$t_{1/2}$大致在1.4～3.1h，与HVCT剂量、给药速度无明显相关性，在停止输注后数小时内失去肿瘤杀伤力。可通过调节给药速度延长有效浓度持续时间来增强HVCT疗效。以0.2～1.5g/kg的剂量和0.6～1g/min定速给药是安全可耐受的。定速给药的血浆浓度平均峰值为25.58mM，且能将血药浓度维持在10～20mM约3h，优于定时给药，以1g/min定速给药效果最好，再快将引起心慌、一过性高血压、局部刺痛等不适，故1g/min定速输注是目前安全的能延长有效浓度持续时间的方法。

## 六、注意事项

（1）同时使用维生素C和放、化疗时，化疗药物与放射剂量要适当减少，尽量避免或减轻毒副作用。

（2）接受维生素C疗法期间，要禁忌大量食用硬壳类海鲜（海贝、海蟹等），可以避免或减少患者对维生素C的过敏性反应。虽然对维生素C过敏非常少见，但一旦发生，病情则十分严重。

（3）维生素C疗法间歇日及疗法结束后，要求患者保持每日维生素C摄入量约200mg/d。主要目的是补足生理需要，预防突然停药导致的血药浓度断崖式下降导致急性维生素C缺乏。

（4）肿瘤大剂量维生素C治疗与其他肿瘤治疗方法多有增效减毒作用，在实施常规抗肿瘤治疗之前1天开始大剂量维生素C治疗能获得更好的疗效。HVCT也可以和靶向、免疫治疗同时进行，可以减少药物的耐药性。

（5）输液通道的建立：对于大容量注射剂（＞100ml），推荐的渗透压上限应当低于500mOsm/kg。使用深静脉注射可降低注射引起的局部不适感，但不能缓解由于渗透压升高导致的口干、头晕等症状。HVCT须通过静脉注射，不应静脉推注，因为较高的渗透压会发生外周静脉硬化。通过深静脉注射（PICC或输液港）可减轻渗透压导致的局部不适，特别适合体重大于60kg，推测单次给药配液渗透压可能高于1200mOsm的患

者及联合化疗的患者。

（6）输液周期和间隔时间给药：在所有临床试验中，大多数均采用配合化疗周期给药，连续输注3d，1次/天，下一周期化疗重复。

（7）糖尿病患者给药过程中监测血糖应抽取静脉血送中心实验室，血中大量维生素C的存在影响了血糖检测（特别是末梢血经血糖仪检测）的准确度，表现出"高血糖假象"，切勿由于此现象盲目给予患者胰岛素治疗。

（饶本强　王诗婉　陶小妹　吕青辰）

## 第二节　大剂量维生素C治疗肿瘤毒副作用与防治

抗肿瘤治疗好似双刃剑，杀灭肿瘤细胞的同时对正常细胞也存在损伤，毒副反应因治疗方案、治疗次数及患者耐受性不同而有差异。常规化疗药物对代谢旺盛的细胞产生杀灭作用，因此骨髓及免疫细胞易受影响，引发骨髓抑制、免疫抑制、消化道反应（如腹痛、腹泻、恶心、呕吐等）、特异性毒性（如蒽环类易引起心脏毒性、铂类药物可能有肾毒性和耳毒性、长春新碱有一定的周围神经毒性等）及注射部位局部反应等。

与传统抗癌药不同，大剂量维生素C由于其"肿瘤选择性杀伤"作用，在肿瘤细胞膜表面通过SVCT或GLUT通路被转运至肿瘤细胞内，从而保护正常细胞，减轻损伤，其不适反应仅表现为轻度的不适症状（如口干、水肿）、电解质紊乱（如高钠血症、低钾血症）等，这些症状往往程度轻微，用药结束后很快能缓解。

需特别注意的是，大剂量维生素C最严重的不良反应是溶血性贫血，常发生于葡萄糖-6-磷酸脱氢酶缺乏（G6PD缺乏、蚕豆病）的患者中，G6PD缺乏患者接受HVCT发生溶血性贫血的概率为100%！因此，这种酶活性的检测是用药前必须严格进行的，G6PD缺乏应列为HVCT治疗的绝对禁忌证。

### 一、生理剂量维生素C的不良反应

维生素C常用于防治感冒、辅助抗炎、抗过敏及抢救中毒等情况。补充生理剂量的维生素C时机体产生不良反应少，仅在静脉给药时偶有头晕、恶心、嗜睡、头痛等神经症状；由于维生素C具有一定的酸性，尿液酸化后可引起肾相关的草酸盐肾病或肾结石等。

2021年6月曹建英等采用回顾性分析研究了山东省某地区药品不良反应监测数据库监测到的29例维生素C注射液致新的和（或）严重不良反应（ADR），综合国内外相关文献资料，总结、归纳维生素C注射液所致新的和（或）严重不良反应主要可表现为寒战、高热、发绀、皮肤花纹、呼吸困难等；结果显示5岁以下患者过敏性休克发生率明显高于其他年龄段，使得过敏性休克等相关新的严重不良反应为本品较突出的风险，但总体临床使用时，这些新的不良反应鲜见（表3-2，表3-3）。

表3-2　维生素C新的严重不良反应

| 累及系统/器官 | 例次 | 构成比/% | 主要临床表现 |
| --- | --- | --- | --- |
| 全身性损害 | 37 | 50.00 | 寒战（14）、高热（12）、发绀（8）、多汗（2）、潮红（1） |
| 神经精神系统 | 8 | 10.81 | 头痛（2）、乏力（1）、萎靡（1）、手颤抖（1）、哭闹（1）、呻吟（1）、抽搐（1） |
| 心血管系统 | 1 | 1.35 | 心悸（1） |
| 皮肤及其附件 | 15 | 20.27 | 皮疹（2）、瘙痒（2）、四肢厥冷（5）、皮肤花纹（4）、手臂静脉疼痛（1）、面色苍白（1） |
| 呼吸系统 | 13 | 17.57 | 胸闷（6）、呼吸困难（3）、呼吸急促（1）、喉中喘鸣（1）、憋气（2） |
| 合计 | 74 | 100.00 | — |

表3-3　新的严重不良反应发生时间分布

| 发生时间 | 例数 | 构成比/% |
| --- | --- | --- |
| ＜5min | 4 | 13.79 |
| 5～10min | 5 | 17.24 |
| 11～30min | 13 | 44.83 |
| 31min至1d | 3 | 10.35 |
| 1～3d | 4 | 13.79 |
| 合计 | 29 | 100.00 |

如表3-2示，维生素C新的严重不良反应主要有发热寒战、头痛乏力或皮疹等，这些不良反应主要在30min内发生，与过敏反应密切相关。维生素C新的严重不良反应累及系统或器官，相应的临床表现以全身性损害最为多见，但具体原因不详。表3-3显示维生素C发生新的严重不良反应大多数（75.86%）发生于30min以内，10min以内发生的占31.03%。

这些不良反应一般程度不重，停药后即可缓解，除了尽可能避免同时接触与维生素C有相互作用的食物药物（如海鲜等）之外，需严格把控药物的适应证。

## 二、大剂量维生素C的不良反应与防治

维生素C通过肿瘤细胞表面高表达的SVCT、GLUT通道进入，而正常细胞的这两种通道对维生素C的摄取存在非常严格的控制，形成"肿瘤选择性杀伤力"，对正常细胞的影响小。因此，HVCT不良反应种类较少、程度更轻，几乎没有出现传统化疗药常导致的不良反应（如消化道反应、骨髓抑制、免疫抑制等）。

HVCT出现的不良反应较现有的大部分传统化疗药物程度更低，易于调节、控制和改善，在剂量递增阶段未观察到剂量限制毒性；联合治疗时，大多数治疗相关的不良事件在单用传统化疗药单药时也可能出现。在2020年7月前共有74篇报道不良事件的

相关文章，包含有9项双盲随机对照试验（2310例患者），其中有3项研究报告了不良事件，HVCT的不良反应发生率与安慰剂组相同，一项研究的比值较低（0.8 vs. 0.82），一项研究的比值较高（0.33 vs. 0.23），得出结论：大剂量静脉注射维生素C的不良事件发生率与仅输注等量溶液的空白对照组基本相同。但需注意HVCT可能出现的某些特定不良反应（如高血压、电解质紊乱、肾结石、溶血性贫血等）。澳大利亚的Yanase等总结这2310名患者中HVCT相关特定不良事件包括草酸肾病5例、高钠血症5例、葡萄糖-6-磷酸脱氢酶缺乏症患者发生溶血3例、血糖仪误差2例、肾结石1例。

　　文献中总结的维生素C治疗感染性疾病时大部分是安全的，未见明显不良反应，引发的不良反应主要有消化道症状如轻度腹痛，凝血功能紊乱如消化道出血，液体过载引发循环紊乱症状如中度呼吸困难，皮肤过敏症状等。

　　此部分所涉及的不良反应按照当前搜集到的试验结果中出现的发生频率高低排序进行罗列。给予HVCT后出现的不良反应主要集中在以下几类：各种不适症状、高血压、电解质水平异常（如低血钾、高血钠、高血钙等）、肾损害（如肾结石、肾功能异常等）、血液系统异常（如血栓形成、贫血等）。

　　G6PD缺乏症患者在HVCT后100%出现溶血性贫血，程度与输注速度、总量及G6P酶缺乏程度相关。G6P酶活性检测是HVCT前必要的检查项目，G6PD缺乏是HVCT的绝对禁忌证。如在给药时出现皮肤巩膜黄疸等溶血征象，须立即停药，一经确诊，早期血液置换及激素冲击治疗是避免发生溶血所致肾衰竭甚至死亡的有效抢救方案。

　　1. 常见不适症状　HVCT时部分患者可出现恶心、呕吐、腹痛、腹泻、头晕、口干、疲劳、出汗、寒战、面红、失眠、眩晕、上腹部不适和虚弱等不适症状，但一般症状较为轻微且可被患者耐受，极少有因为注射后引发不适症状而要求停药的记录（曾有患者因下尿路症状加重退出实验）。这些症状是否与给药剂量相关尚无定论，但一般5～25g（低剂量）时不太可能发生这种作用，临床应用上看，一般肌肉含量更高、营养状态更好的患者发生上述不适症状的可能性更低。

　　一般在治疗后出现可逆的轻度头晕、恶心等，在进食或饮水后缓解的，可能与输注过程中的渗透负荷相关。如头痛、呕吐、口渴、皮肤干燥、尿流增加、腹泻等此类不良反应一般较为短暂，能在输液当天缓解。部分患者（29.2%，7/24）发生一定程度的水肿，可能也与机体渗透压改变相关，但需警惕由于药物过敏导致的血管性水肿的情况发生。

　　目前尚未有HVCT对正常细胞具有显著毒性的剂量上限，换言之，在现有的安全性试验剂量下（<3.0g/kg），大部分患者可以耐受，尽管有少部分患者出现上述不适症状，但从程度上相较于传统的化疗或放疗而言可谓微乎其微，且程度基本在患者可接受范围内，少见严重、需住院治疗或致死性不良反应。

　　在联合治疗时，HVCT有减轻传统放、化疗方案各种不良反应（如恶心、呕吐等），降低化疗药带来的内脏毒性或缓解癌痛、转移性骨痛等疗效。这二者并不矛盾，可以根据不同肿瘤类型或患者对药物的耐受程度的差异来为患者选择合适的治疗方案。

　　2. 高血压　高血压是指以体循环动脉血压［收缩压和（或）舒张压］增高为主要特征，可伴有心、脑、肾等器官的功能或器质性损害的临床综合征。药物所致高血压并不罕见，常见的可导致血压升高的药物种类有激素类、镇痛药类或各种升压药及某些中药，升压作用机制各不相同，可以引起水、钠潴留，使血管收缩或减弱血管舒张功能等。

大剂量静脉注射维生素C后引起肿瘤患者血压升高是许多临床试验研究中最多见的客观性不良反应。

Stephenson的临床试验中，17名患者共有4名出现高血压（23.5%，4/17），分别出现在50g/m²组2例（40%，2/5）、90g/m²组1例（33.3%，1/3）、110g/m²组1例（33.3%，1/3），程度均为可能需要临床干预的二级不良反应。

2017年，Nielsen等为23名去势难治性转移性前列腺癌患者静脉注射大剂量维生素C（每周一次，第1周5g，第2周30g，第3～12周60g），23名癌症患者中有5名出现了程度不等的高血压（21.7%，5/23），使高血压成为此项试验中发生率最高的不良反应。发生高血压的80%癌症患者（4/5）为轻度、无须药物干预，未见严重或致命性高血压，仅1人（20%，1/5）为三级不良反应，需要药物干预。

引起血压升高的原因众多，且治疗前血压情况或许并不明确，这使得判断静脉注射大剂量维生素C在导致高血压这一副作用的效果及发生机制上较为困难，有研究者推测高血压的发生可能与静脉注射维生素C时血液渗透压升高或血容量增加相关。根据不良反应发生的严重程度分级，一级通常无须临床处理，需监测血压，根据病情变化调整相应治疗方案。

3. 电解质水平异常

（1）低钾血症和（或）高钠血症：正常情况下，血液中钾离子浓度为3.5～5.5mmol/L，由于各种原因使血钾低于3.5mmol/L，引起乏力、食欲缺乏、恶心，严重者出现呼吸困难和心律失常等表现时，称为低钾血症。血清钠浓度高于145mmol/L称为高钠血症。

低钾血症为目前临床研究结果提示的大剂量静脉注射维生素C后可见的不良反应，但一般程度不重。结果中出现三级及以上不良事件的低钾血症的临床试验，如2005年Riordan给予24名终末期患者［150～710mg/（kg·d），8周］HVCT，1名患者在治疗6周后出现低钾血症；Welsh J.L等在2013年给予11名进展期胰腺癌患者（15～125g/次，每周2次，持续8周）HVCT联合标准化疗，其中1名患者出现了低钾血症；同年，Stephenson等给予17名标准治疗无效的晚期实体瘤患者静脉注射大剂量维生素C（4天/周，4周，患者分为5组，分别给予30g/m²、50g/m²、70g/m²、90g/m²、110g/m²）治疗，低钾血症的发生率仿佛与药物剂量有一定的联系，但或许并不成线性关系（表3-4）。

表3-4 不同剂量HVCT患者出现不良反应的数量、种类、强度

| 组号 | 剂量（g/m²） | 患者总数（人） | 不良反应种类 | 不良反应程度分级 | | |
|---|---|---|---|---|---|---|
| | | | | 二级 | 三级 | 四级 |
| I | 30 | 3 | 蛋白尿 | 1 | 0 | 0 |
| | | | 颗粒管型 | 1 | 0 | 0 |

续表

| 组号 | 剂量（g/m²） | 患者总数（人） | 不良反应种类 | 不良反应程度分级 | | |
|------|------|------|------|------|------|------|
| | | | | 二级 | 三级 | 四级 |
| Ⅱ | 50 | 5 | 高血压 | 2 | 0 | 0 |
| | | | 腰痛 | 1 | 0 | 0 |
| | | | 肿瘤热 | 1 | 0 | 0 |
| | | | 足部水肿 | 1 | 0 | 0 |
| | | | 菌血症 | 1 | 0 | 0 |
| | | | 低蛋白血症 | 1 | 0 | 0 |
| | | | 低钾血症 | 1 | 0 | 0 |
| | | | 周围神经病变 | 1 | 0 | 0 |
| Ⅲ | 70 | 3 | 无明显不良反应 | 0 | 0 | 0 |
| Ⅳ | 90 | 3 | 低钾血症 | 0 | 2 | 0 |
| | | | 高钠血症 | 0 | 0 | 2 |
| | | | 高血压 | 1 | 0 | 0 |
| | | | 头痛 | 0 | 1 | 0 |
| | | | 血糖增高 | 1 | 0 | 0 |
| Ⅴ | 110 | 3 | 头痛 | 1 | 0 | 0 |
| | | | 高血压 | 1 | 0 | 0 |
| | | | 高钠血症 | 0 | 1 | 1 |
| | | | LDH增加 | 1 | 0 | 0 |
| | | | 贫血 | 2 | 0 | 0 |
| | | | 高钙血症 | 1 | 0 | 0 |
| | | | 肌酐升高 | 1 | 0 | 0 |

表3-4显示治疗中发生不良反应的种类、程度与HVCT剂量的关系。5名给予 $50g/m^2$ 的患者中有1名（20.0%，1/5）发生中度（二级）低钾不良反应，给予 $70g/m^2$ 的3名患者均未见明显不良反应，3名给药 $90g/m^2$ 的患者中有2名（66.6%，2/3）发生重度（三级）低钾不良反应，此剂量下有2名患者（66.6%，2/3）出现了严重（四级）高钠血症不良反应；给药剂量为 $110g/m^2$ 的3位患者中出现重度（三级）及严重（四级）血钠升高的不良反应各1人（33.3%，1/3，33.3%，1/3）。

具体导致低钾血症的机制尚不明确，但我们推测大剂量维生素C静脉注射后出现的低钾血症是多种机制共同导致的。

一般引起低钾血症的原因可分为三类：①缺钾性低钾血症—常由于含钾食物摄入不足或经消化道、泌尿道丢失过多引起；②转移性低钾血症—大量钾离子从细胞外转移至细胞内引起；③稀释性低钾血症—细胞外液过多、血容量增多，从而血钾浓度相对降低。笔者推测大剂量静脉注射维生素C导致低钾血症可能的机制：①血液稀释。大剂量静脉注射维生素C时输注大量溶液导致血液稀释，且由于注射大剂量维生素C，血中渗透压升高，部分细胞中的水也由胞内转移至细胞外，血液内钾离子浓度相对降低，一般此类情况不会导致严重的低钾血症。②钾摄入少、排出多。癌症患者多出现恶心、食欲缺乏甚至腹泻、呕吐等不适症状，饮食中摄入的钾离子可能偏少或额外排出的钾离子增多，导致缺钾性低钾血症。③钾离子转移至细胞内。由于临床试验病例中存在患者静脉注射大剂量维生素C后出现低钾血症同时出现高钠血症，且大剂量静脉注射维生素C的相关抗肿瘤作用与SVCT2相关，我们考虑不排除大剂量静脉注射维生素C后存在离子通道（如钠泵、钠依赖的葡萄糖转运体SGLT等）异常开放的情况，导致钠离子外排和钾离子内流。但由于目前相关研究较少且暂无相关机制的研究，具体的机制仍需要未来大量的研究结果支持及广大研究者共同探究。

一般临床上低钾血症不严重或未出现明显症状时可予以观察无须停药，但由于严重低钾血症存在导致心律失常甚至心脏停搏等致死性不良反应的可能，必须保持警惕，用药时注意监测血液离子浓度，适当补充富钾食物（如香蕉、橙子等），必要时口服或缓慢静脉补钾。

对于高钠血症，由于注射液中含有一定量的钠离子，且肿瘤患者长期由于恶心、食欲减低、呕吐或腹泻等各种原因，机体可能存在轻度脱水的情况，引起各种水、电解质平衡紊乱。故对于肿瘤患者的生化指标特别是电解质方面需保持关注。癌症患者血液高凝，出现轻度的高钠血症时宜适当补充水分，避免其他恶性不良事件（如血栓形成）发生。

（2）低钠血症：正常血清钠离子浓度在135～145mmol/L，低钠血症的定义是血钠浓度小于135mmol/L时的一种病理状态，是临床中最常见的一种水盐失衡性疾病。病因多样，进食钠盐少或稀释性低钠是临床常见原因；恶性肿瘤、年老体衰或各种慢性疾病晚期的患者由于消耗状态，细胞内蛋白质减少，胞内水分外移，可呈现特发性低钠血症；糖尿病或静脉滴注甘露醇等使血液的渗透压增高，细胞内水分渗出到血液中也可导致高渗性低钠血症。

Nielsen等在2017年的临床试验中，有1例出现血钠降低的轻度不良反应，由于肿瘤本身也可导致血钠降低，故该病例中发生低钠血症的具体原因不详，此例低钠血症是否与静脉注射维生素C有关尚有待考察。

轻度（一级）不良反应一般无须干预，但需监测相关指标，警惕不良反应加重或引发其他严重情况。低钠血症可通过均衡饮食，及时补充适当的营养物质或适当补液等方式调节。

此试验中的其他各项不良反应见表3-5。

表3-5　HVCT后可能出现的各种不良反应表现

| 临床不良表现 | 程度 | | | | |
| --- | --- | --- | --- | --- | --- |
| | 一级 | 二级 | 三级 | 四级 | 五级 |
| 高血压 | 4 | - | 1 | - | - |

续表

| 临床不良表现 | 程度 | | | | |
| --- | --- | --- | --- | --- | --- |
| | 一级 | 二级 | 三级 | 四级 | 五级 |
| 尿路感染 | 2 | 1 | 1 | – | – |
| 经尿道前列腺切除术 | – | – | 3 | – | – |
| 脊髓转移性病变 | – | – | 3 | – | – |
| 流感样症状 | 2 | 1 | – | – | – |
| 肢体疼痛 | 2 | 1 | – | – | – |
| 轻微创伤后的肌肉骨骼损伤 | 1 | 1 | – | – | – |
| 肺栓塞 | – | – | 1 | – | 1 |
| 呼吸急促 | 2 | – | – | – | – |
| 肺炎 | – | 1 | – | – | 1 |
| 腹泻 | 1 | – | – | – | – |
| 干眼症 | 1 | – | – | – | – |
| 下尿路症状 | – | 1 | – | – | – |
| 骨质疏松性骨折 | 1 | – | – | – | – |
| 晕厥前期 | 1 | – | – | – | – |

A

| 检查结果异常 | 程度 | | | | |
| --- | --- | --- | --- | --- | --- |
| | 一级 | 二级 | 三级 | 四级 | 五级 |
| 贫血 | 6 | – | 1 | – | – |
| 软氨酶升高 | 3 | – | – | – | – |
| 表皮生长因子受体/肾功能下降 | – | 3 | – | – | – |
| 白血病 | – | 1 | – | – | – |
| 心房颤动 | – | 1 | – | – | – |
| 胆红素升高 | 1 | – | – | – | – |
| 肾积水 | 1 | – | – | – | – |
| 高钙血症 | 1 | – | – | – | – |
| 低钠血症 | 1 | – | – | – | – |

B

表3-5为HVCT后可能出现的各种不良反应表现（A）和检查结果异常（B），这项试验过程中记录了53例不良事件，11例因住院而被记录为严重急诊，其中3例进行了选择性手术。1名患者因下尿路症状加重的治疗副作用而停止维生素C治疗。23名患者中5人（21.7%）未发生不良反应，4人（17.3%）仅发生1次不良事件。此研究中临床最常

见的不良反应是高血压。

（3）高钙血症：正常成人血钙参考值为2.15～2.60mmol/L，超过上限则为高钙血症，常见病因有原发性甲状旁腺亢进症和恶性肿瘤。恶性肿瘤相关高钙血症又可分为局部溶骨性、异位甲状旁腺激素分泌或恶性肿瘤体液性高钙血症。

2017年Nielsen等的临床试验中接受大剂量静脉注射维生素C的23位患者中有1名出现轻度高钙血症（4.3%，1/23）。2013年Stephenson等的临床试验中也有类似的记录（5.9%，1/17）。

曾有研究者记录使用HVCT后1位患者出现骨质疏松性骨折的情况，这可能是患者个体差异导致，也不能排除是治疗对患者骨质存在影响。换言之，治疗后血液中增加的钙离子是否是从患者的骨质中游离出来，仍有待考察与探究。我们推测血钙升高更可靠的原因是由于未被完全吸收的维生素C大部分由肾排泄，维生素C本身具有一定的酸性，酸化尿液使钙离子更易于被肾小管重吸收，故血钙浓度有相应的提高，这也同时可能是HVCT治疗导致患者发生肾结石风险增加的原因之一。

4.泌尿系统损害

（1）肾结石：肾结石的形成过程往往是某些因素造成尿液中成石物质浓度升高或溶解度降低呈现过饱和状态从而析出结晶并在局部生长、聚集最终形成结石。这些因素除泌尿系统局部因素（最主要）之外，还有机体相应成分代谢异常（主要）和药物相关因素（次要）。

尿液中最常见的成石成分包括钙离子、草酸盐、尿酸盐、胱氨酸等，当机体代谢此类物质发生紊乱时，即可能引起结石形成。理论上讲，碱性尿液中大量的磷酸钙、碳酸钙和尿酸钙结晶更易析出继而形成结石；尿酸盐结晶、草酸钙结晶及胱氨酸结晶容易在酸性尿液当中析出，形成相应的结石。每日服用＞4g维生素C属于肾结石发生的诱发因素之一。

2005年Riordan等在试验中发现给予HVCT的24名晚期癌症患者中有1名既往有肾结石病史的转移性结直肠癌患者发生了肾结石（4.2%，1/24）。Brundig P等发现，给予17例胱氨酸结石患者HVCT（5g/d）时，仅2名患者胱氨酸结石自动排出，5名患者由于尿中胱氨酸浓度增加而改变治疗方案，1名患者出现草酸钙和（或）胱氨酸混合结石必须通过手术切除，其他患者24h尿液中草酸浓度的增加表明草酸钙结石形成的风险增加。作者推荐可给予α-巯丙酰甘氨酸（α-MPG）用于抗胱氨酸尿。

（2）泌尿系统感染：给予HVCT后患者发生泌尿系统感染可能与尿酸碱度改变及尿中草酸盐水平增加相关，2017年Nielsen等的临床试验中有4名患者发生不同程度的尿路感染，在此试验中的发生率约为17.4%，位居此试验不良反应第3位，前两位分别为贫血和高血压。此试验中有1名患者因下尿路症状加重的治疗副作用而停止HVCT治疗。

（3）急性草酸盐肾病与肾功能不全：草酸盐肾病是一种罕见的疾病，其特点是广泛的草酸钙沉积在肾小管，导致肾损伤。

L Nicholas Cossey等对1例由于红斑狼疮而进行大剂量静脉注射维生素C的患者发生急性草酸盐肾病的情况进行了记录。早在1985年曾有为原有肾病综合征的患者静脉注射大剂量维生素C后出现急性少尿性肾衰竭的记录，该患者的肾组织病理学检查显示肾小管内广泛沉积草酸钙结晶，做出大剂量维生素C治疗是草酸性肾病的潜在原因的推测；1994年Wong K等也有类似的病例汇报；2008年也有应用大剂量维生素C后发生肾衰竭至患者死亡的病例。

一些临床试验中的患者在HVCT后血肌酐或尿素氮无明显变化，同时也有少部分结果显示患者的这些指标水平明显上升或下降，可能提示着大剂量维生素C存在一定的肾毒性，临床使用前需注意监测肾功能相关指标，如血液、尿液中的肌酐、尿酸、尿素氮水平及血尿酸肌酐比值等，且临床需避免给予复发肾结石患者静脉注射大剂量维生素C。

HVCT患者发生肾损害的原因大多有二：①草酸盐生成增加及尿液酸化。维生素C在体内的主要代谢产物是草酸，当给予过量维生素C时，机体内产生超出人体代谢能力的大量草酸，故血液和尿中的草酸水平增加。②过量的草酸在机体内又不易被氧化且一般经肾排泄，蓄积在泌尿系统，草酸及未完全被代谢的部分维生素C出现在尿中，使尿液酸性增强，在酸性环境中草酸钙结晶更易形成，从而引发草酸钙结石、泌尿系感染、急性草酸盐肾病、肾钙化的风险增加，如病情较重且不及时干预，任由其进展，最终存在引发慢性肾衰竭的可能。

有试验证明，适当补充镁离子能有效降低复发性肾结石或草酸钙结石发生的风险，故推荐在HVCT时适当补充镁来预防肾结石的发生，或许能对需要静脉注射大剂量维生素C或需长期口服维生素C的患者起到肾保护作用。

5.血液系统异常

（1）贫血：癌症患者发生贫血的原因众多，比如癌症患者营养状态差、消耗快、造血调节因子（如肿瘤坏死因子）分泌异常、肿瘤骨髓转移导致有效造血减少、各种放、化疗造成造血细胞的损伤等。部分传统化疗药由于其骨髓抑制或具有较强的肾毒性（使红细胞生成素减少）等不良反应，贫血成为化疗的常见不良反应之一。目前试验数据提示，给予大剂量静脉注射维生素C后患者有出现贫血的可能，比如在Nielsen、Monti等2017年的试验中有1位患者（7.1%，1/14）发生贫血，Kawada等在2014年的试验中也有记录，虽然上述试验数据并不能让我们得出给予大剂量维生素C与这些患者贫血的发生有直接联系。

可以明确的是：红细胞葡萄糖-6-磷酸脱氢酶（G6PD）缺乏症患者进行HVCT治疗发生溶血性贫血的概率为100%！在给予患者大剂量静脉注射维生素C治疗前，应排除患者此种情况，G6PD缺乏应列为HVCT的绝对禁忌证。

葡萄糖-6-磷酸脱氢酶（G6PD）是戊糖磷酸途径（PPP）的关键酶，在机体组织中广泛表达，协助葡萄糖代谢。G6PD正常情况下，葡萄糖经ppp产生NADPH（还原型辅酶Ⅱ）以保护红细胞免受氧化物质的威胁。G6PD基因突变导致表达减少时，红细胞PPP代谢异常，此时机体再接受氧化性较强的食物或药物时，氧化作用产生的$H_2O_2$无法被及时还原成水，过多的$H_2O_2$可致血红蛋白和膜蛋白均发生氧化损伤，最终造成红细胞膜的氧化损伤和溶血。

G6PD缺乏是人类最常见的遗传性酶缺乏病，全世界有4亿人携带与酶缺乏相关的G6PD基因突变，编码G6PD的基因位于X染色体的长臂2区8带，是一个典型的管家基因。该基因突变类型以点突变为主，在中国人群中，最常见的3种突变是G1388A、G1376T、A95G。男性患者多于女性，具有明显的种族和地理差异（卢扎托等，2016；恩霍马等，2009），在非洲、亚洲和中东普遍存在。常在疟疾高发区、地中海贫血和异常血蛋白病等流行地区出现。我国分布规律呈"南高北低"的态势，尤以广东、海南、广西、云南、江西、贵州、四川等地高发，发生率为4%～15%，个别地区高达40%。

G6PD缺乏症患者在静脉注射大剂量维生素C后发生溶血性贫血可能与HVCT时呈现出强氧化性相关，在细胞内外产生大量ROS，特别是$H_2O_2$，使细胞发生氧化性损伤。当G6PD缺乏时，红细胞无法产生足够的NADPH，而NADPH是恢复因维生素C诱导的氧化应激而导致的谷胱甘肽耗尽的关键分子，这会导致红细胞破碎，从而导致溶血性贫血。

Monti DA等在试验中也强调并践行这一点。因为G6PD缺乏的患者在给予大剂量维生素C后有发生溶血性贫血的可能。在1990年出现首例G6PD缺乏症的患者静脉注射大剂量维生素C发生溶血性贫血的记录，该患者最终抢救无效发生肾衰竭而死亡；2017年Quinn J等汇报了1例G6PD缺乏症患者在注射75g维生素C后1h内患者出现呼吸急促、尿色变深的情况，诊断为溶血性贫血，统计目前所有临床试验，所有发生严重溶血性贫血的患者均为G6PD缺乏症患者（图3-1）。

由于G6PD基因的突变，导致红细胞葡萄糖磷酸戊糖旁路代谢异常，当机体接受氧化性较强的食物或药物时，氧化作用产生的$H_2O_2$不能被及时还原成水，过多的$H_2O_2$可致血红蛋白和膜蛋白均发生氧化损伤，最终造成红细胞膜的氧化损伤和溶血。G6PD缺乏患者在静脉注射大剂量维生素C后发生溶血性贫血的具体机制可能与静脉注射大剂量维生素C时呈现出间接的强氧化性相关，由于产生较多的ROS，特别是$H_2O_2$，可引发红细胞氧化性损伤，导致溶血的发生。由于没有磷酸戊糖途径中的限速酶G6PD，人的红

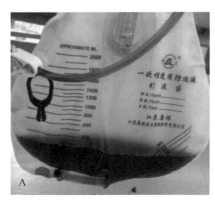
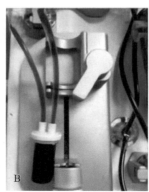
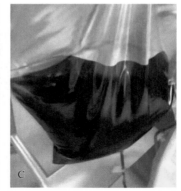

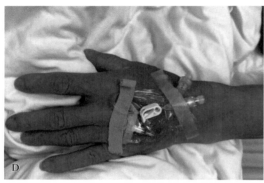
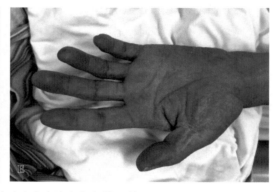

**图3-1　HVCT致G6PD缺乏症患者溶血期间的照片**

A.血尿；B.血浆置换管路；C.丢弃患者血浆；D.E.皮肤黄疸

细胞无法产生足够的NADPH，而NADPH是恢复因维生素C诱导的氧化应激而导致的谷胱甘肽耗尽的关键分子，这会导致红细胞死亡，从而导致贫血。

因此在临床应用维生素C剂量较大时，须提前为患者进行G6PD相关指标的检查，如红细胞G6PD的筛选试验［高铁血红蛋白还原试验、荧光斑点试验、硝基四氮唑蓝（NBT）纸片法］或进行红细胞G6P酶活性测定，G6PD缺乏应为HVCT的绝对禁忌证。

一旦在给药过程中出现溶血征象（如黄疸、血尿等），须立即停药并行血涂片检查，给予静脉补液避免破碎红细胞堵塞肾小管引起急性肾损伤，必要时输血或给予大剂量激素治疗，一旦发生中重度溶血性贫血，尽早输血或血液置换治疗是挽救生命的方法。

（2）血栓形成：癌症患者血液高凝状态的原因主要与肿瘤释放促凝因子，促进血小板数量及黏性增加，导致抗凝物质缺乏有关。血凝状态往往导致各种不良影响，最主要的是可能引起静脉血栓形成，血栓可以发生在下肢深静脉、门静脉等处，引起下肢肿胀、行走不利、腹水，严重时可引起肺栓塞及患者死亡等后果，癌症患者有必要在随访时监测凝血相关指标，警惕血栓形成。

韩国首尔国立大学药学院的Keunyoung Kim等于2015年由牛津大学出版社代表毒理学学会出版的文章中指出，为肿瘤患者注射大剂量维生素C可通过促进红细胞血栓前活化和黏附来增加血栓形成（图3-2）。

红细胞很可能是血液中维生素C诱导毒性的早期和主要靶点，大剂量维生素C通过增强红细胞对内皮细胞的黏附能力，增加红细胞凝血酶的生成，刺激花生四烯酸分泌，改变细胞膜及可能导致红细胞中血栓形成性磷脂酰丝氨酸（PS）暴露和微囊泡生成，导致体内静脉血栓形成增加。

红细胞通过过氧化氢酶和过氧化物酶的作用，缓冲血液中维生素C产生$H_2O_2$导致的氧化应激，细胞内稳态（如钙离子、谷胱甘肽、蛋白质硫醇和ATP）被破坏，血栓形成增加（图3-3）。

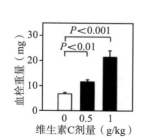
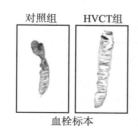

图3-2 HVCT对大鼠血栓形成的促进作用

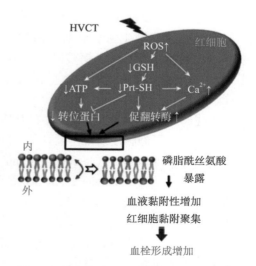

图3-3 HVCT诱导血栓形成的主要机制

ROS活性氧.GSH谷胱甘肽；$Ca^{2+}$.钙离子；Prt-SH.硫醇蛋白

曾有试验结果提示患者在HVCT治疗后出现了肺栓塞，研究者考虑与原发癌症进展相关，但我们必须警惕治疗对患者血液系统的影响作用，定期检测凝血相关指标，防止严重的血栓形成危及患者生命。

（3）加重金属储存疾病：对于存在金属存储性疾病的患者，如血色素沉着病或肝豆状核变性，HVCT时由于铁过载等机制，有导致原有疾病加重的可能，建议定期监测相关指标。

6. 血糖检测异常　　血糖情况如表3-6所示，一般空腹静脉血糖不超过6.1mmol/L，随机血糖不超过11.1mmol/L，血糖超过标准的可根据不同情况归类为糖尿病、糖耐量受损、空腹血糖受损。

表3-6　不同水平血糖异常的诊断对照

| | | 血糖值对照（单位：mmol/L） | | |
| --- | --- | --- | --- | --- |
| 诊断 | 检测时机 | 静脉（全血） | 毛细血管 | 静脉（血浆） |
| 糖尿病 | 空腹 | ≥6.1 | ≥6.1 | ≥7.0 |
| | 服糖后2h | ≥10.0 | ≥11.1 | ≥11.1 |
| 糖耐量受损 | 空腹 | - | - | - |
| | 服糖后2h | 6.7～10.0 | 7.8～11.1 | 7.8～11.1 |
| 空腹血糖受损 | 空腹 | 5.6～6.1 | 5.6～6.1 | 6.1～7.0 |
| | 服糖后2h | - | - | - |

HVCT后1～6h可出现血糖检测值异常，在Monti（7.1%，1/14）和Stephenson（5.9%，1/17）的两项临床试验中各出现了1名患者给予维生素C治疗后血糖检测值升高的情况。这两例患者情况较轻，并不需要额外的临床干预。

但是，大剂量静脉注射维生素C真的会血糖升高吗？

我们知道，维生素C与葡萄糖的结构非常相似，且具有一定的氧化还原性，那么静脉注射维生素C后血糖检测值的异常是否与维生素C对检测仪的干扰有关呢？患者血液中的葡萄糖浓度是否真的随之上升仍需要更加精密的检测仪器或检测方法来验证。

下述研究中证明了维生素C存在对某些血糖检测仪器的干扰。

使用大剂量静脉注射维生素C除了抗肿瘤之外，目前临床还可用作败血症保护器官功能的治疗，即LOVIT（lessening organ dysfunction with vitamin C，用维生素C减轻器官功能障碍）方案，Olivier Lachance等在2021年汇报了为1例由于终末期肾病接受腹膜透析并怀疑腹膜炎引起感染性休克的73岁非糖尿病白种人男性患者进行大剂量静脉注射维生素C的LOVIT临床试验，给药前患者曾因败血症相关高血糖给予胰岛素治疗，后该患者持续应用大剂量静脉注射维生素C，用药第4天因高血糖恶化给予胰岛素治疗后发生严重低血糖，意识丧失，停用胰岛素且给予50%葡萄糖后认知功能恢复正常，用药第5天停用维生素C，停药1d后使用分光光度法测定维生素C水平为568μM（正常范围：30～114μM），研究者分别用两种方法检测患者的血糖情况，给药期间用Accu-

Chek Inform Ⅱ（德国罗氏）血糖仪监测毛细血管血糖的结果明显高于中心实验室的检测结果，两种检测方法所得差异持续至停药6d后，血维生素C浓度显著降低。

这项研究的结果提示着血中大量维生素C的存在影响了血糖检测（特别是末梢血经血糖仪检测）的准确度，表现出"高血糖假象"

无独有偶，早在2013年Kim SK等和2015年Kahn SA等的研究中，给予大剂量静脉注射维生素C时使用常规即时葡萄糖（POCG）、自我血糖监测（SMBG）装置都出现了给予大剂量维生素C后血糖仪结果与实验室检测值相较有"虚高"的情况。且美国食品药品监督管理局（FDA）提出，维生素C的这种干扰作用即使在3mg/dl的情况下也存在。现有常用的血糖仪大部分属于电极型，又可分为葡萄糖氧化酶电极测量法（glucose oxidas，GOx法）、葡萄糖脱氢酶电极测量法FAD-glucose dehydrogenase（FAD法）、葡萄糖脱氢酶电极测量法（PQQ-glucos dehydrogenase，GDH-PQQ法）几种不同的测量方法，这种干扰情况的出现可能与维生素C的氧化还原性使其在血糖仪电极上产生更多电子和更大的电流有关，最终影响读数的真实性。

Breeze2（德国拜耳）血糖仪使用的是GOx法，Accu-Chek（德国罗氏）血糖仪使用的是GDH-PQQ法。停用维生素C后使用两种血糖仪测得的血糖均明显高于静脉血，停药5～6d后血糖值与静脉血中心检测大致相同。大部分SMBG装置都会与维生素C发生交叉反应，显示出高于或很少低于实际浓度的葡萄糖浓度。

有研究对3种不同机制的血糖仪（德国罗氏Accuchek：GDH-PQQ法；韩国爱森斯Barozen H plus：GOx法；美国诺瓦Starstrip：FAD法）进行了在维生素C下准确度的评估，结果提示维生素C的存在使不同类型的血糖仪检测结果各有不同，罗氏的结果可显著高于对照组（＞与对照样本水平10%的偏差），美国诺瓦血糖仪显示的读数通常比化学分析仪测定的读数低，尤其是在较高的葡萄糖浓度下（在9次测量中有4次检测到负偏差＞15%）。

表3-7为使用3种血糖仪模型的全血葡萄糖浓度读数与使用化学分析仪测量得到的结果的准确性。罗氏血糖仪的检测结果偏高的情况比较明显、诺瓦的血糖检测值可能偏低。

表3-7　3种血糖仪测量结果

| 血糖水平（mg/dl） | 装置 | 在给予维生素C后不同的血糖仪与中心实验室血糖检测值差值 | | | |
| | | 维生素C浓度（mg/dl） | | | |
| | | 0 | 3 | 15 | 30 |
| 低水平（60） | 德国罗氏 | -8.3 | 10.9 | 55.0 | 100.0 |
| | 韩国爱森斯 | -11.9 | -5.7 | -4.6 | -8.2 |
| | 美国诺瓦 | -14.3 | -12.4 | -4.6 | - |
| | 德国罗氏 | -8.9 | 4.3 | 23.8 | 44.0 |

续表

| 血糖水平（mg/dl） | 装置 | 维生素C浓度（mg/dl） | | | |
|---|---|---|---|---|---|
| | | 0 | 3 | 15 | 30 |
| 中等水平（126） | 韩国爱森斯 | −10.5 | −106 | −3.1 | −13.0 |
| | 美国诺瓦 | −19.7 | −13.9 | −13.8 | − |
| | 德国罗氏 | 4.0 | −0.3 | 11.1 | 20.4 |
| 高水平（300） | 韩国爱森斯 | 7.3 | −5.2 | −5.2 | −7.2 |
| | 美国诺瓦 | −10.9 | −12.8 | −15.1 | −13.4 |

在给予维生素C后不同的血糖仪与中心实验室血糖检测值差值

作为临床医师，对于大剂量维生素C可能导致的血糖值升高的"假象"，应当意识到这很可能是维生素C对血糖仪的某种干扰，警惕由于"维生素C高血糖假象"给予患者不适当的胰岛素或其他降糖治疗，从而导致严重的低血糖昏迷等致命性伤害。

7.其他　HVCT可能出现局部注射部位渗透导致皮肤坏死、过敏反应（如过敏性哮喘、血管性水肿等）等，在研究中偶有报道，仍有待在后续研究中进一步整理、分析（表3-8）。

表3-8　一项关于单药使用HVCT或联合传统化疗药治疗后不良反应的统计

| 不良反应 | HVCT联合化疗（患者总数54名） | HVCT单药治疗（患者总数32名） | 对比 |
|---|---|---|---|
| 注射部疼痛 | 7 | 8 | ↑ |
| 头痛 | 6 | 4 | |
| 寒战 | 4 | 1 | |
| 过敏反应 | 2 | 2 | |
| 血小板减少 | 17 | 0 | |
| 贫血 | 15 | 2 | |
| 中性粒细胞减少 | 6 | 0 | |
| 低钠血症 | 0 | 1 | ↓ |
| 低钾血症 | 1 | 0 | |
| 血糖升高 | 3 | 0 | |
| 高血压 | 7 | 5 | |
| 肾衰竭 | 1 | 1 | |
| 肾绞痛 | 0 | 1 | |
| 腹水 | 3 | 2 | |
| 消化道症状 | 25 | 6 | |

单药使用HVCT抗肿瘤治疗时，发生注射部位疼痛的概率略高于联合治疗，其他不良反应发生率均低于联合治疗方案。

另外也有试验研究提示长期大剂量服用维生素C后突然停药，可造成反跳性坏血病，故需在使用维生素C补充剂前明确指征、使用合适的给药方案，避免此类不良反应发生。

## 小结

葡萄糖-6-磷酸脱氢酶缺乏患者使用HVCT治疗极易导致溶血性贫血，须列为HVCT的绝对禁忌证，给药前必须进行G6PD筛查，并在给药前1日、第2日晨查血常规＋血涂片，排除溶血的发生。相较于传统化疗药，HVCT的优势除了价格低廉之外，可能在于给患者带来更少的不适症状和较少的骨髓抑制，但可能出现较为特殊的不良反应，如高血压、电解质平衡紊乱、泌尿系统相关疾病、贫血或血栓形成、血糖检测异常及可能引起过敏、注射部位反应等。具体严重程度与给药剂量的关系，如何为患者选择最适的临床给药方案，尚待考察。临床医师在使用HVCT疗法时应注意警惕患者发生上述不良反应的可能，避免严重的、致命性的不良反应发生，尽早发现治疗所致的各种不良反应并及时给予对症支持治疗或适当调整给药方案。如何为患者提供更合适的给药方案、提高治疗效率、降低不良反应发生率，仍需要进行大量的临床试验。

（王诗婉　饶本强　陶小妹）

## 第三节　大剂量维生素C单独应用治疗肿瘤疗效分析

在1974年由Cameron和英国医师Campbell对50名晚期癌症患者进行的一项观察性研究中，首次证实了大剂量维生素C对肿瘤的抑制作用及对肿瘤患者生活质量的改善作用，但是，他们的实验并非是单独应用大剂量维生素C治疗，而是联合了多种抗肿瘤方法，随后，Murata、Creaggn、Moertel等的实验也如此，因此，大剂量维生素C单一药物对肿瘤的治疗效果很难从这些临床试验中获得评估。但是，通过这些试验我们仍然可以获得关于大剂量维生素C治疗肿瘤的很多信息，比如，大剂量维生素C的适宜剂量，使用频率和毒性等。

### 一、口服大剂量维生素C治疗肿瘤的疗效

Creaggn等的临床试验足以证明，每日口服10g的大剂量维生素C对肿瘤无明显治疗效果，鉴于每日10g维生素C已经超过了其最大吸收极限，除非改变维生素C的吸收途径，否则难以通过口服起到直接抗肿瘤效果。然而，适当补充维生素C却能改善晚期肿瘤患者生活质量。1994年9月至1997年12月在Fred Hutchinson癌症研究中心接受HSCT的1182位癌症患者，66%的患者使用补充剂（31%使用维生素C，19%使用维生素E，20%使用中草药或其他制剂）。维生素C≥500mg/d与乳腺癌患者复发呈负相关。然而，在急性白血病患者中，维生素C≥500mg/d与非复发死亡率和死亡率或复发呈正

相关。在乳腺癌患者治疗前补充维生素C可能是有益的，但维生素C可能增加接受造血干细胞移植的急性白血病患者复发的风险。

2017年E Pinkerton等评估口服维生素C与阿片类药物和标准辅助治疗联合使用在治疗慢性癌症疼痛中的疗效。除了阿片类镇痛外，患者在3d内每日2次服用维生素C 1g（每日总剂量为2g）。在整个研究期间，患者继续服用常规药物。在17名可评估患者中，在服用维生素C前的几天中，阿片类药物的每日使用量中位数为360mg，在服用维生素C时为390mg，维生素C联合阿片类药物在治疗癌症相关疼痛无显著益处。

2008年Basir报道了一项12周的开放性、使用阿帕酮标准治疗失败的前列腺癌患者Ⅰ/Ⅱa期研究，评价阿帕酮标准治疗失败的前列腺癌患者口服维生素C和维生素K$_3$治疗的安全性和有效性。17例在标准治疗失败后PSA连续2次升高的患者接受每日维生素C 5000mg和维生素K$_3$ 50mg治疗，疗程为12周。在治疗前和治疗中每隔6周计算前列腺特异性抗原（PSA）水平、PSA速度（PSAV）和PSA加倍次数（PSADT）。在最初的12周试验后，17名患者中有15人选择继续治疗，为期6～24个月。12周治疗结束时，17例患者中13例PSAV降低，PSADT升高。15名在12周后继续服用阿帕酮的患者中，只有1人在14个月的治疗后死亡。口服维生素C 5000mg和维生素K$_3$ 50mg组合治疗前列腺癌12周有效率达到76.5%，PSA倍增时间增加76%。有症状减少的趋势，治疗前PSA平均7.9ng/ml，12周后平均7.2ng/ml。虽然口服大剂量维生素C缺乏对肿瘤的直接抑制效果，但口服含有特定比例维生素C的维生素组合制剂对肿瘤有一定的抑制作用。

1982年A Murata等报道，1973—1977年，福冈鸟海医院有99名癌症晚期患者。44例低维生素C患者的平均生存时间为43d，55例高维生素C患者的平均生存时间为246d。1980年4月1日，3例维生素C指数高的患者仍然活着，他们的平均存活时间为1550d。在神冈哥赞医院也观察到维生素C的类似效果。在1975—1979年，有31例晚期癌症患者。19例对照组患者平均生存时间为48d，6例高维生素C患者平均生存时间为115d。其中一例维生素C值高的患者仍然活着，他的存活时间为215d。除了延长生存时间外，大剂量维生素C似乎能改善生活质量。第1个研究：每日口服6～30g，静脉注射10～20g。第2个研究：维C组每日口服0.5～3g或5～30g。

## 二、大剂量维生素C单独治疗肿瘤临床前实验

大量研究表明，在各种癌症类型的临床前模型中，1～20mM的维生素C具有令人鼓舞的抗癌活性。研究最多的是白血病、结肠癌、黑色素瘤、胰腺癌和前列腺癌。非小细胞肺癌、乳腺癌、卵巢癌、肝细胞癌、恶性间皮瘤、甲状腺癌、口腔鳞状细胞癌、神经母细胞瘤、胶质瘤和多形性胶质母细胞瘤等的治疗中也有类似的结果。维生素C临床前研究进展的一个显著例子是Cenigaonan等在 *KRAS* 突变的CRC肿瘤中使用了升高剂量的维生素C（5～10mM），维生素C能够通过降低ATP和葡萄糖转运体1（GLUT-1）水平，以及通过耗散线粒体膜电位来靶向常见的代谢异常，这可能会使 *KRAS* 突变的CRC细胞对当前的治疗方法（如化疗）敏感。在大多数癌症类型中，多数体内研究表明，通过静脉注射或腹腔注射提高维生素C钠（1～4g/kg）的剂量可抑制40%～60%的肿瘤生长。为了维持肿瘤内的维生素C水平，每日给药是最理想的方案。通过使用这些剂量

和频率，维生素C还成功减少50%～90%的肿瘤转移。在安全性和耐受性方面，多项研究表明，大剂量维生素C单独应用，在体内不会增加毒性水平，但不会产生其他治疗不良反应。大剂量维生素C作为单剂治疗大量癌症类型的临床前研究表明，它是一种有前景的抑制肿瘤生长和转移的抗癌药。

### 三、大剂量维生素C静脉注射单独应用治疗肿瘤临床研究

研究报告各种类型晚期恶性肿瘤患者给予高剂量维生素C的临床单疗法是安全的，高达3g/kg的剂量下无显著毒性。在给定剂量下，血浆维生素C浓度超过10mM可维持数小时，可达到的最大血浓度可达49mM。每个研究中只有1～2例报道了可能与静脉注射维生素C治疗相关的3级或更高级别不良事件（每个研究包括17～24例患者），最常见的是低钾血症、高钠血症、高血压和贫血。Riordan等还报道了1例有肾结石病史的转移性CRC患者发生肾结石，提示肾功能障碍可能为静脉注射维生素C禁忌证。Nielsen等报道了肺栓塞和肺炎各1例，两者都可以归因于基础疾病，因为已知癌症会增加血栓栓塞事件的风险。没有报告3级或更高的毒性。除了安全性和良好的耐受性外，在这些静脉注射维生素C单药治疗研究中没有观察到客观的抗肿瘤反应。Stephenson等、Hoffer等和Riordan等分别报道了3例（16例中）、2例（24例中）和1例（24例中）疾病稳定的患者，而Nielsen等的研究则没有报道疾病缓解或稳定的迹象。后一结果可能与剂量和给药频率（每周1次，最大60g全身剂量，持续12周）与其他研究相比显著降低（每周至少给药3次，最多给药3g/kg，持续8周）。一些有希望的病例报告称，患者的生存时间出乎意料地长，在某些病例中，晚期或转移性疾病甚至肿瘤完全消退。在未来的研究中，这些异常应答者的分子扩增对探索某些肿瘤对静脉注射维生素C更敏感的分子特征具有很高的价值。目前，一项Ⅱ期研究正在进行中，研究高剂量（1.25g/kg）维生素C单药治疗可切除或转移性结直肠癌、胰腺癌和肺癌的效果，研究目的是探讨其对可切除肿瘤的疗效及观察 *KRAS* 或 *BRAF* 突变转移的肿瘤的治疗反应。然而，关于给药频率的重要教训可以从这些单一疗法研究中得到，只有那些每周至少给药3次的研究才值得进一步关注。推荐剂量范围为1.5g/kg至1.9～2.2g/kg。

2008年LJ Hoffer等对晚期恶性肿瘤患者静脉注射维生素C进行了Ⅰ期和药代动力学研究。这是一项单中心Ⅰ期维生素C静脉注射剂量递增试验，其主要目的是确定推荐的Ⅱ期剂量，次要目的是确定任何毒性作用，检测初步抗肿瘤作用，使用癌症治疗功能评估一般（FACT-G）问卷监测生活质量的保护或改善，并确定不同静脉注射剂量对血浆维生素C谱的影响。每个队列包括5～7名患者，在完成一个4周的治疗周期后，没有剂量限制毒性，剂量水平上升到下一个剂量水平。停止治疗的标准是至少两个治疗周期后不可接受的毒性和疾病进展。每周注射3次维生素C，固定剂量为0.4g/kg、0.6g/kg、0.9g/kg和1.5g/kg。对于按两种较低剂量登记的患者，给予0.1g/kg的试验剂量，以筛查未预见的毒性；接下来的注射剂量是0.2g/kg，然后是目标剂量。当这些目标剂量没有毒性时，进入0.9g/kg队列的患者的试验剂量是0.4g/kg，紧接着是0.6g/kg和0.9g/kg，进入1.5g/kg队列的患者的试验剂量是0.6g/kg，紧接着是1.5g/kg。所有患者每日服用复合维生素片和400 IU d-α-生育酚，每日2次，随餐服用，在不输注的日子，每日2次，维生素C 500mg，以消除血浆维生素C浓度的巨大变化。结果发现，所有患者

之前至少接受过一种常规治疗,其中16人(33%)之前接受过3种或3种以上的治疗方案。平均参与时间为10周,最多30周(92次治疗)。只有轻微的临床毒性作用发生。静脉注射维生素C后,在血细胞中未检测到亨氏体(过氧化氢引起的变性血红蛋白颗粒)。未见异常生化或血液学异常。所有受试者血清肌酐中位浓度为72μM,进行药代动力学研究的患者血清肌酐最高浓度为126μM;在研究过程中,血清肌酐浓度无升高趋势。1.5g/kg队列的患者在输注后6h及以上排出(81.3±18.8)mg草酸。草酸排泄通常为10~60mg/24h。未观察到急性肿瘤出血和坏死。3例患者未能完成两个周期,因此无法评估应答。其他患者均无客观肿瘤反应,所有患者最终均出现进展。两名患者在0.6g/kg剂量下(1例前列腺癌患者,另1例表皮样癌患者)接受了超过6个周期的维生素C治疗,且病情稳定(靶病变的两个垂直直径之和减少不到20%,增加不到20%,且无新病变出现)。根据FACT-G问卷评估,在研究过程中,0.4g/kg队列的患者身体功能明显恶化(5.4±4.2 vs. 13.4±1.1),但高剂量组患者的身体功能没有恶化。在任何队列中,社会、情感或生活质量的功能参数都没有变化。

2017年Torben K Nielsen等开展一项非对照、单中心、Ⅱ期试验包括来自门诊的化疗初始患者、转移性、去势难治性前列腺癌(mCRPC)患者,以评估静脉维生素C治疗有效性和安全性。患者每周输注维生素C(第1周,5g;第2周,30g;第3~12周,60g),12周时评价疗效。疗效的主要终点是前列腺特异性抗原(PSA)水平降低50%。次要终点包括与健康相关的生活质量(HRQoL)的变化、骨代谢生物标志物、炎症和骨扫描。20例在12周时完成疗效评价,平均基线PSA水平为43μg/L。没有患者PSA降低50%;相反,在第12周时记录到PSA的中位数增加为17μg/L。在次要终点中,未观察到疾病缓解迹象。共记录了53个不良事件(AEs),11人被评为"严重",3个AEs与维生素C直接相关。输注60g维生素C未导致疾病缓解,研究不支持在临床试验之外使用静脉注射维生素C。

Hugh于2005年报道,24例晚期癌症患者连续注射150~710mg/(kg·d),持续8周。大多数患者在治疗前缺乏维生素C,静脉注射使血浆维生素C浓度增加到平均1.1mM。报道了两个与该药物"可能相关"的3级不良事件:1例有肾结石病史的患者在治疗13d后发展为肾结石,另1例患者在治疗6周后出现低钾血症。在治疗过程中,血肌酐、尿素氮、葡萄糖和尿酸浓度下降或保持稳定,提示维生素C钠输注对肾功能没有不良影响。其中一位患者病情稳定,持续治疗48周。这些数据表明,如果患者没有肾结石形成的历史,静脉注射维生素C治疗癌症是相对安全的。

Christopher 2013年报道一项17例晚期肿瘤Ⅰ期临床试验,评估了大剂量静脉维生素C作为单药治疗对标准治疗无效的晚期实体肿瘤患者安全性、耐受性和药代动力学。五组3例患者静脉注射维生素C,速度为1g/min,连续4天/周,持续4周,第一组从30g/m²开始。对于随后的队列,剂量增加20g/m²,直到发现最大耐受剂量。所有队列中所有患者的半衰期和清除率相似[分别为(2.0±0.6)h,(21±5)dl/hm²]。最高血药浓度随剂量在0~70g/m²呈成比例增加,但似乎在70g/m²时达到最大值(49mM)。70g/m²、90g/m²和110g/m²剂量在5~6h内保持10~20mM或以上的水平。所有剂量均具有良好的耐受性。1名患者退出,无患者表现出客观的抗肿瘤反应,3例病情稳定,13例病情进展。以1g/min静脉注射维生素C,连续4天/周,持续4周,患者血液中维生素C可达49mM,

耐受性良好。研究的建议剂量为70～80g/m²。

　　1976年E Cameron和L Pauling的一项临床试验中，补充维生素C的100名晚期癌症患者与1000名接受相同治疗但未补充维生素C的相似患者的比较，平均存活时间（超过210d）是对照组（50d）4.2倍，约90%接受维生素C治疗的患者死亡的发生率是对照组的1/3，另外10%的患者生存时间更长，平均为对照组的20多倍。1978年，Cameron和Pauling对上述结果重新计算，维生素C治疗患者和匹配的对照组是同一"不可治疗"患者人群。生存时间不仅根据"无法治疗"的日期来衡量，而且根据癌症最终到达末期的第一次住院就诊的确切日期来衡量。接受维生素C治疗患者平均生存时间比对照组多300d左右。22%的维生素C治疗组和0.4%的对照组的生存时间在无法治疗后大于1年。这22例接受维生素C治疗的患者在达到明显的终末期后平均生存时间为2.4年；8例接受维生素C治疗患者仍存活，在无法治疗后平均生存时间为3.5年。1991年Cameron和A Campbell建立了一个计算机数据库，记录了苏格兰三家地区综合医院在1978—1982年所有癌症患者详细信息，其中1826人已达到不治之症阶段，这些患者中有294人在其疾病某个阶段补充了维生素C，其中位总生存时间（343d）几乎是未补充组（180d）2倍。

## 四、大剂量维生素C单药在姑息治疗中的作用

　　已知大剂量维生素C不仅可以缓解癌症患者疼痛，对患者有显著的积极影响。这可能是由于癌症患者经常出现维生素C缺乏病。一项回顾性、多中心、流行病学队列研究显示，在接受各自标准方案治疗的同时补充7.5g静脉注射维生素C的乳腺癌和各种癌症类型的晚期癌症患者中，食欲、疲劳、抑郁和睡眠障碍得到改善。一项同样针对乳腺癌患者的单中心、平行组、单盲介入研究显示，在当前标准治疗的基础上，每周给予25g的维生素C静脉注射，可显著减轻恶心、疲劳、肿瘤疼痛和食欲缺乏等症状。2018年Anthony J Bazzan等治疗86例各种癌症患者，32例患者单用HVCT，54例患者联合化疗。50～150g静脉注射，每位患者最少注射5次。86例患者共接受3034剂维生素C静脉注射，剂量从50～150g不等。总共有32名患者只接受维生素C治疗作为癌症治疗的一部分（1197剂），而54例患者在化疗同时接受维生素C治疗（1837剂）。患者在接受维生素C治疗后，疲劳、疼痛和情绪都有所改善。

　　维生素C具有抗氧化、神经保护和神经调节作用。2016年Younghoon等评估静脉注射维生素C对腹腔镜结肠切除术患者阿片类药物消耗和疼痛的影响。共100例患者被分配到麻醉诱导后立即静脉输注50mg/kg维生素C或安慰剂组。在手术结束后2h、6h和24h评估吗啡消耗量和疼痛评分。接受维生素C的患者在手术结束时血浆维生素C浓度较高，术后2h吗啡消耗量显著降低，术后24h静息时疼痛评分显著降低。大剂量维生素C输注在术后2h、6h、24h静息疼痛评分明显低于对照组，并减少了术后早期吗啡的消耗。

　　2007年Chang Hwan Yeom等前瞻性地研究了39例晚期癌症患者。所有患者静脉给予维生素C 10g两次，间隔3d，每日口服维生素C 4g，持续1周。患者服用维生素C后，健康评分从36＋/-18提高到55＋/-16；在功能量表中，给予维生素C后患者的身体、角色、情感和认知功能得分显著提高；在症状量表中，患者在服用维生素C后疲劳、恶心和（或）呕吐、疼痛和食欲减退评分显著降低。2014年Huriye等报道11例骨

转移癌症患者，对标准癌症治疗无反应，在接受了总共3000 cGy的放射治疗后，①疼痛加剧；②转移部位增加；③总体健康状况恶化。11例患者在1h内接受2.5g维生素C生理盐水溶液，输注3～10次后，间隔1周。在使用维生素C参与者中，疼痛平均减轻量为55%，中位生存时间为10个月，而对照组中位生存时间为2个月。2015年Ayse Günes报道39例不同类型骨转移的癌症患者，分维生素C治疗组：每天2.5g静脉注射，非维生素C治疗组：化疗或空白。这39例已经接受放疗的骨转移患者，15例接受化疗，15例接受2.5g维生素C输注，9例对照组患者既不接受化疗、也不接受维生素C治疗。在维生素C组患者中，疼痛减少的中位数为50%，与其他未接受静脉注射维生素C的患者相比，静脉注射维生素C似乎减轻了患者的疼痛（维生素C组9/15疼痛减轻，非维生素C组5/24疼痛减轻；维生素C组4/15一般状况改善，非维生素C组1/24一般状况改善）；接受维生素C治疗的患者的中位生存时间为10个月，而化疗组和对照组的中位生存时间为2个月。在癌症患者中，HVCT作为单一药物使用可以改善疼痛和改善姑息治疗环境中的生活质量。

## 小结

单独应用大剂量维生素C治疗肿瘤多数临床试验显示无明显疗效，早期临床不规范用药方案可能是重要原因。在不同的研究方案中，制备维生素C的溶剂有显著差异，几乎45%的研究没有在其方法部分报告所用溶剂的类型，多数研究没有表明使用密封来防止氧和光的相互作用，也没有使用pH范围。鉴于维生素C的化学性质和稳定性，这些都是影响可重复性结果的重要因素。由于维生素C效应是剂量依赖性的，在体内注射中，使用≥1g/kg剂量的研究报告的增效作用是低剂量<1g/kg的研究报告的2倍，≥1g/kg剂量组，大剂量维生素C有增效减毒作用，剂量<1g/kg，几个例子显示没有额外的益处，甚至有拮抗作用。体外治疗持续时间和体内治疗频率也是能否产生抑制效应重要因素。在体外研究中，维生素C培养24～96h的长时间或1～2h的短时间均有抑制作用，而实际上1～2h更符合生理状况。维生素C的pH依赖性自氧化能力及通常在细胞培养基中常见的铁和铜等催化金属的存在，会增加$H_2O_2$的产生，需要避免在培养基中使用催化金属；在体内，大多数研究报告大剂量维生素C每日2次或每周2次应用，虽然都有抑制效果，但成功的体内研究应该使用≥1g/kg腹腔注射或静脉注射的维生素C，每天注射，治疗时间为2～8.5周，中位数为3.5周。

HVCT最佳给药方案：①只有静脉注射维生素C才能达到抗癌效果；②HVCT剂量必须足够高，以便在血浆中产生mM浓度维生素C，在HVCT单药治疗研究中，推荐有效剂量范围为1.5g/kg至1.9～2.2g/kg，而HVCT联合治疗表明75～87.5g全身剂量足够；③HVCT应至少每周2次。现在大多数临床研究都将维生素C剂量增加到≥20mM血浆维生素C盐浓度，当每周至少注射3次75g时，可达到目标浓度，当注射100g或更多时，这一效果不会进一步显著增加。对于那些每千克体重给药的研究，维生素C剂量≥1.0g/kg才能达到至少20mM的血浆水平。我们关注那些≥1.0g/kg或≥75g（高剂量）和≥10g全身剂量（中剂量）的研究。几乎所有获得疗效和其他有利临床结果的临床试验，每周给药2～3次，持续至少8周。尽管如此，大剂量维生素C单独应用治疗肿瘤的收益很低，考虑到实施大剂量维生素C可能是治疗预后差、治疗方案少的癌症患者的一个突破，这种有前途的、无毒的癌症治疗方式不仅有必要，而且非常需要进一步的临床研究。

1979年Pauling及其同事希望"维生素C会很快成为所有癌症治疗和预防方案重要组成部分"。虽然这一愿景尚未成为现实，越来越多具有高度影响力的临床前和早期阶段性临床研究有助于大剂量维生素C在癌症中的应用。越来越明显的是某些基因突变或过度表达某些蛋白质的肿瘤患者可能特别容易受益于维生素C单药和联合疗法。由SU2C资助建立的合作项目之一是"SU2C结直肠癌梦之队：靶向结直肠癌的基因组、代谢和免疫脆弱性"，测试高剂量静脉注射维生素C治疗*KRAS*突变型癌症的安全性和有效性，初步提示大剂量维生素C对该类肿瘤有良好治疗作用；已有研究表明，维生素C通过靶向GAPDH选择性地杀死*KRAS*和*BRAF*突变的结直肠癌细胞，这也可能解释了为什么维生素C在治疗胰腺癌中表现出特别有前途的原因，超过90%的胰腺癌病例存在*KRAS*突变和MM，其中*KRAS*家族基因也表现出最频繁的突变。带有*TET2*或*IDH-1*突变的肿瘤可能对维生素C治疗特别敏感，这也适用于含有高浓度不稳定铁的癌症类型，如由于Ferroportin 1（Fpn1）低表达的肿瘤，为IDH-1/2突变这一难以治疗的癌症类型提供了一种重要抗肿瘤策略，这些突变发生在70%～80%的低级别胶质瘤和大多数继发性胶质瘤及高达20%的AML患者中。*TET2*基因突变在不同髓系恶性肿瘤中被观察到，并与AML预后相关。大剂量维生素C对错配修复（MMR）缺陷肿瘤的作用也大于MMR正常肿瘤，表明在突变和（或）新抗原负担增加的肿瘤中，维生素C的抗肿瘤作用增强。此外，舒林酸和维生素C可能是治疗*p53*野生型结肠癌的一种新策略，因为它们以*p53*依赖的方式引起细胞凋亡。最后，在免疫检查点治疗中使用大剂量的维生素C有益于多种癌症患者，特别是PD-1/PDL-1表达低的癌症患者。

（饶本强　曲晋秀）

# 第 4 章

# 肿瘤大剂量维生素 C 精准治疗

大剂量维生素 C 治疗并非对所有的肿瘤有治疗效果，越来越多临床证据表明，肿瘤大剂量维生素 C 治疗效果与肿瘤特定代谢表型有密切关系，我们需要明确什么样的癌症患者对大剂量维生素 C 治疗敏感。2019 年 4 月 Ngo 等在《自然评论·癌症》杂志发表了《大剂量维生素 C 治疗癌症患者的脆弱性及其在辅助治疗方案中的分层分析》研究成果，认为维生素 C 作为一种癌症治疗的大部分争议来自于缺乏对患者分层的疗效预测生物标志物，以及对其作用机制和抗癌作用下的多个靶点的明确理解。在本章，我们将详细分析大剂量维生素 C 治疗的代谢表型及其机制，以便明确大剂量维生素 C 治疗敏感的肿瘤类型和疗效预测生物标志物。需要强调的是，这些标志物的确定仅仅是基于目前的研究成果和一些客观事实，尚需要在临床开展大数据验证。

## 第一节　大剂量维生素 C 治疗 *KRAS* 和 *BRAF* 突变的肿瘤

约 40% 和 10% 的结直肠癌（CRC）分别激活 *KRAS* 和 *BRAF* 突变。*BRAF* 是 *KRAS* 直接靶点，两者都激活了丝裂原激活蛋白激酶（MAPK）通路，预示其对表皮生长因子受体（EGFR）靶向药物耐药。因此，迫切需要针对 *KRAS* 或 *BRAF* 突变的结直肠癌新疗法。通过 FDG-PET 测量，葡萄糖摄取与 *KRAS* 或 *BRAF* 突变和结直肠癌 GLUT1 过表达相关，即 *KRAS* 或 *BRAF* 突变的结直肠癌细胞部分能通过上调 GLUT1 表达发生葡萄糖代谢重编程，靶向 GLUT1 和伴随的糖酵解增加是 *KRAS* 或 *BRAF* 突变癌症的一种治疗策略。

口服维生素 C 通过钠-维生素 C 共转运体（SVCTs）和葡萄糖转运体（GLUTs）两种途径跨细胞膜运输。SVCTs 将维生素 C 直接运输到细胞内，而 GLUTs（主要是 GLUT1 和 GLUT3）主要运输氧化形式的维生素 C（脱氢维生素 C 盐，DHA），DHA 进入细胞后被谷胱甘肽（GSH）、硫氧还原蛋白和 NADPH 还原为维生素 C。*KRAS* 和 *BRAF* 突变细胞 GLUT1 水平升高，DHA 摄取增加可能会破坏氧化还原稳态并损害细胞活力。使用一组含有 *KRAS* 野生型和（或）突变型（HCT116 和 DLD1 细胞）或 *BRAF* 野生型和（或）突变型（VACO432 和 RKO 细胞）的 CRC 细胞系进行试验。在细胞培养基中，除非添加还原剂，否则维生素 C 被氧化为 DHA（半衰期 70min），而且葡萄糖与 DHA 在 CRC 细胞中相互竞争摄取。使用 $^{14}$C-放射性标记维生素 C，HCT116 和 VACO432 细胞都能有效吸收 ［$^{14}$C］-维生素 C。然而，培养基中添加谷胱甘肽以防止维生素 C 氧化为 DHA 会降低 ［$^{14}$C］-维生素 C 吸收；GLUT1 特异性抑制剂 STF31 处理的 HCT116 和

VACO432细胞及GLUT1敲除细胞，$[^{14}C]$-维生素C的摄取均显著降低。提示CRC细胞优先摄取DHA，而不是维生素C，并且摄取由GLUT1介导。GLUT1在突变细胞表达增加，*KRAS*或*BRAF*突变会影响维生素C摄取，突变株比野生株吸收了更多的$[^{14}C]$-维生素C。GLUT1在野生型细胞中过表达足以将$[^{14}C]$-维生素C的吸收增加到突变体水平。此外，*KRAS*和*BRAF*突变细胞输入DHA速度比$[^{14}C]$-维生素C快，这与维生素C必须首先氧化为DHA才能通过GLUT1进入细胞一致。这些实验表明GLUT1是CRC细胞摄取维生素C主要途径，而*KRAS*或*BRAF*突变细胞中GLUT1表达升高驱动DHA摄取增加。

　　*KRAS*和*BRAF*突变细胞增加DHA摄取影响细胞生存和生长。低葡萄糖培养基（2mM）培养下，24～48h的维生素C处理抑制了*KRAS*和*BRAF*突变细胞生长和集落形成，而对野生型突变细胞影响小。由于DHA转运的竞争性，在低糖条件下突变系对维生素C最敏感。然而，即使在较高葡萄糖浓度（5～20mM）下，用小于1mM的维生素C处理对突变细胞也有选择性细胞毒性，维生素C可以在生理葡萄糖浓度（5～10mM）下选择性杀死突变细胞。在人体和小鼠药代动力学研究中，血浆维生素C浓度大于10mM很容易达到，且没有显著副作用。维生素C具有细胞毒性，而不是细胞抑制作用，这可以从突变体中凋亡标志物Annexin V的染色增加中得到证明。向培养基中添加谷胱甘肽足以挽救每个突变系的死亡。*PIK3CA*是除*KRAS*和*BRAF*外，CRC中三个常见癌基因突变之一。与*KRAS*或*BRAF*不同，*PIK3CA*基因型不能预测维生素C敏感性。野生型细胞中GLUT1过表达增加了维生素C的摄取，但大剂量维生素C产生并没有毒性作用，在没有癌基因诱导的代谢重编程情况下，仅GLUT1高表达不足以使细胞对大剂量维生素C产生细胞毒性。动物实验显示，携带来自亲本*HCT116*和*VACO432*突变细胞系的异种移植瘤小鼠，每日2次腹腔注射高剂量维生素C（4g/kg），持续3～4周能显著抑制肿瘤生长。同时，*KRAS*突变的小鼠在接受4g/kg HVCT 5～7周后，小肠息肉明显减少缩小（76个 vs.对照组165个），且证明在*KRAS*突变小鼠的肿瘤具有更高的GLUT1表达和更高的维生素C摄取，证实了维生素C选择性影响*KRAS*突变瘤。代谢组学分析*KRAS*和*BRAF*突变细胞，糖酵解和戊糖磷酸途径（PPP）代谢物水平与野生型细胞相比有所增加，添加MEK1/2抑制剂会降低糖酵解和PPP代谢产物水平，表明代谢产物增加是由癌基因诱导的MAPK活性驱动；维生素C治疗1h后，突变细胞代谢特征发生显著变化：甘油醛-3-磷酸脱氢酶（GAPDH）上游的糖酵解中间体积累，而下游中间体消耗，表明GAPDH被抑制，氧化性PPP代谢物增加，糖酵解通量转变为氧化性PPP。进一步分析发现维生素C处理刺激了葡萄糖氧化PPP依赖的$^{14}CO_2$的产生，而在野生型细胞影响较小。已知NADPH/NADP$^+$比值的降低可激活葡萄糖-6-磷酸脱氢酶，从而增强氧化PPP通量。增加的通量是试图将胞质NADPH恢复到内稳态，以减轻氧化应激。因此推断，DHA摄取时，由于DHA还原为维生素C的过程中消耗细胞谷胱甘肽和NADPH，如果谷胱甘肽水平得不到恢复，细胞活性氧（ROS）就会增加，因为谷胱甘肽是细胞主要的抗氧化剂。事实上，还原性谷胱甘肽与氧化性谷胱甘肽的比例随着细胞内维生素C的增加而降低。半胱氨酸，谷胱甘肽生物合成的主要限制性前体，在维生素C处理后也急剧减少。正如预期的那样，维生素C治疗诱导*KRAS*和*BRAF*突变细胞内内源性ROS大幅度增加。鉴于*KRAS*或*BRAF*突变癌细胞严重依赖糖酵解生存和生长，而

糖酵解终产物丙酮酸是线粒体TCA循环主要碳源，抑制GAPDH处的糖酵解可能会耗尽ATP，从而引发能量危机导致死亡。维生素C处理导致*KRAS*和*BRAF*突变细胞糖酵解率迅速下降，但对野生型细胞无影响，可通过检查细胞外酸化率判定。因此，维生素C诱导ATP水平显著下降、AMP水平升高和AMPK激活，并且在突变系中最强，如果在维生素C处理1h内，加用细胞渗透性还原剂和谷胱甘肽前体n-乙酰半胱氨酸（NAC）处理可挽救AMPK的激活和细胞死亡（图4-1）。

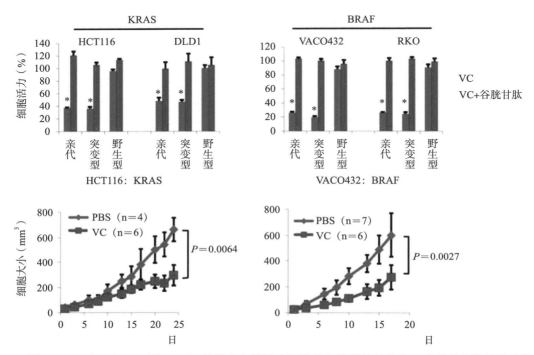

图4-1　HVCT对*KRAS*和*BRAF*基因突变的肿瘤细胞具有选择性杀伤力，这种效应能被谷胱甘肽对抗

在维生素C治疗过程中，向饮用水中补充NAC会消除维生素C抑制异种移植瘤生长能力。丙酮酸和草酰乙酸，两者都可以进入三羧酸循环（TCA），从而提供ATP或trolox（抗氧化维生素E的可溶性类似物）挽救能量应激和细胞死亡。鱼藤酮，一种复合物I抑制剂，减弱了丙酮酸挽救维生素C诱导的细胞毒性能力，表明糖酵解抑制引起的线粒体底物的缺乏也有助于突变细胞ATP消耗。已知GAPDH具有活性位点半胱氨酸（C152），可被ROS靶向。活性位点半胱氨酸可以发生可逆的S-谷胱甘肽化，氧化的半胱氨酸与GSH形成混合二硫化物（Cys-GSH），或者进一步发生不可逆氧化，包括磺酸（Cys-SO3H），这两种情况都会导致GAPDH活性丧失。通过免疫沉淀内源性GAPDH和用非还原条件下识别谷胱甘肽化的抗体印迹法测定维生素C处理后的GAPDH S-谷胱甘肽化。在*KRAS*和*BRAF*突变细胞，维生素C处理后GAPDH S-谷胱甘肽化水平比对照细胞高2～3倍。然而，GAPDH-SO3H抗体没有检测到GAPDH磺酰化。在经维生素C处理的细胞裂解液中测定GAPDH活性，以确认S-谷胱甘肽酰化的抑制作用。1h的维生素

C处理使*KRAS*和*BRAF*突变细胞的GAPDH活性降低了50%。NAC与维生素C结合完全挽救了GAPDH活性。维生素C治疗后GAPDH活性降低50%可以用S-谷胱甘肽化解释，然而，GAPDH底物被添加到裂解物中进行活性测定，以及GAPDH底物甘油醛-3-磷酸（G3P）的显著积累达到19倍，可能有其他机制抑制GAPDH。维生素C治疗后细胞内$NAD^+$水平显著降低，ROS诱导的DNA损伤引起的PARP激活消耗$NAD^+$在受体蛋白上形成ADP核糖聚合物。维生素C处理后不久，PARP激活和H2AX磷酸化（H2AX是DNA损伤标志），表明PARP激活能降低$NAD^+$水平，通过消耗底物可用性进一步抑制GAPDH活性。PARP激活或$NAD^+$耗尽有助于增加*KRAS*和*BRAF*突变细胞中维生素C诱导的毒性，大剂量维生素C处理前用PARP抑制剂奥拉帕尼或细胞渗透性$NAD^+$前体烟酰胺单核苷酸（NMN）处理，维生素C处理后细胞活力得到部分挽救。

总之，在*KRAS*和*BRAF*突变细胞，维生素诱导的内源性ROS通过翻译后修饰和$NAD^+$耗尽抑制GAPDH，最终导致能量危机和细胞死亡。维生素C的氧化形式DHA是药物活性剂，维生素C对肿瘤细胞的选择性毒性源于高GLUT1表达结合*KRAS*或*BRAF*致癌基因诱导的糖酵解增加（图4-2）。

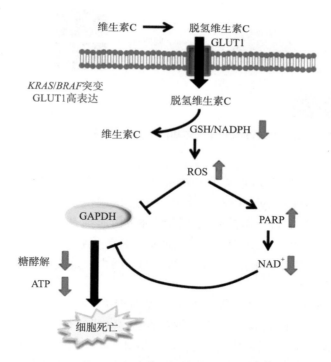

**图4-2 HVCT选择性杀伤*KRAS/BRAF*突变肿瘤细胞，与其高表达的GLUT1密切相关**

GSH.谷胱甘肽；GAPDH.磷酸甘油醛脱氢酶；ROS.活性氧；PARP.聚腺苷二磷酸-核糖聚合酶；$NAD^+$.烟酰胺腺嘌呤二核苷酸；NADPH.烟酰胺腺嘌呤二核苷酸磷酸

（饶本强 陶小妹）

## 第二节　大剂量维生素C与OMM Cyb5R3/VDAC1复合物

### 一、NADH: Cyb5R3半脱氢抗坏血酸还原酶活性

抗坏血酸自由基（AFR）的产生和消除与其线粒体介导的细胞毒性有关（图4-3）。AFR是过渡金属离子和（或）自由基氧化维生素C中间产物，是红细胞中高铁血红蛋白转化为血红蛋白以及一些酶的羟化反应副产物。在氧化应激和（或）某些特定代谢活动期间，细胞中高浓度的AFR会通过细胞色素b5氧化还原酶3（Cyb5R3）特别是位于线粒体外膜上的酶（OMM Cyb5R3）下调和/或抑制NADH而损害线粒体呼吸并诱导细胞毒性。

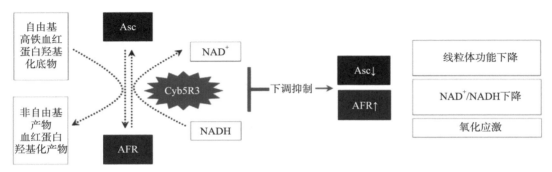

**图4-3　维生素C通过Cyb5R3调节线粒体功能。Cyb5R3利用胞质NADH作为电子供体，催化AFR快速转化为维生素C盐**

*Cyb5R3*属于与癌症密切相关的一类基因，Cyb5R3酶也成为一类潜在的药物靶点和预测膜蛋白。OMM Cyb5R3在功能上与电压依赖性阴离子通道1 (VDAC1)连接，VDAC1是线粒体外膜中最丰富的蛋白。这两种蛋白质都是一种氧化还原循环复合体，可将AFR转化为维生素C。*Cyb5R3*也被认为是一种致癌物解毒基因。OMM Cyb5R3在癌细胞中过表达，保护癌细胞抵抗氧化应激和诱导凋亡，是线粒体功能障碍相关的癌表型中是一种关键蛋白质。

Cyb5R3消除AFR，恢复维生素C"池"，维持细胞内NAD$^+$/NADH比例。Cyb5R3以两种异构体：①可溶性Cyb5R3，只在红细胞表达；②膜结合Cyb5R3，在所有其他细胞线粒体外膜(OMM)、内质网和质膜上表达。OMM Cyb5R3酶在哺乳动物细胞中普遍表达，暗示在细胞稳态中发挥重要作用。OMM Cyb5R3下调和（或）抑制伴随线粒体功能障碍，ATP产生和NAD$^+$/NADH比值降低，氧化应激敏感性升高。与OMM结合的细胞色素b5的氧化还原电位从-160mV到-272mV，取决于NAD$^+$/NADH比值。因此，OMM Cyb5R3可以催化包含AFR外的多种氧化还原环产物的还原，如：醌类化合物、生物还原异种生物/药物、硝基化合物等。这些氧化还原循环因子可以影响细胞内氧化还原状态。膜结合Cyb5R3有助于维持胞质NAD$^+$/NADH比值，通过将电子从胞质NADH转移到各自的膜，为细胞提供还原性等价物。

由于暴露于各种有毒物质，VDAC1也在所有细胞中高度表达，并在防止中毒中发挥关键作用。VDAC1与促凋亡和抗凋亡因子相互作用，使其成为线粒体介导的细胞死亡或存活信号通路守门人。癌细胞中VDAC1的过度表达与高转移潜能、低治疗效率和不良预后相关，VDAC1参与保护线粒体免受氧化应激，作为促生存途径发挥作用。

1. 关键问题

（1）大剂量维生素C能否抑制OMM Cyb5R3/VDAC1并由于AFR的过量产生而损害线粒体呼吸来攻击癌细胞？

（2）OMM Cyb5R3表达和（或）活性是否可作为肿瘤大剂量维生素C治疗疗效预测标志？

2. NADH关键作用　Cyb5R3半脱氢抗坏血酸还原酶活性在线粒体稳态中已被多个研究小组证实。OMM Cyb5R3对线粒体呼吸、抗氧化应激、防止细胞衰老和细胞寿命至关重要，其原因如下：通过使用线粒体外膜和内质网辅酶Q（CoQ）"池"，膜结合Cyb5R3被认为是维持$NAD^+$/NADH比率主要酶之一。CoQ是细胞中最丰富的膜结合氧化还原活性化合物，也是过量电子的主要受体。在线粒体内膜外，CoQ可以作为过量还原当量的"缓冲"，接受来自过量胞质电子。由于癌细胞的氧化环境，维生素C可以作为细胞内水相中过量还原当量的"缓冲液"，因为维生素C酯是最丰富的细胞溶质氧化还原活性化合物之一。Cyb5R3维持维生素C稳态水平，与正常细胞相比，它们在癌细胞中表达更高。

## 二、NADH：Cyb5R3细胞色素C氧化还原酶活性

OMM Cyb5R3/VDAC1复合物具有线粒体NADH：细胞色素C氧化还原酶活性，独立于呼吸链。OMM Cyb5R3/VDAC1负责将电子从胞质NADH转移到线粒体中，这一过程是依赖于复合物IV。它由少量的外部细胞色素C催化支持，并伴随着氧摄取、质子泵和线粒体电位的产生。细胞色素C依赖性NADH被右旋糖酐硫酸盐（VDAC1的抑制剂）强烈抑制。

少量外部细胞色素c通过酶（OMM Cyb5R3）依赖性和非酶（维生素C）依赖性途径将电子从细胞质转移到线粒体。

在生理条件下，细胞色素c以非常有限的量转移到外部，从而促进酶依赖性电子传递途径的激活。该过程高度依赖于线粒体膜中复合物IV内外接触位点的诱导（膜重塑）以及VDAC1抑制剂，去除过量胞质NADH对细胞存活是必需的。

对于呼吸链氧化磷酸化障碍细胞（如癌细胞）而言，这种由于酶催化介导的额外的电子转移与电化学膜电位是这类细胞供能的必要途径。

非酶途径的ATP生成也依赖于复合物IV，同样对VDAC1抑制剂敏感。不同的是，线粒体吸收维生素C（而不是NADH）和少量催化量的外部细胞色素c，这个过程伴有细胞色素c还原和维生素C酯氧化。

## 三、维生素C作为线粒体细胞色素C直接还原剂

当Cyb5R3功能受到阻碍时，维生素C也可以通过直接（非酶）降低外部细胞色素C作为线粒体的电子供体。这一过程伴随着耗氧量增加。维生素C也有类似的结果可解

释为维生素C可接近存在于膜间空间的细胞色素C，但不能接近存在于线粒体晶体内空间的细胞色素C分子。因此，维生素C被线粒体膜间空间中少量的外部细胞色素C和（或）细胞色素C催化氧化可导致AFR的产生，这意味着它们通过了胞质和线粒体之间的VDAC1过渡，可以影响线粒体呼吸复合物酶Ⅲ～Ⅳ。

## 四、维生素C作用的"保护模式"和"破坏模式"

在严重炎症情况下，如缺血和（或）再灌注、癌变、铁超载等，AFR稳态浓度均有升高。维生素C在体内细胞外液中选择性地产生AFR，大剂量维生素C优先杀死癌细胞，而不是正常细胞。给大鼠静脉注射大剂量维生素C，电子顺磁共振测定（EPR）细胞外液中AFR浓度高达250nM。AFR的产生与血液中维生素C浓度有关。然而，血液中AFR含量可以忽略不计，EPR无法检测到。AFR水平也与体内细胞外空间过氧化氢的产生呈线性关系，在孤立的正常细胞和癌细胞中也是如此。大剂量维生素C是细胞外空间优先形成AFR和过氧化氢的前体。因此，大剂量维生素C选择性地抑制癌细胞增殖，而不损害正常细胞和组织。

AFR在活细胞和组织中作为维生素C和（或）脱氢维生素C转化的中间产物也被检测到。AFR是过渡金属离子单电子还原氧化维生素C和（或）与自由基相互作用的中间产物。AFR是一些重要生化反应的副产物。它参与从红细胞中的高铁血红蛋白中恢复血红蛋白和酶的羟化（如多巴胺合成细胞的染色质颗粒中合成去甲肾上腺素，以及合成HIF-1α、胶原蛋白等）。AFR不易与氧或其他分子发生反应，产生更多的活性自由基，可能暂时积累在细胞中。Keshari等已经证明，前列腺癌组织中维生素C和AFR的浓度分别高于各自的正常组织，这是由于GLUT3和SVCT2蛋白过度表达，参与维生素C细胞内递送。

细胞内高维生素C水平和AFR只能通过静脉注射维生素C实现，而不能通过口服。维生素C在生理剂量时以低"保护模式"而或高剂量下以"破坏模式"发挥作用，取决于OMM Cyb5R3表达和（或）活性和AFR细胞内"稳态"浓度。该假说集中于AFR在线粒体膜间空间和细胞质中的作用（图4-4）。

正常细胞维生素C转运蛋白表达较低、ROS的低稳态水平和还原物的正常水平使细胞内维生素C水平低（稳态），AFR产生浓度也低和相对稳定，可通过OMM Cyb5R3/VDAC1快速消除，确保了线粒体呼吸和所有复合物的"正常模式"下运行。电子从复合物Ⅲ的CoQ"池"Qo位点转移到细胞色素C，产生质子梯度并导致正常ATP合成。该模型对于正常细胞是经典的，可以帮助大剂量维生素C治疗癌症中保护正常组织，如大剂量维生素C（静脉注射）放射增敏胰腺肿瘤，但抑制辐射损伤正常组织。

癌细胞由于其转运蛋白过表达可以具有相对较高的维生素C"稳态"水平。癌细胞还具有永久性氧化应激和氧化还原失衡，伴随超氧物过度产生、缺氧环境和细胞溶质醛脱氢酶途径上调介导的NADH过度产生。在维生素C高"稳态"（非治疗性）水平下，与正常细胞相比癌细胞内AFR产生增加。另一方面，由于Cyb5R3/VDAC1过表达和作为电子供体的细胞溶质高NADH水平，AFR应在线粒体环境中迅速消除。Cyb5R3/VDAC1的过度表达似乎是一种通过在"稳态"条件下调节AFR积累、维持细胞液NAD＋/NADH比率、保护癌细胞及其线粒体代偿机制。

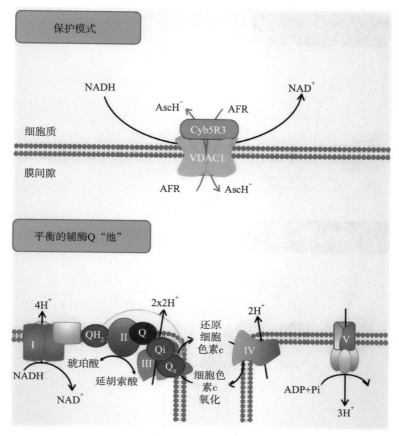

**图4-4 生理剂量维生素C下OMM Cyb5R3/VDAC1呈现"保护模式"**

NADH.烟酰胺腺嘌呤二核苷酸；$NAD^+$.脱氢烟酰胺腺嘌呤二核苷酸；$AscH^-_o$抗坏血酸阴离子；AFR.抗坏血酸自由基；$H^+$.氢离子；$QH_2$.二氢辅酶Q；ADP.二磷酸腺苷；P.i游离磷酸基团；Ⅰ～Ⅳ.线粒体复合物；Q、$Q_o$、$Q_i$.辅酶Q的位点

　　大剂量维生素C的第一个结果是选择性地提高其在癌细胞中的浓度。细胞内高维生素C浓度很可能诱导酶（Cyb5R3）"终产物抑制"——负反馈。OMM Cyb5R3的抑制将导致在永久性氧化应激下这些细胞高AFR的累积，图4-5。

　　在线粒体膜间隙，AFR可以将一个电子转移到细胞色素C上，导致复合体Ⅲ和复合体Ⅳ间电子流动部分（或完全）停止。AFR对细胞色素C的还原速率（伴随DHA增加）比维生素C对细胞色素C的还原要快几个数量级。AFR对细胞色素C的快速还原有效地与复合物Ⅲ的CoQ循环到细胞色素C之间的电子传输竞争，这干扰了质子泵的作用。AFR的竞争性抑制，通过将复合物Ⅲ传递给细胞色素C，驱动CoQ"池"到更降低（过充电）的状态。如果发生这种过充电现象，将会导致在Qi位点缺乏足够的可用于结合的泛醌。这使Qo/Qi循环失衡。它还增加了Qo袋中半泛醌的寿命，允许氧气接受在CoQ循环的第二步中来自泛醌的第二个电子，产生超氧化物。

　　简言之，线粒体膜间高水平AFR至少部分地通过不平衡CoQ"池"和阻断线粒体复合体Ⅲ呼吸来损害癌细胞。有趣的是，这种机制受维生素剂量和作用时间影响。

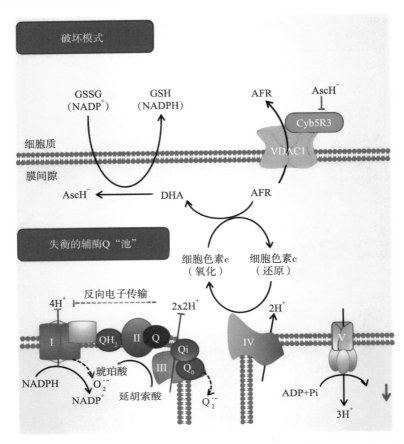

**图4-5 大剂量维生素C在OMM Cyb5R3/VDAC1中呈现"破坏性模式"。细胞内高维生素C浓度诱导Cyb5R3"终产物抑制"**

DHA.脱氢维生素C；AscH$^-$.抗坏血酸阴离子；AFR.抗坏血酸自由基；GSH.谷胱甘肽；GSSG.氧化型谷胱甘肽；NADPH.烟酰胺腺嘌呤二核苷酸磷酸（还原型辅酶）；NADP$^+$.脱氢烟酰胺腺嘌呤二核苷酸磷酸（氧化型辅酶）；O$_2^{\cdot-}$.超氧阴离子

McGuire等（2013年）用8mM维生素C处理1h后被洗涤并悬浮在新鲜无维生素C的培养基中，发现4h内细胞ATP略有增加，但ATP在第5小时减少；Uetaki等（2015）和Lim等（2016年）报道，0.5～15mM维生素C孵育2～4h显著降低培养癌细胞中ATP和GTP稳态水平。Buranasudja等（2019年）已检测到大剂量维生素C治疗的胰腺癌细胞ATP耗竭并导致细胞随后死亡，作者认为是PARP1和DNA修复过度激活导致ATP消耗过度增加所致，而生物能源学的破坏在维生素C介导的细胞毒性处于第二位。

显然，维生素C处理细胞的ATP稳态水平取决于细胞类型、维生素C浓度、治疗时间和ATP生产和ATP需求之间的平衡。癌细胞、低剂量维生素C和（或）短期治疗可能由于复合物Ⅳ的轻微激活导致线粒体ATP轻微增加，而大剂量维生素C在癌细胞中，可能诱导线粒体ATP显著减少及由于复合物Ⅲ的阻断而过量产生超氧化物，随后诱导反向电子传输和ETC氧化分解。在线粒体缺乏的非癌细胞中，大剂量维生素C可以增加ATP产生。癌细胞普遍利用糖酵解作为ATP来源，不依赖线粒体呼吸产生ATP。然而，最近研究表明癌细胞中的ATP由线粒体产生和一些肿瘤严重依赖于氧化磷酸化。许多实体瘤灌注不良且葡萄糖供应有限，但有足够的氧气生成线粒体ATP。ETC能够在低至0.5%的氧气水平下发挥最佳功能，阻断线粒体ATP的产生将诱导细胞灌注不良肿瘤的死亡，类似于缺血再灌注死亡。即使忽略癌细胞对线粒体ATP的依赖，Krebs循环对于合成核酸、脂肪酸等代谢物也很必要，阻断ETC将阻止这种供应并抑制扩散。Krebs循环代谢物（如琥珀酸、富马酸、衣康酸等）也结合癌症和免疫细胞中的非代谢信号，对于癌症进展和侵袭至关重要。

大剂量维生素C（通过AFR）靶向线粒体的关键考虑是正常细胞主要依赖于线粒体呼吸产生ATP。正常细胞由于维生素C转运蛋白表达降低和Cyb5R3正常功能，在没有氧化应激情况下没有高浓度AFR积累，然而，正常细胞受到氧化应激影响也容易产生高浓度AFR。维生素C作为抗氧化剂或促氧化剂的双重作用取决于环境。

### 五、结论意见和未决问题

线粒体中细胞色素C的高浓度，以及CoQ和细胞色素C专用池的可能存在（由线粒体的"可塑性模型"支持），限制了AFR对氧化磷酸化的直接作用。正常细胞维生素C浓度显著高于细胞色素C（$10 \sim 30 : 0.1 \sim 1nmol/mg$），使用大剂量维生素C治疗后癌细胞维生素C和AFR浓度比细胞色素C浓度高。电子在复合物静脉注射上从AFR直接转移到细胞色素C。线粒体膜的重构，特别是Cyb5R3/VDAC1/复合物静脉注射的接触位点以优化性能，可以解释在与不同抗癌药物联合使用时，大剂量维生素C治疗的不同效率和选择性（取决于它们的机制）。此外，上述高剂量维生素C治疗下AFR介导的癌性线粒体电子转移的后果可以解释即使没有强烈抑制氧化磷酸化和ATP产生，也能诱导细胞凋亡其机制可能不会引起强癌细胞死亡，但会破坏线粒体，阻止癌细胞增殖和转移，以及容易受到从机体的免疫系统的攻击。但以下几个突出问题需要进一步验证。

（1）正常人组织细胞AFR水平和肿瘤维生素C治疗的AFR阈值？

（2）在Cyb5R3/VDAC1缺失或下调情况下，AFR是否通过减少细胞色素C、引起复合物Ⅲ～Ⅳ间电子流停止、反向电子传输和氧化应激诱导而损害线粒体呼吸？

（3）生理剂量维生素C是否在正常细胞和癌细胞中以"保护模式"方式工作？如果是，是否与维护CoQ"池"和细胞质还原当量平衡有关？

（4）大剂量维生素C是否在癌细胞（而不是正常细胞）"破坏模式"方式工作？如果是，这是否与维持CoQ"池"和细胞溶质还原当量不平衡有关？

（5）在用低、中、高剂量维生素C处理同一来源的正常和癌细胞中线粒体超氧化物、琥珀酸和ATP的水平是多少？不同增殖指数细胞经维生素C处理后，其线粒体超氧化物、琥珀酸和ATP水平是否存在差异？如何实现大剂量维生素C治疗与靶向变量之间的精准量化、数字化和公式化？

（6）大剂量维生素C作用是否与膜结合Cyb5R3/VDAC1表达和活性有关？大剂量维生素C仅仅是通过抑制Cyb5R3/VDAC1和特异性破坏癌细胞线粒体发挥抗肿瘤作用？

（7）Cyb5R3/VDAC1是否能作为肿瘤大剂量维生素C治疗疗效预测标志物？

（8）大剂量维生素C与影响Cyb5R3的氧化还原反应药物是否具有协同癌症治疗作用？

（饶本强  唐华臻  陶小妹）

## 第三节　大剂量维生素C对肿瘤的表观遗传调控作用

### 一、TET、IDH1/2、WT1

维生素C是一种表观遗传调节剂，通过它对Ten-11易位（TET）酶的影响，TET酶属于α-KGDD酶（α-酮戊二酸依赖的双加氧酶）家族，参与活性DNA去甲基化（独立于DNA复制的直接去甲基化）。TET酶催化5-甲基胞嘧啶（5mC）氧化为5-羟甲基胞嘧啶（5hmC）、5-羧基胞嘧啶（5fC）和5-甲酰胞嘧啶（5cC），随后通过碱基切除修复（BER）转化为胞嘧啶。这些酶的调控与肿瘤发展和维持有关。*TET*突变（主要是TET2）导致酶的非功能性形式，导致基因启动子高甲基化。维生素C通过直接与TET酶的C端催化结构域相互作用，并在较低程度上将$Fe^{3+}$还原为$Fe^{2+}$，后者可刺激TET活性，从而作为TET酶辅助因子。TET和细胞内维生素C都参与干细胞重编程和维持自我更新。TET1、TET2和TET3的组织分布不同，特别是TET2在髓系和淋巴系血液系统恶性肿瘤中经常突变，TET2的恢复会阻止白血病前期干细胞的异常自我更新。*TET2*突变的急性髓系白血病（AML）细胞，维生素C通过增加TET活性来模拟TET2的恢复，并阻断白血病进展。然而，维生素C恢复TET2活性的能力似乎取决于N端和C端赖氨酸乙酰化和*TET2*突变类型。

*TET2*突变与异柠檬酸脱氢酶（IDH）1/2或Wilms肿瘤蛋白1（WT1）突变相互排斥，这些突变也可在AML和骨髓增生异常综合征中检测到。IDH1/2酶催化异柠檬酸氧化脱羧生成α-酮戊二酸（α-KG），这是多种双加氧酶的活性所必需的，包括TETs。IDH1/2的功能获得突变导致肿瘤代谢产物2-羟基戊二酸（2-HG）过量产生，后者能够通过竞争机制抑制TET2。在*IDH1*突变的小鼠骨髓细胞中，维生素C（每天100μg/ml，相当于0.325mM）可以克服*IDH1*突变的影响，通过刺激TET2活性促进DNA去甲基化和转录因子结合位点的表观遗传重塑，从而诱导白血病细胞分化。维生素C与IHD1抑制剂协同治疗可挽救TET活性，携带*TET2*或*IDH-1*突变肿瘤对维生素C治疗特别敏感。

长期暴露于能够调节α-KGDD酶活性浓度的维生素C可能诱导表观基因组重构。在*TET2*突变白血病患者母细胞中，在基因增强子水平检测到异常启动子甲基化和5hmC减少。在人肾癌细胞系中，也观察到长期接触维生素C后DNA 5hmC水平恢复。在IDH1突变小鼠骨髓细胞中，维生素C诱导骨髓样祖细胞分化和成熟。通过这一机制，维生素C可能会抵消与癌症发展相关的表观遗传失调，导致基因表达异常和基因组不稳定。

据报道，即使在与基因突变或转录失活无关的TET2功能丧失的肿瘤中，药理学剂量的维生素C也能减少DNA甲基化，并通过TET2活性恢复5hmC DNA水平。最近，5hmC低水平被认为是皮肤T细胞淋巴瘤和透明细胞肾细胞癌等肿瘤的独立不良预后标记物。后一种肿瘤表现为DNA胞嘧啶高甲基化，特别是在肿瘤抑制基因水平，这被归因于L-2-羟戊二酸脱氢酶（L2HGDH）的低表达，随之而来的2HG癌代谢产物（L亚型）过度产生，进而导致TET2功能失活。维生素C治疗可减少DNA甲基化，并通过TET激活恢复5hmC水平和抑制肿瘤生长。

　　WT1是一种转录因子，调节多种细胞通路，包括WNT和MAPK信号通路，参与细胞分化和肿瘤抑制等过程。该转录因子与TET2相互作用，并将其引入由WT1调节的基因启动子中，促进其去甲基化和表达。WT1突变阻碍了TET2结合并诱导WT1靶基因转录激活的能力。一项关于WT1突变AML对诱导化疗难治性的临床研究建议使用维生素C作为辅助治疗，这是基于WT1突变白血病细胞显示低5hmC水平的证据，这反过来表明TET2活性降低。由于WT1突变存在于大量肿瘤中，维生素C治疗可能在AML之外的其他临床环境中也有用。另外，有研究报道，TET活性可作为预测患者对抗PD-1/PD-L1治疗的疗效和反应的生物标志物，而大剂量维生素C可作为免疫治疗的辅助剂，通过实现对TET活性的刺激，特别是对表达显著低水平5hmC的实体肿瘤。

　　维生素C诱导的DNA损伤可以发生在体外促氧化浓度（1mM），以及能够调节α-KGDD酶活性的浓度（0.25～1mM）。在后一种情况下，维生素C诱导的DNA损伤源于其提高5hmC水平能力。一些研究证实了5hmC在DNA去甲基化过程中的基础性作用。低5hmC水平是为TET调控异常标志，维生素C可以增强TET活性，模拟低甲基化剂的作用。肿瘤组织5hmC水平比正常组织低，主要原因是TET功能需要$O_2$，肿瘤缺氧条件下TET活性下调（图4-6）。其他可以解释肿瘤DNA中5hmC含量低的途径包括：①存在DNA甲基转移酶1（DNMT1）活性缺陷，通过细胞分裂进行被动稀释；②基因

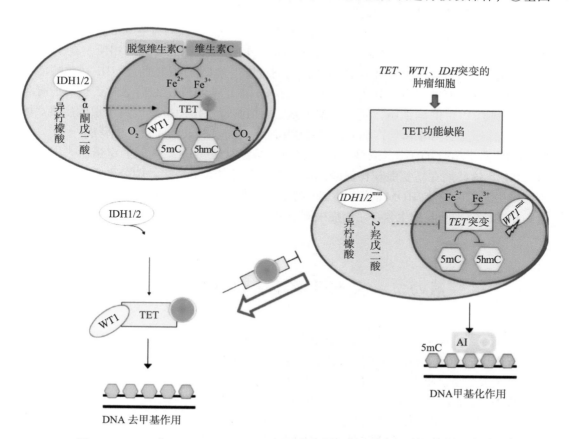

**图4-6　HVCT在TET、IDH1/2、WT1突变的肿瘤细胞中具有甲基化调节作用**

mut.突变的；5mC.甲基胞嘧啶；5hmC.羟甲基胞嘧啶

突变或TET蛋白"去定位"导致TET活性变化。

## 二、HIF羟化酶

HIF羟化酶是另一类受维生素C影响的α-KGDD酶，维生素C也可作为HIF羟化酶辅助因子，诱导von hipel-lindau肿瘤抑制蛋白（VHL）识别HIF-1α，随后通过泛素化和蛋白酶体降解。HIF-1包括一个胞质敏感亚基（HIF-1α）和一个组成表达亚基（HIF-1β）。在缺氧条件下（如肿瘤），HIF-1α在特定的脯氨酸和天冬酰胺残基上发生羟化作用，蛋白酶体降解被阻止。通过这种方式，HIF-1α可转运至细胞核，与HIF-1β聚合并激活调控多种细胞功能的靶基因，如增殖、凋亡、细胞迁移、血管生成、葡萄糖转运和代谢。在各种肿瘤中，HIF-1α被组成性激活，高水平的表达似乎与维生素C的细胞毒性相关。此外，失去琥珀酸脱氢酶和富马酸脱氢酶的功能突变会增加琥珀酸和富马酸的水平，这反过来可能导致HIF羟化酶和HIF-1α本构激活的竞争性抑制。在一些癌症（子宫内膜癌、结直肠癌、乳腺癌和甲状腺癌）中，HIF-1α和细胞内维生素C水平之间也发现了负相关。在AML患者中，HIF-1α和GLUT1的高表达水平与化疗无反应相关，可能是由于耐药肿瘤细胞的糖酵解代谢较高。据报道，HIF-1α活性高可以抑制TET2表达。因此，在HIF1过表达或过激活的肿瘤中，维生素C处理可能会增加HIF羟化酶的活性，从而降解HIF1α，抑制该转录因子的促瘤作用。然而，在有*VHL*基因突变的透明细胞肾细胞癌患者中，HIF-α的羟化降解会导致转录因子的积累，HIF活性与维生素C含量之间没有关联。这些数据表明，维生素C治疗不太可能对*VHL*突变肿瘤有效。相反，在VHL无突变肿瘤，由于缺氧导致HIF活性增加，大剂量维生素C可能通过刺激HIF羟化酶活性增强HIF-α降解而被证明是有益的。然而，由于HIF正向调节GLUT1表达，这可能有利于DHA进入VHL缺陷细胞，使其对维生素C的细胞毒性作用敏感。大剂量维生素C可优先消除SLC2A1和糖酵解产物升高的胃癌和von Hippel-Lindau（VHL）肾癌。

其他属于α-KGDD类的表观遗传调控因子是含有Jumonji结构域的组蛋白去甲基酶（JHDM）。这些酶在精氨酸和赖氨酸残基上催化组蛋白去甲基化，调节染色质依赖性过程。维生素C可调节JHDM活性，影响其在胚胎干细胞重编程中的作用。然而，还需要进一步的研究来阐明维生素C在癌症中调节JHDM活性的能力。

（饶本强　饶怡中　杨振鹏）

# 第四节　大剂量维生素C与MMR/MSI

大剂量维生素C对错配修复（MMR）缺陷的肿瘤也比错配修复能力强（MSI）的肿瘤有更大的作用。错配修复缺陷肿瘤，通常对免疫检查点抑制剂具有抵抗力，当与大剂量维生素C联合使用时，具有显著有效反应。

维生素C能通过增加六价铬［Cr（Ⅵ）］的吸收来增强其细胞毒性，这种对Cr（Ⅵ）细胞毒性的影响也与错配修复密切相关。敲除MSH2和MLH1蛋白形成MutS和MutL错配修复复合体后维生素C对Cr（Ⅵ）毒性的影响几乎完全丧失；而下调错配修复（即沉默MSH2）将阻断维生素C对Cr（Ⅵ）毒性的影响，维生素C依赖性消失，细胞生存能力增加。

# 第五节 大剂量维生素C与GLUT1和 *SLC2A1*

前文已经阐述了肿瘤细胞 *KRAS/BRAF* 基因突变与GLUT1高表达协同增敏肿瘤大剂量维生素C治疗的机制。除此之外，尚有两个机制提示GLUT1高表达在肿瘤大剂量维生素C治疗中的关键作用：①细胞外 $H_2O_2$ 也可能促进维生素C氧化为DHA，然后迅速运输到表达高水平GLUT1的肿瘤细胞，产生氧化应激促进肿瘤细胞死亡；②最近有研究表明，维生素C可增加癌细胞中GLUT1表达，并在正常细胞中诱导相反的作用，癌细胞中表现出GLUT1表达的增加，这种转运体可以介导DHA的摄取，细胞摄取DHA后会消耗细胞内抗氧化剂，如谷胱甘肽（GSH）、烟酰胺腺嘌呤二核苷酸磷酸（NAPDH）和超氧化物歧化酶（SOD），从而进一步增加癌细胞中的活性氧（ROS）水平。

大多数情况下，无论血液系统恶性肿瘤还是实体瘤患者血浆维生素C水平低于健康人。健康受试者组织细胞中维生素C含量（血液、神经元、胶质细胞 $1 \sim 10mM$ 范围内）超过血浆浓度（$0.04 \sim 0.08mM$）。红细胞内维生素C浓度与血浆维生素C浓度接近，尤其高的是淋巴细胞、单核细胞和血小板中维生素C的浓度，被认为是维生素C储存部位。与低级别肿瘤或邻近正常组织相比，高级别子宫内膜肿瘤组织、结直肠癌和乳腺癌中维生素C的水平较低。肿瘤维生素C含量与无病生存期直接相关。在乳腺癌中，维生素C含量反而高于非肿瘤性周围组织。然而，目前关于肿瘤组织与正常组织中维生素C水平的信息有限，而且数据并不总是容易比较。肿瘤细胞与正常细胞中维生素C含量的差异可能取决于转运蛋白的表达模式。在一些肿瘤中（如 *KRAS/BRAF* 突变的结直肠癌、胃癌或乳腺癌），维生素C的敏感性与GLUT1的表达和DHA吸附相关。

Liu等发现，与正常造血细胞相比，白血病细胞中 *SLC2A3* 基因（GLUT3）表达较低，而 *SLC2A1* 基因（GLUT1）表达不高。此外，急性髓系白血病（OCI-AML3）细胞系的维生素C不表达GLUT3，接触维生素C不会导致细胞质中维生素C水平的增加，也不会影响白血病细胞存活。在乳腺癌细胞中，SVCT2的表达导致维生素C的摄取增加，ROS的产生和细胞毒性增加。此外，维生素C对急性和慢性髓系白血病细胞系的细胞毒性是剂量依赖性的，并且在 $250\mu M$ 的体外浓度下已经很明显，不诱导显著产生 $H_2O_2$。在正常细胞中，中性粒细胞通过SVCT2积累维生素C，细胞内水平为 $1 \sim 2mM$。从健康个体分离的中性粒细胞可能由于其转运体饱和（$0.35nmol/106$个细胞）而没有表现出额外的维生素C吸收，但它们能够迅速吸收DHA，然而，不诱导任何细胞毒性作用。在一些肿瘤（如胃癌）中发现的 *SLC23As*（SVCT）基因的单核苷酸多态性可能影响维生素C血浆浓度和细胞内含量。这些研究表明，在不同细胞组织类型之间，维生素C的受体和吸收速率可能存在很大差异。因此，为了了解癌细胞对维生素C的优先吸收，未来的研究不仅需要分析GLUT1、GLUT3和SVCT2转运体的表达，还需要测量治疗后细胞内的维生素C含量。

（饶本强）

## 第六节　大剂量维生素C与抗氧化防御反应系统

肿瘤细胞中维生素C的抗肿瘤敏感性是源于它们代谢$H_2O_2$的能力，这种能力代表了哪些肿瘤可能对维生素C治疗有反应。负责代谢$H_2O_2$的主要酶是过氧化氢酶、谷胱甘肽过氧化物酶（GPx）和过氧化物酶（Prx）。

由于癌细胞中通常缺乏过氧化氢酶活性，使得它们特别容易受到氧化压力的影响，然而在正常细胞中却很少发生。简而言之，高剂量的维生素C作为促氧化剂生成ROS，靶向氧化还原失衡，从而导致癌细胞的DNA、蛋白质和脂肪组织损伤；然而，在正常细胞中，过氧化氢酶的抗氧化特性普遍存在，从而能耐受这种氧化损伤。

## 第七节　大剂量维生素C与铁

肿瘤细胞对大剂量维生素治疗敏感的因素之一是细胞内高水平的$Fe^{2+}$，由此产生更高的$H_2O_2$和破坏性的羟基自由基。虽然$H_2O_2$被认为是参与维生素C促氧化活性的主要ROS，但细胞损伤主要是由$Fe^{2+}$与$H_2O_2$相互作用通过Fenton反应产生的羟基自由基介导。我们发现，肿瘤细胞内$Fe^{2+}$浓度越高，大剂量维生素C治疗效果越好，这类肿瘤我们称之为"富铁"型肿瘤。

由于增殖率和合成和（或）代谢活性增高，肿瘤细胞对铁的需求很高，为确保充足供应，一些肿瘤细胞膜表面转铁蛋白受体高表达，肿瘤细胞对铁吸收增多，或者铁转运素1下调而释放减少，肿瘤细胞内形成富铁环境。此外，某些肿瘤在细胞外基质中分泌大量铁蛋白，铁蛋白可通过维生素C直接或通过产生$O_2$间接释放$Fe^{2+}$。癌症发生时，肝HP（血清结珠蛋白）分泌增加，从而减少全身的FPN（铁泵蛋白）表达。癌症诱发的HP分泌会损害铁的吸收和回收，限制循环铁水平，导致红细胞生成和贫血减少。癌细胞通常表现出"觅铁"表型，与相同组织的正常细胞相比，转铁蛋白受体（TFR）、前列腺内体6跨膜上皮抗原（STEAP）、二价金属转运体（DMT）等水平升高，FPN降低。

肿瘤细胞内不稳定铁池铁与进入细胞内的抗坏血酸自由基产生的$H_2O_2$发生Fenton反应从而产生大量ROS诱发肿瘤细胞脂质过氧化发生铁死亡进而凋亡是HVCT抗肿瘤机制中的关键环节。而肿瘤细胞内不稳定铁池铁的重要来源是肿瘤细胞外铁离子经转铁蛋白转运至细胞膜与转铁蛋白受体结合后进入细胞而来，图4-7。

铁死亡是一种铁依赖性的，区别于细胞凋亡、细胞坏死、细胞自噬的细胞程序性死亡方式。肿瘤细胞发生铁死亡的原因主要是由细胞内不稳定铁池铁与进入细胞内的抗坏血酸自由基发生Fenton反应，从而产生羟基自由基、过氧化氢等活性氧簇，促进肿瘤细胞发生脂质过氧化从而导致肿瘤细胞凋亡，铁死亡诱导剂艾拉斯汀显著降低大剂量维生素C导致的肿瘤细胞死亡率，提示铁死亡是大剂量维生素C治疗肿瘤主要机制。

大剂量维生素C治疗肿瘤疗效与铁离子与转铁蛋白的结合、转铁蛋白转运铁离子的能力和肿瘤细胞膜表面与转铁蛋白受体结合后结合铁进入肿瘤细胞内部含量有关，因

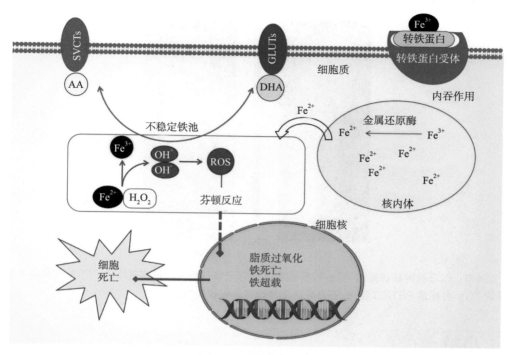

图4-7　HVCT抗肿瘤机制之铁死亡

此，肿瘤细胞内外铁离子浓度及转铁蛋白含量、转铁蛋白受体表达水平均会影响大剂量维生素C治疗肿瘤的效果。体外实验显示，在维生素C孵育前3h加用转铁蛋白结合态铁剂可以提高维生素C的抗肿瘤作用，但同时补充细胞外铁，维生素C抗肿瘤疗效反而降低，若使用铁螯合剂降低细胞外铁含量将促进维生素C的肿瘤杀伤作用。细胞内铁离子含量对HVCT促进的肿瘤细胞死亡至关重要。临床常用血清铁水平评估患者血液中与转铁蛋白结合的含铁量，可间接反映患者正在转运的铁离子浓度，血清铁越高能有更多的结合态铁进入细胞内部参与HVCT抗肿瘤反应，HVCT抗肿瘤效果越好。

转铁蛋白受体（TFR）在多种肿瘤细胞膜表面高表达，促进肿瘤"觅铁行为"，促进肿瘤内部富铁环境，增加细胞内不稳定铁池铁含量。同位素核素检查—68Ga柠檬酸扫描模拟Tf结合态铁，探究与PC3异种移植物裸鼠免疫组化TFR表达之间的关系，发现异种移植组织68Ga-柠檬酸盐的摄取明显增加，PET-CT成像和免疫组化染色结果显示肿瘤TFR阳性与68Ga-柠檬酸盐的高摄取有关。68Ga-柠檬酸在TFR高表达的肿瘤中呈高摄取，在TFR低表达的肿瘤中呈低摄取。显示TFR染色阳性表达与肿瘤中68Ga-柠檬酸盐的摄取呈正相关。铁蛋白是一种存储多余铁并在人体需要时使用的蛋白质。血液中的铁蛋白含量反映机体铁储备水平。肿瘤患者铁蛋白升高并且是患者预后不佳指标，目前缺少铁蛋白水平与HVCT抗肿瘤效果相关的研究，图4-8。

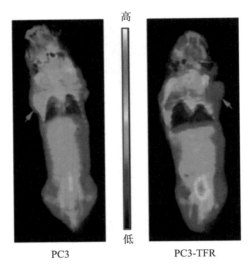

图4-8　PC3异种移植瘤的$^{68}$Ga-柠檬酸摄取与TFR表达相关。稳定转染的PC3细胞异种移植瘤裸鼠的$^{68}$Ga-柠檬酸PET/CT图像,TFR表达增加时核素吸收增加

## 小结

1.抗坏血酸自由基(AFR)主要通过损伤线粒体呼吸产生细胞毒性,OMM Cyb5R3对消除这种毒性具有重要作用。维生素C在影响细胞稳态的"保护模式"或"破坏模式"中发挥作用,这取决于细胞内AFR"稳态"浓度和Cyb5R3在癌细胞和正常细胞中的表达和(或)活性差异。

2.大剂量维生素C治疗效果与特定肿瘤分子亚型有关,敏感分型为:①HIF-1α过表达;②GLUT1高表达和KRAS/BRAF基因突变;③TET2、IDH1/2、L2HGDH或WT1等表观遗传调控因子基因突变;④"富铁"肿瘤。在诱导化疗失败后,维生素C静脉治疗可诱导在单独克隆中携带TET2和WT1突变的AML患者临床缓解。

3.临床研究应考虑到维生素C抗肿瘤活性的不同分子机制,即使在较低浓度也可观察到,如诱导DNA去甲基化,特别是由维生素C介导的TETs激活而产生的5mC到5hmC的转化可能与由氮胞苷或地西他滨(DNMT1的抑制剂)获得的被动DNA去甲基化(即新合成的DNA链没有甲基化)协同作用。老年AML患者静脉注射低剂量维生素C联合地西他滨可增强TET2活性并改善临床反应。

4.维生素C可能在调节BER途径中发挥作用,已证明可以增强PARP抑制剂活性,降低人类AML和早幼粒细胞白血病细胞活力。一项针对8例以同源重组修复系统缺陷为特征的晚期恶性肿瘤患者的病例研究表明,静脉注射维生素C与PARP抑制剂(尼拉帕尼、奥拉帕尼或他唑帕尼)联合使用可诱导37.5%(3例/8例)的完全缓解和62.5%(5例/8例)的部分缓解,但还需要对更多临床研究。

(饶本强　陶小妹)

# 第 5 章

# 肿瘤大剂量维生素 C 强化治疗策略

## 第一节　肿瘤大剂量维生素 C 强化治疗概述

### 一、肿瘤患者用大剂量维生素 C 治疗为什么需要强化治疗

大剂量维生素 C 可能对某些癌症患者有效，但这种治疗作为单一疗法时，不太可能足以针对这些肿瘤的分子异质性和多种逃逸机制，肿瘤大剂量维生素 C 治疗需要强化，主要与肿瘤细胞代谢重编程高度异质性、维生素 C 的不稳定性、耐药性等几个方面原因有关。

首先，肿瘤代谢的高度时空异质性。肿瘤代谢重编程具有包括灵活的代谢可塑性、代谢偶联、杂合代谢表型等时空代谢异质性在内的复杂系统特性，任何肿瘤中均包含代谢千差万别的不同类型肿瘤细胞，肿瘤细胞代谢重编程受到复杂网络的调控，根据前述的肿瘤大剂量维生素 C 精准治疗描述，大剂量维生素 C 仅对部分代谢表型的细胞具有杀伤作用，因此，仅以"点、面"为代谢干预靶点的肿瘤大剂量维生素 C 治疗难以达到全部消灭肿瘤细胞的理想效果。譬如，大剂量维生素 C 肿瘤洗白维生素转运受体、GLUT1 受体表达增高的 *KRAS/BRAF* 细胞敏感，然而，受限于肿瘤细胞异质性，仅 40% 和 10% 的结直肠癌（CRC）分别激活 *KRAS* 和 *BRAF* 突变，理论上，大剂量维生素 C 仅对这些细胞具有毒性作用。

其次，维生素 C 药物动力学效应的短暂性。肿瘤大剂量维生素 C 治疗疗效依赖于细胞内维生素 C 的浓度和持续时间，由于维生素 C 在血液循环中的半衰期短，只有 120min，其激发的细胞毒性效应维持时间短，难以达到彻底治疗。目前，临床大剂量维生素 C 的配制、应用途径、使用剂量、使用间隔时间、疗程等均没有形成科学的规范治疗方案，难以发挥大剂量维生素 C 的抗肿瘤效果。另一方面，大剂量维生素 C 对癌细胞产生的毒性效应，受诸多中间环节的影响，包括外周抗患坏血酸自由基浓度、细胞内不稳定铁池、肿瘤微环境 pH、肿瘤微环境免疫细胞功能状态等因素，其疗效容易受到影响。即使机体外周血维生素 C 达到最大饱和量，其产生的效应也不足以杀死全部癌细胞。

癌细胞对氧化应激的耐受性。肿瘤患者用大剂量维生素 C 治疗的主要机制是促氧化应激，肿瘤细胞在发生发展过程中，形成了一套氧化应激防御系统，一定程度上抵消了大剂量维生素 C 产生的效应。令人惊讶的是，在接受大剂量维生素 C 后，癌细胞可能通过上调细胞内抗氧化蛋白和非酶分子来适应 ROS 引起的毒性，大剂量维生素 C 治疗也存在不可忽视的耐药性问题。

最后，大剂量维生素C对肿瘤细胞的非致死性效应。大剂量维生素C治疗肿瘤的部分机制是表观遗传修饰，属于非致死性效应，需要强化和长期治疗才有明显的效果。

上述原因导致大剂量维生素C治疗肿瘤的效果有限，目前所有的临床试验均证实，单纯的肿瘤患者用大剂量维生素C治疗并不能使患者的生存期延长，有必要寻找大剂量维生素C强化治疗肿瘤方法。

## 二、肿瘤患者用大剂量维生素C强化治疗策略

1.提高大维生素C治疗药物动力学效率 针对维生素C半衰期短的问题，采用提高维生素C药物动力学效率是肿瘤大剂量维生素C强化治疗的策略之一。维生素C纳米化是一种最有效的方法，目前已经有多种维生素C纳米药物已经在临床试验中，并且显示有良好的靶向性和较长的生物半衰期，也有良好的抗肿瘤作用。

2.强化肿瘤大剂量维生素C致死效应 针对大剂量维生素C致死效应弱的问题，强化大剂量维生素C的促氧化应激效应，提高大剂量维生素C治疗耗竭肿瘤细胞能量代谢的效率，譬如，肿瘤大剂量维生素C联合能量限制性膳食治疗、增加肿瘤细胞内$Fe^{2+}$浓度或其他过渡金属离子浓度、联合维生素C和钙超载纳米化、大剂量维生素C联合促氧化中药治疗等，部分治疗方案已经取得良好的临床治疗效果。

3.优化或增加大剂量维生素C对肿瘤细胞代谢重编程的调控靶点 围绕肿瘤大剂量维生素C的抗肿瘤机制，协同联合其他肿瘤代谢治疗方法多靶点、多层级调控肿瘤代谢而杀伤肿瘤细胞。具体方法包括肿瘤患者用大剂量维生素C联合靶向治疗、肿瘤患者用大剂量维生素组合治疗、肿瘤患者用大剂量维生素C正分子疗法、肿瘤患者用大剂量维生素C联合免疫治疗、溶瘤病毒联合肿瘤大剂量维生素C治疗等，这类联合应用方法已经在临床有较多应用，初步显示了良好的治疗效果。

## 小结

本章简要介绍肿瘤患者用大剂量维生素C需要强化治疗的原因，并详细分析了肿瘤患者用大剂量维生素C强化治疗策略，随后的章节我们将详细介绍肿瘤患者用大剂量维生素C强化治疗的具体方法和机制，包括肿瘤患者用大剂量维生素C联合放疗化疗及靶向药物治疗、免疫检查点抑制剂联合、中医药、能量限制、纳米化制剂等方法，这些方法和策略将有力提高肿瘤患者用大剂量维生素C的治疗效果。

（饶本强）

# 第二节　肿瘤大剂量维生素C联合放疗、化疗及靶向治疗

## 一、大剂量维生素C联合化学治疗

1.大剂量维生素C联合砷类抗肿瘤 HVCT联合三氧化二砷（$As_2O_3$）治疗是研究较多的强化治疗方案。$As_2O_3$已证实对急性早幼粒细胞白血病有治疗效果，临床前数据

显示对淋巴恶性肿瘤也有抑制作用，其细胞死亡可能是氧化应激结果，消耗细胞内谷胱甘肽的药物如维生素 C，可能增强砷介导的细胞凋亡。2009 年 J E Chang 开展 $As_2O_3$ ＋维生素 C 治疗复发或难治性淋巴瘤多中心临床试验。每个周期第 1 周，患者接受 $As_2O_3$ 0.25mg/kg 静脉注射和维生素 C 1g 静脉注射，连续 5d，在第 2～6 周每周静脉注射 2 次，每 8 周重复 1 次。治疗期间评估了外周血单核细胞内谷胱甘肽水平和 Bcl-2 及 *Bax* 基因表达。17 例患者入组，多数患者为非霍奇金淋巴瘤（12/17）。16 例患者进行了评估，1 例患者在 5 个周期的治疗后获得了未证实的完全缓解，总缓解率为 6%。该试验原设计两阶段研究，由于缺乏效果，在第一阶段后结束试验。在治疗过程中没有观察到谷胱甘肽在细胞内的消耗，$As_2O_3$ 和维生素 C 耐受良好。

2008 年 Timothy E Bael 完成一项单中心临床 Ⅱ 期试验，评估 $As_2O_3$ ＋维生素 C 联合替莫唑胺（TMZ）治疗晚期黑色素瘤患者耐受性和有效性。患者为转移性黑色素瘤伴，ECOG 评分为 0～2，器官功能正常。$As_2O_3$ 在第 0 周期间连续 5d 以 0.25mg/（kg·d）给药，然后在 8 周周期中，每周 2 次以 0.35mg/kg 给药。每次输注 $As_2O_3$ 后，再输注 1g 维生素 C。TMZ 以 200mg/m² 的标准剂量给药 5d，在每个周期的第 1 周和第 5 周。在前 10 例患者中未见反应而终止试验。常见的 1 级和 2 级不良反应包括恶心和呕吐（10 例）、疲劳（6 例）、水肿（6 例）、皮疹（6 例）、转氨酶升高（6 例）；3 级和 4 级不良反应包括恶心和呕吐（3 级）、转氨酶升高（2 级）、癫痫（1 级）和肾衰竭（1 级）。这是首次将 $As_2O_3$、维生素 C 与化疗联合应用于实体肿瘤，不良反应可接受，但无明显协同治疗效果。

2007 年 Pochi R Subbarayan 等在难治性转移性结直肠癌（CRC）患者中评估了 $As_2O_3$ ＋维生素 C 治疗效果和毒性。5 例难治性转移性结直肠癌患者之前所有标准化疗均失败。以体重 0.25mg/（kg·d）的 $As_2O_3$ 和 1g/d 的维生素 C 治疗，每周 5d，连续 5 周。每个治疗周期为 7 周，其中治疗 5 周，休息 2 周。所有患者对 $As_2O_3$/维生素 C 治疗均出现中重度毒副反应，研究终止。未观察到 CR（完全缓解）或 PR（部分缓解）。5 例患者中有 3 例在停止治疗后 2～5 个月死亡，但与临床试验无关。2 例存活患者 2 年随访病情稳定，$As_2O_3$ ＋维生素 C 逆转化疗耐药效果因病例数少难以评价。

2007 年 James R Berenson 主持了一项多中心、开放、Ⅰ/Ⅱ 期剂量递增试验，评估 ABC 方案（$As_2O_3$ ＋硼替佐米＋维生素 C）治疗复发和（或）难治性多发性骨髓瘤患者的安全性和有效性。纳入 6 组，患者分别给予 $As_2O_3$（0.125mg/kg 或 0.250mg/kg）、硼替佐米（0.7mg/m²、1.0mg/m² 或 1.3mg/m²）和维生素 C 1g 静脉注射，21d 一周期，最多 8 个周期，主要终点是 ABC 方案安全性和（或）耐受性。22 名患者入选，观察到 1 例 4 级血小板减少。1 例患者无症状性心律失常退出研究。6 例（27%）患者观察到客观应答，包括 2 例部分应答和 4 例轻微应答。中位无进展生存期为 5 个月（95% 置信区间 2～9 个月），总生存期未达到中位。12 个月无进展生存率和总生存率分别为 34% 和 74%。6 名接受硼替佐米最低剂量（0.7mg/m²）的患者中有 1 名（轻微反应），16 名接受较高剂量（1.0mg/m² 或 1.3mg/m²）的患者中有 5 例有反应（2 例部分反应和 3 例轻微反应）。提示 ABC 方案对多数患者具有良好耐受性，客观有效率为 27%。

2006 年 James R Berenson 评估了 MAC 方案（美法兰、$As_2O_3$ 和维生素 C）治疗两种以上既往方案失败的多发性骨髓瘤（MM）患者的安全性和有效性。患者在第 1 周第 1～4 天接受美法兰（0.1mg/kg 口服）、$As_2O_3$（0.25mg/kg）和维生素 C（1g），在第 2～5 周每周2次$As_2O_3$和维生素C，在2～6个周期中，除第1周每周2次$As_2O_3$和维生素C外，其余时间剂量与给药频率相同。65例患者中有31例（48%）发生了客观反应，包括2例完全反应、15例部分反应和14例轻微反应。中位无进展生存期和总生存期分别为7个月和19个月。22例患者基线时血清肌酐水平（SCr）升高，22例患者中有18例（82%）在治疗期间SCr水平下降。血液学3/4级（3%）或心脏不良事件很少发生。常见的3/4级非血液学不良事件包括发热/寒战（15%）、疼痛（8%）和疲劳（6%）。这种无类固醇方案有一定效果且耐受性良好，表明MAC方案是复发或难治性MM患者的一种新的治疗选择。

2006年Rony M Abou-Jawde等发现单剂$As_2O_3$在复发或难治性多发性骨髓瘤（MM）患者中显示出良好疗效。由于临床前数据显示地塞米松在联合维生素C具有更强的活性，因此对复发或难治性MM患者进行了一项$As_2O_3$、地塞米松和维生素C联合使用的Ⅱ期试验。20例既往治疗不超过2次失败的患者入选，55%的患者有难治性疾病。该方案为14-15周为一周期，第一个周期考虑诱导，随后是1个或2个巩固周期，减少激素类药物剂量，最后进入维持周期。总有效率为30%，至少80%的患者病情稳定。所有患者的中位无进展生存期为316d，有应答者的中位无进展生存期为584d。该方案耐受性良好，大多数不良事件为轻中度。

2006年Ka Lung Wu等用地塞米松＋$As_2O_3$联合大剂量维生素C治疗20例复发性和难治性多发性骨髓瘤，维生素C 1g/kg，第1周静脉注射1次，第2～4周每周2次。40%的患者观察到临床反应（包括部分和轻微）。中位无进展生存期为4个月，中位总生存期为11个月。

2014年Ibrahin Aldoss等发现$As_2O_3$对急性早幼粒细胞白血病（APL）非常有效，但尽管它有多种作用机制，但对排除APL（非APL AML）的急性髓系白血病（AML）没有活性。维生素C和$As_2O_3$通过消耗细胞内谷胱甘肽和产生活性氧诱导AML细胞凋亡。这项研究评估了$As_2O_3$＋维生素C在非APL-AML患者中的效果。纳入了18岁及以上的复发或难治性AML（非APL）患者，患者接受常规化疗后复发或难治性AML（非APL），或既往未治疗的55岁及以上不适合AML标准诱导化疗的患者。静脉注射$As_2O_3$[0.25mg/（kg·d），持续1～4h]与静脉注射维生素C（1g/d，在$As_2O_3$后30min），每周5d，持续5周（25剂）。11例AML患者纳入研究，包括6例既往未治疗的66～84岁老年患者，其中5例既往有血液系统疾病（ADH）。在10例可评估患者中，1例完全缓解（CR），1例部分缓解（PR），4例外周血和骨髓细胞消失。6例有反应者中有5例是先前未经治疗的老年患者。$As_2O_3$相关毒性较轻。$As_2O_3$和维生素C联合使用在非APL-AML患者中具有有限的临床意义的抗白血病活性。

2002年William S Dalton完成6例复发性或难治性骨髓瘤$As_2O_3$联合，1g/d，静脉注射25d，总35d的治疗周期。2例患者有部分反应；4例患者病情稳定。2013年Lauren A Held等评估了$As_2O_3$、维生素C和硼替佐米（Velcade™）（AAV方案）联合治疗复发和（或）难治性多发性骨髓瘤的可行性。实验设计：$As_2O_3$（0.25mg/kg）和维生素C（1g）与硼替佐米（1mg/$m^2$或1.3mg/$m^2$）静脉注射，第1天和第8天静脉注射，21天循环。10例患者（中位年龄62岁），中位既往治疗方案为3种。4例（40%）患者实现了临床获益，其中1例患者实现了持久的部分缓解。没有发现剂量限制性毒性（DLT）。维生素C＋

$As_2O_3$联合治疗在多次治疗无效的人群中是可行的，并显示出一定益处。

2011年John S Welch等进行了一项I期研究，以评估地西他滨联合三氧化二砷和维生素C对骨髓增生异常综合征（MDS）和急性髓系白血病（AML）的安全性和有效性。患者接受固定剂量的地西他滨20mg/（$m^2 \cdot d$），连续5d，每28天重复和维生素C（每剂量三氧化二砷后1g静脉注射）。三氧化二砷在三个剂量队列中逐步增加［0.1mg/（kg·d）×5d之后，每周静脉注射0.1mg/kg；0.2mg/（kg·d）×5d，然后每周0.2mg/kg；0.3mg/（kg·d）×5d，0.3mg/kg］。在13例患者中，确定了0.2mg/kg为三氧化二砷联合地西他滨和维生素C的最大耐受剂量。治疗4周期后，1名患者形态学完全缓解以及不完全血细胞计数恢复；5名患者病情稳定。评估了该疗法对体内血管生成的影响，在2个周期后微血管密度增加，但对血管生成mRNA表达没有影响。

2.大剂量维生素联合铂类药物强化治疗方案　大剂量维生素C和铂类化疗药物对杀死癌细胞有协同作用，铂分子与亲核位点反应诱导DNA损伤，而维生素C产生ROS诱导癌细胞内氧化应激损伤，维生素C通过SVCT-2流入细胞并增加细胞内ROS水平，诱导DNA损伤和ATP耗竭，通过细胞周期停滞和半胱天冬酶（caspase）依赖性细胞凋亡导致细胞死亡，而不是自噬或坏死性凋亡。

2014年马雁等报道25例Ⅲ或Ⅳ期卵巢癌，卡铂和紫杉醇联合或未联合大剂量维生素C治疗，每周静脉注射2次，采用剂量递增方案（最终剂量为75g或100g），为期12个月。剂量递增到75g或100g，目标血药浓度峰值为350～400mg/dl（20～23mM），每周2次，为期12个月（其中前6个月结合化疗）。联合组有改善OS的趋势，PFS增加8.75个月（25.5个月 vs. 16.75个月）。2017年，Joshua D Schoenfeld等发表另一篇文章 *$O_2$-and $H_2O_2$-Mediated Disruption of Fe Metabolism Causes the Differential Susceptibility of NSCLC and GBM Cancer Cells to Pharmacological Ascorbate*。14例晚期非小细胞肺癌患者静脉注射卡铂（AUC6，4个周期），静脉注射紫杉醇（200mg/$m^2$，4个周期），静脉注射维生素C（每周2次75g，21天为1周期，共4个周期）。影像证实部分缓解（$n=4$）、疾病稳定（$n=9$）、病情进展（$n=1$），临床有效率92.9%。

3.大剂量维生素联合5-FU类药物强化治疗方案　2013年J L Welch给9例晚期胰腺癌患者每周2次静脉注射维生素C（15～125g），采用Simon加速滴定设计，以达到输注后血浆水平≥350mg/dl（≥20mM）目标，患者同时接受吉西他滨治疗。结果平均血浆维生素C钠水平显著高于基线［（1.46±0.02）mg/dl vs.（0.78±0.09）mg/dl，即83μM vs. 44μM］。联合用药引起不良事件很少，包括腹泻（$n=4$）和口干（$n=6$）。完成至少两个周期（8周）治疗的受试者的无进展生存期为（26±7）周、平均生存期为（13±2）个月，联合治疗有一定效果。Daniel A Monti等2012年报道14例转移性Ⅳ期胰腺癌患者接受8周循环静脉注射维生素C（每周3次）治疗，采用剂量递增设计（每次静注维生素C 50g、75g和100g共3组，每周3次，共8周），同时采用吉西他滨和厄洛替尼治疗。9例完成了研究（每个剂量层有3例），应用RECIST 1.0标准评估，7例病情稳定，另外2例病情进展。

2018年Huihui Zhao等观察了73例接受A-DCAG（地西他滨＋阿糖胞苷＋阿克拉霉素＋粒细胞集落刺激因子联合或不联合HVCT）治疗的老年AML患者的临床结果。50～80mg/kg静脉注射，每月10d，最多10个月。试验组与对照组中位OS分别为15.3

和9.3个月，2个疗程后完全缓解率分别为84.6%和70.6%。

2017年，Kishore Polireddy等采用吉西他滨联合大剂量维生素C治疗局部晚期或转移性前列腺癌患者14例。第一阶段：25～100g剂量递增；第二阶段：75～100g，每周3次，共4周。12例患者完成第一阶段评价进入第二阶段。完成第二阶段治疗的12例患者中，50%的患者（6/12）存活超过1年，8.3%（1/12）在确诊后存活超过2年。中位总生存期为15.1个月。根据RECIST标准，有6例患者病情进展，并被从研究中剔除（这6例患者中有5例在登记前接受治疗，1例未经治疗）；1例因个人原因自愿退出；4例因与疾病进展无关的医疗问题而退出；1例退出是因为治疗反应使参与者有资格接受手术。中位无进展生存期（PFS）为3个月。1例参与者对治疗有显著反应。

4. 大剂量维生素联合5-FU和铂类药物强化治疗方案　2019年Feng Wang等报道36例结直肠癌和胃癌患者接受HVCT＋mFOLFOX6或FOLFIRI（剂量递增阶段）；HVCT＋mFOLFOX6±贝伐单抗（速度递增阶段）治疗。剂量递增阶段：0.2～1.5g/kg，每日1次，第1～3天，14d为一周期，直至达到MTD（最大耐受剂量）。速度递增阶段：MTD，如果未达到MTD，则为1.5g/kg。24例（23例患有mCRC，1例患有mGC）接受了肿瘤疗效评估。14例患者部分缓解（客观有效率58.3%），9例病情稳定（37.5%），疾病控制率为95.8%。22例接受一线治疗的mCRC患者，客观有效率为59.1%，疾病控制率为95.5%。患有野生型*KRAS/BRAF*或突变的*KRAS*或*BRAF*的患者对治疗都表现出良好的反应。2022年他们发表*A Randomized, Open-Label, Multicenter, Phase 3 Study of High-Dose Vitamin C Plus FOLFOX±Bevacizumab versus FOLFOX±Bevacizumab in Unresectable Untreated Metastatic Colorectal Cancer（VITALITY Study）*一文。2017—2019年，组织学证实的6-磷酸脱氢酶状态正常、既往未接受转移性疾病治疗的结直肠癌患者（$n=442$例）被随机（1:1）分为对照组（FOLFOX±贝伐珠单抗）和试验组［维生素C 1.5g/（kg·d），静脉注射3h，d1～d3］＋FOLFOX±贝伐珠单抗）。试验组无进展生存期（PFS）并不优于对照组（8.6 vs. 8.3个月），客观有效率（ORR）和总生存率（OS）相似（ORR，44.3% vs. 42.1%；OS，20.7 vs. 19.7个月）。实验组和对照组中分别有33.5%和30.3%的患者发生3级及以上的治疗相关不良事件。在预先指定的亚组分析中，*KRAS*突变患者的PFS明显更长（9.2 vs. 7.8个月）。两篇论文均提示，在作为一线治疗的mCRC患者中，大剂量维生素C加化疗虽没有表现出更好的生存期，但在mCRC携带*KRAS*突变的患者中可能是有益的。

2022年Muhammad Furqan等报告一项HVCT联合卡铂-紫杉醇化疗II期临床试验。化疗初次治疗晚期非小细胞肺癌（NSCLC）患者，75g维生素C静脉注射，每周2次，卡铂和紫杉醇每3周一次，共4个周期。主要终点是根据实体瘤（RECIST）疗效评价标准，20%的肿瘤缩小视为肿瘤疗效改善，采集血液样本进行探索性分析。38例患者达到主要终点，客观缓解率为34.2%，全部为部分缓解（cPR）；疾病控制率为84.2%，中位无进展和总生存期分别为5.7个月和12.8个月。细胞因子和趋化因子数据表明，该组合可引起免疫反应。无进展生存期（PFS）≥6个月的患者外周血单个核细胞免疫表型显示效应$CD8^+T$细胞增加。在以铂为基础的化疗中加入HVCT可以改善晚期NSCLC肿瘤反应。HVCT似乎改变了宿主的免疫反应，需要进一步研究作为免疫治疗的潜在辅助剂。

5. 大剂量维生素C联合其他化疗药物和（或）放射治疗　2012年Nina Mikirova报

道，常规治疗联合HVCT治疗45例各种癌症患者，维生素C逐渐递增至50g，每周3次，中位数为9次。C反应蛋白降低76%，前列腺特异性抗原（PSA）降低75%。同期一位研究者报道 *High-dose intravenous vitamin C improves quality of life in cancer patients*：69例新诊断的各种类型癌症患者前3次使用维生素C：12.5～15g、25g和50g。第4次及以后的用量：使输液后血维生素C浓度立即达到350～400mg/dl，每天静脉注射同时口服维生素C 2～4g。同时联合化疗（n=33），放射治疗（n=1），无（n=2）。生活质量改善：治疗前为44.6分，治疗2周为53.2分，4周为61.4分，大剂量维生素C治疗对改善生活质量有一定作用。2011年Claudia Vollbracht等研究选取了125例处于Ⅱa至Ⅲb期的UICC乳腺癌患者的数据。其中53例患者在标准肿瘤治疗的基础上静脉注射维生素C（每周以Pascorbin®7.5g的形式提供）治疗至少4周（研究组），72例患者未接受该治疗（对照组）。主要转归指标是在辅助化疗、放疗和术后护理期间，与转归和疾病或治疗引起的不适的严重程度相关的疗效。结果：对照组和研究组的比较显示，静脉注射维生素C可显著减少疾病和化疗和（或）放疗引起的不适，特别是恶心、食欲缺乏、疲劳、抑郁、睡眠障碍、头晕和出血性体质。在调整了年龄和基线条件（辅助治疗、化疗、放疗前的强度评分）后，对照组在辅助治疗和术后护理期间的症状总体强度评分几乎是研究组的2倍。作者认为，氧化应激和维生素C缺乏在辅助化疗和（或）放疗不良反应的病因学中起重要作用。通过静脉注射维生素C恢复抗氧化能力有助于预防或减少乳腺癌患者的疾病或治疗引起的不适，静脉注射维生素C对乳腺癌患者的辅助治疗较标准的肿瘤破坏性治疗方法具有良好的耐受性，降低了与生活质量相关的不良反应。2007年Chang Hwan Yeom等前瞻性地研究了39例晚期癌症患者。所有患者静脉给予维生素C 10g 2次，间隔3d，每日口服维生素C 4g，持续1周，评估患者服用维生素C后生活质量的变化（EORTC QLQ-C30评分）。使用维生素C后，健康评分从36＋/-18提高到55＋/-16，患者身体、角色、情感和认知功能得分显著提高，疲劳、恶心和（或）呕吐、疼痛和食欲减退评分显著降低。

2018年Anthony J Bazzan等治疗86例各种癌症患者，32例患者单用HVCT，54例患者联合化疗。HVCT 50～150g静脉注射，每个患者最少注射5次。86例患者共接受3034剂维生素C静脉注射，剂量为50～150g。共有32例患者只接受维生素C治疗作为癌症治疗的一部分（1197剂），而54例患者在化疗的同时接受维生素C治疗（1837剂）。与维生素C相关的最常见的不良事件是暂时性恶心和注射部位不适。总的来说，患者接受维生素C治疗后，疲劳、疼痛和情绪都有所改善。

1976年在E Cameron和L Pauling一项临床试验中，100例晚期癌症患者被给予补充维生素C作为常规治疗的一部分。每日静脉注射10g，连续10d＋口服维生素C。与1000例接受相同治疗但未补充维生素C的相似患者的进展进行了比较。维生素C组的平均存活时间（超过210d）是对照组（50d）的4.2倍多。约90%接受维生素C治疗的患者死亡的发生率是对照组的1/3，另外10%的患者生存时间更长，平均为对照组的20多倍。结果表明，这种简单和安全的药物形式在治疗晚期癌症患者中具有一定的价值。1978年，Cameron和LPauling对上述结果重新计算，研究了100例接受补充维生素C（通常为10g/d）作为常规治疗的晚期癌症患者的生存时间，以1000例接受除维生素C外相同治疗的相似患者为对照。这两组患者在某种程度上与我们早期研究中使用的患者相同。维生素C治疗的患者和匹配的对照组是同一"不可治疗"患者群体的代表性亚人群。生存时间不仅根据"无法治疗"的日期来衡量，而且根据癌症最终到达末期的第1次住院就诊的确切日期来衡量。接受维生素C治疗的患者的平均生存时间比对照组多300d左右。22%的维生素C治疗组和0.4%的对照组的生存时间在无法治疗后大于1年。这22例接受维生素C治疗的患者在达到明显的终末期后平均生存时间为2.4年；8例接受维生素C治疗的患者仍存活，在无法治疗后的平均生存时间为3.5年。对1976年Cameron研究的重新计算。平均OS增加7.7倍，为288d。1991年Cameron和Campbell报告记录了苏格兰三家地区综合医院在1978—1982年期间所有癌症患者的详细信息。1826例已达到不治之症的癌症患者中有294例在其疾病的某个阶段接受了维生素C治疗，1532例作为对照组。维生素C补充组患者的中位总生存时间（343d）是对照组（180d）的两倍。1974年E Cameron和A Campbell报告了50例晚期癌症患者对持续大剂量维生素C的临床反应。每日静脉注射10g，连续10d＋口服维生素C。轻微缓解10例，生长减缓11例，病情稳定3例，肿瘤消退5例。疼痛减轻，腹水和（或）胸腔积液减少。研究结果表明，这种简单和安全的药物形式在晚期癌症的缓解有肯定的价值，应将其作为一种标准的支持性措施来加强现有的治疗方法。

2015年L John Hoffer等采用标准化疗联合HVCT，维生素C剂量为1.5g/kg，每周2～3次治疗14例晚期肿瘤患者。2例患者病情恶化迅速，6例患者没有客观和主观收益，6例患者经历了一过性稳定型疾病或较长期但不稳定疾病（获益率42.9%）。其中3例患者有非常良好表现：1例瓦特壶腹癌患者病情稳定14个月；1例患者病情稳定，幸福感提升；1例患者出现暂时病情稳定，体能增加，与肿瘤相关的腿部水肿明显减少。

1982年A Murata等报道，日本两家医院对晚期癌症患者进行了补充维生素C临床试验。1973—1977年，福冈鸟海医院99例癌症晚期患者中44例低维生素C患者的平均生存时间为43d，55例高维生素C患者的平均生存时间为246d。1980年4月1日进行随访，3例维生素C指数高的患者仍然活着，他们的平均存活时间为1550d。神冈哥赞医院也观察到维生素C的类似效果。在1975—1979年，有31例晚期癌症患者，其中19例对照组患者平均生存时间为48d，6例高维生素C患者平均生存时间为115d。最长的存活时间为215d。除了延长生存时间外，大剂量维生素C似乎能改善生活质量。第1个研究：每天口服6～30g，静脉注射10～20g。第2个研究：维生素C组每天口服0.5～3g或5～30g。

2009年Chan H Park等进行了一项单臂试验。在衰竭期，难治性AML或MDS患者被置于缺乏维生素C的饮食中；在补充阶段，患者每日静脉给予维生素C。在治疗前对来自个别患者的白血病细胞维生素C敏感性进行了体外测定。18例入选患者中，16例可评估患者中有8例表现出临床反应。在衰竭（4例患者）和补充（5例患者）期间得到了应答，但只有静脉给药才能达到药理学血浆水平。体外试验表明其白血病细胞对维生素C敏感的9例患者中，7例患者表现出临床反应；相比之下，6例对维生素C均敏感。提示在这些恶性肿瘤和其他恶性肿瘤患者中，维生素C损耗与静脉补充药物剂量交替进行进一步试验是有必要的。

2014年Hiroshi Kawada探讨复发淋巴瘤患者使用HVCT联合化疗的安全性及适当剂量。患者和方法：复发的CD20阳性B细胞非霍奇金淋巴瘤患者接受CHASER方案作为挽救性治疗，在第2个疗程的CHASER方案后，通过维生素C进行治疗。维生素C给药后即刻的靶血浓度为 > 15mM（264mg/dl）。结果：在3例连续登记的患者中，血清维生素C浓度达到 > 15mM，所有患者都接受了75g剂量。患者未见明显药物不良反应。试验成功完成。结论是静脉注射维生素C 75g似乎是安全的，足以达到有效的血清浓度。一项评估静脉注射维生素C对复发和（或）难治性淋巴瘤患者疗效的 II 期临床试验即将启动。

2017年 Torben K Nielsen 等开展一项无对照、单中心 II 期试验纳入来自门诊的化疗初始、转移性、去势难治性前列腺癌（mCRPC）患者，以评估静脉维生素C治疗的有效性和安全性。患者每周输注维生素C（第1周，5g；第2周，30g；3 ～ 12周，60g），12周时评价疗效。疗效的主要终点是前列腺特异性抗原（PSA）水平降低50%。次要终点包括与健康相关的生活质量（HRQoL）的变化、骨代谢生物标志物、炎症和骨扫描。纳入23例患者，20例在12周时完成疗效评价。平均基线PSA水平为43μg/L。没有患者PSA降低50%；相反，在第12周时记录到PSA的中位数增加为17μg/L。在次要终点中，未观察到疾病缓解的迹象。共记录了53个不良事件（adverse event，AE）。11例被评为"严重"。3个AE与维生素C直接相关，且均与流体负载相关。输注60g维生素C未导致疾病缓解。提示HVCT对于mCRPC患者可能无明显改善作用。

## 二、HVCT联合放射治疗

电离辐射（ionizing radiation，IR）除了直接破坏DNA外，还会产生大量自由基，导致细胞死亡。由于水的辐射分解，IR会导致产生过多的超氧化物，并允许电子从电子传输链（ETC）泄漏，从而导致线粒体功能障碍。维生素C在各种实体肿瘤中对放射治疗增敏，主要导致细胞氧化应激死亡。高浓度的ROS会抑制癌细胞中的RelB，RelB是NF-κB家族替代途径的成员，RelB抑制降低了去乙酰化酶3（SIRT3）和强大的抗氧化剂锰超氧化物歧化酶（MnSOD）的表达，这反过来又增加了癌细胞中的氧化和代谢压力。放射疗法将是利用正常细胞和癌细胞的细胞氧化还原状态的内在差异，通过选择性地促进癌细胞中ROS的产生来推动它们进入氧化应激超负荷，同时刺激正常细胞的适应性活性氧（ROS）防御系统产生放射抗性。癌细胞通常比正常细胞经历更高的氧化应激。RelB作为一种关键的氧化还原信号传感器的作用，该传感器调节其下游靶基因以响应维生素C，因此提高促氧化剂水平会引发癌细胞死亡。相比之下，维生素C增强了正常细胞中的RelB表达，RelB的上调是维生素C通过上调抗氧化酶和清除ROS的线粒体功能保护正常组织免受放射毒性的主要机制，提高了正常细胞抗辐射损伤的抗氧化和代谢防御能力。

维生素C在放射治疗实施前应至少20min开始输注，以保证癌细胞内维生素C的浓度。维生素C增强了辐射诱导的肿瘤细胞中克隆形成存活率的降低和双链DNA断裂，但在正常细胞中没有增强。另外，辐射损伤对小肠的临床影响表现为绒毛变钝、隐窝细胞丢失和胶原沉积。仅辐射导致91%的线粒体受损，其特征是肿胀、空泡化、嵴结构丧失和膜破裂。维生素C放射增敏肿瘤并在受辐射的肿瘤组织中充当促氧化剂，但在受辐射的正常组织中可能充当抗氧化剂，因此辐射诱导的肠道损伤、胶原沉积和氧化应激也减少了。这表明，HVCT联合放射疗法治疗局部晚期癌症是安全的，并且耐受性良好，并具有明显疗效提示。

2014年Huriye Senay Kiziltan等报告HVCT治疗骨转移瘤的疗效。该研究于2010—2012年在Bezmialem Vakif大学医学设施的放射肿瘤科进行。11例骨转移的癌症患者对标准癌症治疗无反应，在接受了总共3000 cGy的放射治疗后，他们经历了以下问题：①疼痛加剧；②转移部位增加；③总体健康状况恶化。11例患者在1h内接受2.5g维生素C生理盐水溶液，输注3～10次，每次间隔1周，使用ECOG性能量表和视觉模拟量表评估性能和疼痛。服用维生素C的参与者中，疼痛的平均减轻量为55%，中位生存时间为10个月。放疗后使用维生素C治疗的骨转移患者在预后和生活质量方面均有显著提升。

### 三、HVCT、放化疗结合治疗

2018年Matthew S Alexander等放疗＋吉西他滨治疗胰腺癌，放疗期间每天50～100g，6周。14例完成治疗。与该研究机构平均水平（21.7个月比12.7个月，$P$＝0.08）和E4201试验（21.7个月比11.1个月）相比，HVCT提高了总存活率的中位数。接受HVCT的受试者的无进展存活率也高于该机构的平均水平（13.7个月比4.6个月）和E4201试验（6.0个月）。总生存期疗效提高1.7～1.95倍，无进展生存期提高2.28～2.98倍。

Joshua D Schoenfeld等2017年采用放疗和替莫唑胺联合HVCT 13例胶质瘤，放疗期放疗（61.2Gy，34次）、替莫唑胺（每日75mg/m²，最多49d），维生素C（剂量15～125g，每周3次，共7周）；辅助治疗阶段：6个周期，每周期28d；替莫唑胺（可耐受的前提下，每次用药剂量增加至200mg/m²），维生素C（每周2次，剂量递增至血药浓度20mM，约85g输注）。2例患者被排除，其余患者截至报道时无进展生存期13.3个月（中位数9.4个月），平均总生存期21.5个月（中位数18.2个月）。

2020年Junwen Ou等治疗97例非小细胞性肺癌患者，1组：HVCT＋调制电热疗（MEHT）＋最佳支持治疗（BSC）。2组：BSC。组1MEHT的同时接受1g/（kg·d）的HVCT，每周3次，共25个疗程。中位随访24个月后，联合治疗组PFS和OS较单用BSC组显著延长（PFS：3个月比1.85个月；OS：9.4个月比5.6个月）。尽管疾病已进入晚期，活动期患者的生活质量仍显著提高。治疗组3个月后疾病活动控制率为42.9%，对照组为16.7%。HVCT和MEHT可改善晚期NSCLC患者的预后。

2015年Ayse Günes-Bayir报道39例不同类型骨转移癌症患者，维生素C组：每天2.5g静脉注射，非维生素C组：化疗或空白。所有患者均对放疗有耐药性。15例接受化疗的患者和15例接受2.5g维生素C输注的患者纳入研究。9例对照组患者既不接受化疗也不接受维生素C治疗，采用东部肿瘤合作组性能状态量表（ECOG）和视觉模拟量表（VAS）来确定性能状态和疼痛评估，定义患者的生存时间和生存率。对各组结果进行统计学分析比较。维生素C组4例和化疗组1例患者工作状态升高，对照组工作状态下降。在维生素C组的患者中，疼痛减少的中位数为50%。接受维生素C治疗的患者的中位生存时间为10个月，而化疗组和对照组的中位生存时间为2个月。与其他未接受静脉注射维生素C的患者相比，静脉注射维生素C似乎减轻了患者的疼痛。使用维生素C可提高患者的工作状态和生存率。（维生素C组总生存10个月，非维生素C组2个月。维生素C组9/15疼痛减轻，非维生素C组5/24疼痛减轻。

## 四、大剂量维生素C联合靶向药物治疗

1.大剂量维生素C与PARP抑制剂联合治疗　维生素C诱导的DNA损伤可以发生在体外促氧化浓度（1mM），以及能够调节α-KGDs酶活性的浓度（0.25～1mM）。在后一种情况下，维生素C诱导的DNA损伤源于其提高5hmC水平的能力。近年来，一些研究证实了5hmC作为最稳定的氧化5mC中间体在DNA去甲基化过程中的基础性作用。如前所述，低5hmC水平被报道为TET调控异常的标志，维生素C被发现可以增强TET活性，模拟低甲基化剂的作用。在肿瘤组织中，与正常组织相比，通常检测到较低的5hmC水平，这归因于肿瘤缺氧条件下TET活性的下调，因为TET功能需要O$_2$。其他可以解释肿瘤DNA中5hmC含量低的途径包括：①存在DNA甲基转移酶1（DNMT1）活性缺陷的情况下，通过细胞分裂进行被动稀释；②基因突变或TET蛋白"去定位"导致TET活性的变化。

已知维生素C可诱导单链断裂，并通过TET介导的DNA氧化激活BER通路。此外，5hmC在停滞复制叉上的存在作为BER成分APE1（无嘌呤和无嘧啶核酸内切酶1）的招募标记。在BRCA2缺陷小鼠细胞模型中，Kharat和同事证实，低水平的5hmC和TET2表达与停滞复制叉的稳定性增加和对PARP抑制剂的耐药性增加有关。PARP抑制剂是一类被批准的抗癌药物，用于治疗因种系和体细胞突变或参与DNA双链断裂修复的同源重组系统的基本成分（如*BRCA1*或*BRCA2*）的表观遗传改变而导致DNA修复缺陷的肿瘤。PARP抑制剂诱导的PARP1在DNA损伤位点的诱捕阻碍了复制叉的进程，而暂停的复制叉的修复和（或）重新启动需要完全活跃的同源重组。在同源重组缺陷细胞中，干预易出错的DNA修复过程（如非同源端连接）可诱导基因组不稳定和重排，最终导致肿瘤细胞死亡和合成致死性。

此外，PARP1捕获会引发暂停复制叉的过度分叉降解，导致分叉塌陷和DNA双链断裂。在此基础上，在缺乏*BRCA*的肿瘤中，保护停滞的复制叉可能有助于对PARP抑制剂产生耐药性。在TET2功能缺陷和随之而来的低5hmC水平的情况下，停滞复制叉上APE1的募集受到损害，这阻碍了停滞复制叉的降解。在此背景下，研究发现，暴露于维生素C可以通过TET2活性增加5hmC，方法是恢复停滞复制叉上APE1的招募并诱导其降解。然而，还需要更多的研究来确定维生素C是否通过增加5hmC水平，有助于恢复对PARPi或其他涉及同源重组系统的诱导DNA损伤反应的化疗药物（如顺铂）的耐药肿瘤的敏感性。

2.维生素C与化学治疗的索拉非尼具有协同作用　索拉非尼引起线粒体去极化，并阻止线粒体钙螯合，随后添加维生素C进一步降低了细胞钙稳态，从而促进了细胞死亡。

3.与肿瘤血管抑制剂联合治疗　西妥昔单抗诱导从糖酵解到氧化磷酸化的转换（糖酵解抑制）使癌细胞更容易受到维生素C诱导的氧化应激的影响。随后维生素C对铁库的动员和ROS介导的应激反应最终导致膜脂损伤和细胞死亡，表5-1。

表5-1 HVCT联合治疗取得较好疗效的临床试验

| 肿瘤类型 | 用药 | 维生素C给药剂量 | 效果 |
|---|---|---|---|
| 胰腺癌 | 吉西他滨＋埃罗替尼＋HVCT | 50～100g，3次/周，8周 | 8/9例肿瘤缩小 |
| | 吉西他滨＋HVCT | 70～100g，3次/周，4周 | 安全、可耐受、提示有效：PFS、OS高于平均水平，最大耐受剂量为100g，推荐Ⅱ期剂量为75g OS：（21.7个月比11.1个月） ·E4201研究证实，对于局部晚期疾病，50.4Gy放射治疗加吉西他滨是优于单独使用吉西他滨的方案，总生存期从9.2个月增加到11.1个月，此实验结果显示为21.7个月 PFS也高于我们的机构平均水平（13.7个月比4.6个月）和E4201试验（6.0个月） |
| | 臂1：HVCT＋GFLIP/G-FLIP-DM 臂2：G-FLIP/G-FLIP-DM | 75～100g，每周12次，G-FLIP每2周进行1次，直到进展 | 安全且耐受性良好 能减轻标准治疗20%～40%的严重毒性 |
| 非小细胞肺癌 | 臂1：HVCT＋mEHT＋BSC 臂2：单独的BSC | 1g/kg，1.2g/kg或1.5g/kg，3次/周，8周 | 实验组PFS、OS显著延长；QoL提升提高疾病控制率和客观反应率 联合治疗的无进展生存期（PFS）和总生存期（OS）较单独BSC显著延长（PFS：3个月比1.85个月；OS：9.4个月比5.6个月）。尽管疾病处于晚期，但活动臂的生活质量显著提高。治疗后3个月疾病控制率活动组42.9%，对照组16.7% |
| 进展期癌症 | HVCT＋标准细胞毒性药物治疗 | 1.5g/kg，2～3次/周 | 无毒，一般耐受性良好 在胆道、宫颈癌和头颈部癌症患者可见高度有利的反应 结肠直肠癌患者没有受益 |
| 胶质瘤 | HVCT＋RT＋替莫唑胺 | 辐射期：15～125g，每周3次，7周 佐剂期：剂量递增直至血浆水平达到20mM，每周2次，28周 | 与历史对照相比，有更好的OS和PFS（仅限RT＋TMZ） 87.5g组的维生素C血浆水平达到20mM；在高剂量组中实现了收益递减。中位无进展生存期（PFS）为9.4个月，中位OS为18个月。未检测到MGMT启动子甲基化的受试者（$n=8$），中位PFS为10个月，中位OS为23个月 |

续表

| 肿瘤类型 | 用药 | 维生素C给药剂量 | 效果 |
|---|---|---|---|
| 卵巢癌 | 臂1：HVCT＋卡铂＋紫杉醇<br>臂2：卡铂＋紫杉醇 | 75～100g，目标峰值血浆浓度为350～400mg/dl（20～23mM），每周2次，持续12个月（其中前6个月与化疗联合使用） | 与不含维生素C的对照组相比，PFS延长、毒性显著降低；有改善中位OS的趋势<br>ClinicalTrial.gov |
| 结直肠癌 | 臂1：HVCT＋FOLFOX＋贝伐珠单抗<br>臂2：FOLFOX＋贝伐珠单抗 | 臂1：1.5g/kg（从第1天到第3天静脉注射，持续3h）＝mFOLFOX6，联用或不联用贝伐珠单抗。每2周重复<br>臂2：mFOLFOX6联合或不联合贝伐珠单抗治疗，每2周1次，静脉注射。共给药12周 | 实验组的无进展生存期（PFS）并不优于对照组［中位PFS，8.6个月 vs. 8.3个月。实验组和对照组的客观缓解率（ORR）和总生存期（OS）相似（ORR，44.3% vs. 42.1%；OS中位数分别为20.7个月和19.7个月；$P＝0.7$）。KRAS突变患者的PFS明显更长（中位PFS，分别为9.2个月和7.8个月）］ |

（饶本强　陶小妹　王诗婉）

## 第三节　肿瘤大剂量维生素C联合免疫检查点抑制剂治疗

免疫学迄今已有百余年历史，早在18世纪，科学家就提出了利用患者自身免疫系统对抗肿瘤的设想，即"肿瘤免疫编辑学说"。在免疫系统和肿瘤的相互作用中免疫系统发挥双重作用，在肿瘤发展过程中免疫系统会依次出现免疫清除、免疫平衡和免疫逃逸3个阶段，免疫系统既发挥抗肿瘤效应，同时又对其进行压力选择，使得肿瘤细胞发生免疫重塑导致肿瘤发生发展。2011年 *Nature* 杂志上发表了"免疫治疗时代已经到来"署名文章。2013年，在 *Science* 杂志的年度最重要科学突破榜单中，癌症免疫疗法高居榜首，治疗的标靶是机体的免疫系统而不是直接针对肿瘤细胞，其中PD-1/PD-L1信号通路已成为新免疫治疗靶点，其抑制剂目前已在多种恶性肿瘤中应用。

近几年来，随着免疫检查点相关研究日益深入，PD-1/PD-L1抑制剂免疫疗法在多种肿瘤治疗中都表现出了持久而稳定的抗肿瘤作用。但是，从目前的数据来看，PD-1/PD-L1抑制剂其有效率相对较低（mOS提高20%～50%），而且获益人群有限，PD-1、PD-L1表达阳性、微卫星高度不稳定和（或）错配修复缺陷和充满T细胞的热肿瘤才对PD-1/PD-L1抑制剂敏感，而且还存在药物耐药、不良反应甚至出现超进展（hyperprogressive disease，HPD）等问题和挑战。使用联合疗法是改善这些问题的趋势，包括单抗＋单抗、单抗＋化疗、单抗＋小分子靶向药、PD-1/PD-L1抑制剂＋吲哚胺2,3-双加氧酶（indoleamine2,3-dioxygenase，IDO）抑制剂联合疗法，以及有报道的靶向肿瘤相关抗原的有效治疗性疫苗与抗PD-1联合使用。我们在肿瘤患者用大剂量维生素C治疗过程中发现，PD-1/PD-L1抑制剂联合大剂量维生素C治疗能获得更高的效果和更好的安全性，值得更大样本的临床应用研究。

## 一、HVCT联合免疫检查点抑制剂治疗的理论基础

肿瘤在发生发展过程中建立了完善的免疫逃逸机制，包括上调肿瘤细胞、CD8$^+$细胞毒性T淋巴细胞（cytotoxic，lymphocyte，CTL）、巨噬细胞和树突状细胞（Dendritic Cell，DC）的抑制性检查点和免疫抑制细胞（调节性T淋巴细胞Treg和骨髓来源的免疫抑制细胞MDSC）。免疫检查点是抑制免疫反应以维持免疫耐受并调节免疫反应时间和程度的重要途径，肿瘤激活免疫检查点可抑制抗肿瘤免疫，如肿瘤细胞上的程序性死亡蛋白配体-1（Programmed death ligand-1，PD-L1）结合到T细胞上的程序性死亡蛋白-1（Programmed death-1，PD-1）可以使肿瘤细胞避免被CTL杀死。免疫检查点抑制剂成为迄今为止抗肿瘤免疫治疗最显著的标志性成果，也真正使肿瘤治疗进入免疫治疗时代。高PD-1表达是免疫细胞活化的标志物，但同时也是效应淋巴细胞活化表型标志物，PD-L1在免疫细胞、内皮细胞和肿瘤细胞的表达通常被认为是免疫抑制的标志物。PD-L1的表达受肿瘤微环不同因素诱导，如缺氧和γ-干扰素（IFN-γ）。但是，临床实践表明，仅15%～20%的肿瘤患者对免疫检查点抑制剂治疗有响应，大多数肿瘤对之无效或存在抵抗，重要原因之一是肿瘤微环境异常，譬如，肿瘤血管异常使肿瘤组织内浸润的细胞毒性淋巴细胞密度低。血管正常化可以逆转肿瘤内部结构和功能异常的新生血管，改善肿瘤微环境组织间隙高压、低氧和酸中毒，提升组织灌注和T细胞浸润，增强免疫检查点抑制剂疗效等（图5-1）。

1. **维生素C提高PD-L1/PD-L1表达**　肿瘤细胞高表达PD-L1是肿瘤逃避免疫重要机制，并且许多高表达PD-L1的肿瘤对免疫检查点抑制剂的反应性更好。为了判断维生素C对肝癌细胞PD-L1表达的影响，海军军医大学王红阳教授团队在体外使用高浓度维生素C处理小鼠肝癌细胞系Hepa1-6，Western blot检测PD-L1总蛋白、qRT-PCR检测PD-L1转录水平。结果发现，高浓度维生素C可以提高Hepa1-6小鼠肝癌细胞PD-L1的总蛋白表达和转录水平。表达在肿瘤细胞表面的PD-L1通过结合其在激活的T淋巴细胞

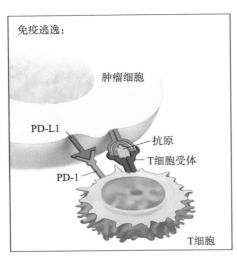
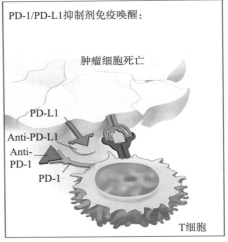

**图5-1　PD-1免疫检查点抑制剂的作用机制**

表面的受体PD-1来实现其免疫抑制作用，同样，抗PD-L1抗体发挥作用也主要依赖于肿瘤细胞表面的PD-L1表达。为了检测高浓度维生素C能否增加肝癌细胞表面PD-L1的表达，他们用流式细胞术检测肝癌细胞膜表面PD-L1表达。结果发现，高浓度维生素C可以增加肝癌细胞膜表面PD-L1的表达。此外，维生素C在体外同样也能提高人肝癌细胞系MHCC-97H的PD-L1表达。然后，为了确认大剂量维生素C在体内对小鼠肝癌PD-L1的影响，将小鼠Hepa1-6肝癌细胞接种于C57BL/6小鼠皮下，在肿瘤形成后，给予大剂量维生素C（4g/kg，腹腔注射，每日2次）。2周后处死小鼠，并分离出皮下肿瘤并进行Western blot检测。相比对照组，大剂量维生素C可以显著提高PD-L1表达。免疫组化小鼠肝癌组织样本中PD-L1的表达也得到了类似的结果。

　　由于维生素C在体内和体外都能够促进肝癌细胞PD-L1的表达，因此大剂量维生素C除了可以直接杀伤肿瘤细胞，还可能可以增强抗PD-L1抗体的治疗效果。采用小鼠皮下荷瘤模型中，对比了单用抗PD-L1抗体治疗（75μg，腹腔注射，每3天1次）和大剂量维生素C联合使用抗PD-L1抗体的治疗效果。结果发现，在联合治疗2周后，联合治疗组小鼠肝癌的生长速度明显缓于单用抗PD-L1抗体组。另外，联合治疗组肿瘤的体积和重量也明显小于单用抗PD-L1抗体组。为了进一步证实大剂量维生素C增强抗PD-L1抗体治疗效果的现象，通过构建小鼠肝原位荷瘤模型，对比单用抗PD-L1抗体治疗和联合使用大剂量维生素C和抗PD-L1抗体的治疗效果。与皮下荷瘤模型结果类似，在联合治疗2周后，联合治疗组的肿瘤体积明显小于单用抗PD-L1抗体组和单用维生素C组。上述结果表明，大剂量维生素C可以在体内和体外促进PD-L1表达并且可以增强抗PD-L1抗体治疗效果，图5-2。

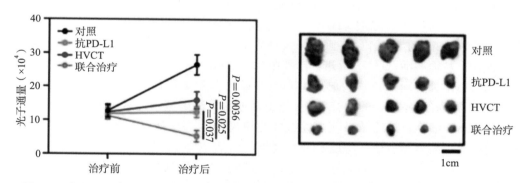

**图5-2　大剂量维生素C在体内和体外均可以促进肝癌细胞PD-L1的表达并且增强抗PD-L1抗体的疗效**

　　2. 大剂量维生素C治疗使肿瘤由冷肿瘤转变为"热"肿瘤　肿瘤浸润T淋巴细胞（tumor infiltrating lymphocyte，TIL）的存在与持续的免疫反应有关，其密度是预测PD-1或PD-L1特异性抗体疗效的重要指标之一。为了进一步探究了高浓度维生素C对抗PD-L1抗体疗效的增强作用是否通过影响TILs起作用的。通过流式细胞术检测和IHC检测发现，大剂量维生素C处理后可使肿瘤浸润的CD8$^+$T淋巴细胞的比例和数量显著增多。通过清除小鼠肿瘤模型中的CD8$^+$T细胞，CD8$^+$T细胞的清除效果经过流式检测验证，进一步研究大剂量维生素C增强抗PD-L1抗体疗效的功能是依赖于CD8$^+$T细胞的。结果发现，与IgG对照组相反，清除小鼠体内CD8$^+$T细胞后，大剂量维生素C组联合抗PD-L1抗体对肿瘤的抑制作用和单用抗PD-L1抗体相比无明显差别。因此，在没有CD8$^+$T细胞存在的情况下，大剂量维生素C并不能增强抗PD-L1抗体对肝癌的疗效。上述实验结果提示，大剂量维生素C可以使肝癌浸润的CD8$^+$T淋巴细胞增多，从而使其转变为"热"肿瘤，并且其增强抗PD-L1抗体疗效的功能依赖于CD8$^+$T细胞。

3. 大剂量维生素C激活肿瘤细胞cGAS-STING通路　细胞毒性药物可以对肿瘤细胞造成DNA损伤，激活肿瘤细胞的cGAS-STING通路。cGAS-STING通路是主要由细胞质内的DNA激活的影响先天性免疫系统的重要通路之一。cGAS是一种可以启动先天性免疫系统的DNA感受器，cGAS可以合成第二信使环鸟-腺二核苷酸（cyclic guanosine monophosphate-adenosine monophosphate，cGAMP）来结合和激活干扰素刺激因子（STING）。cGAMP和STING结合后可以通过先天免疫激酶TANK结合激酶1（TBK1）磷酸化干扰素调节因子3（IRF3），磷酸化的IRF3则可以通过其转位入核作用来启动下游促炎基因的转录。为了进一步探究高浓度维生素C使肝癌变"热"的机制，王红阳等首先检测维生素C是否通过影响经典的免疫通路cGAS-STING通路。Western blot和qRT-PCR检测结果显示高浓度维生素C处理可上调小鼠肝癌细胞cGAS的蛋白水平和转录水平的表达。在人肝癌细胞系中也存在类似现象。此外，在小鼠皮下荷瘤模型中，发现大剂量维生素C治疗也可以使cGAS蛋白表达水平显著升高。进一步探究维生素C是否影响cGAS的酶学功能。通过Elisa实验结果发现，肝癌细胞在大剂量维生素C处理后，cGAS的产物cGAMP的含量相较于未处理组显著增加。因此，大剂量维生素C不仅上调肝癌细胞cGAS的表达，而且可以增强其酶学功能。大剂量维生素C对肿瘤的杀伤作用主要通过产生ROS，进而导致DNA损伤，因此推测维生素C激活cGAS的机制也与ROS有关。加入ROS清除剂（NAC），结果发现NAC可以逆转维生素C在蛋白水平和转录水平对cGAS的上调作用。因此，大剂量维生素C可以通过产生ROS，使肝癌细胞DNA损伤，从而激活cGAS，促进其产物第二信使cGAMP的分泌。

4. cGAMP激活血管内皮细胞STING通路促进血管正常化　肿瘤细胞cGAS合成的cGAMP主要结合并激活下游的STING分子，进而促进Ⅰ型干扰素（IFN）分泌，招募和激活CD8$^+$T细胞，最终诱导获得性抗肿瘤免疫反应。然而，STING在肿瘤实质细胞中表达较低，甚至不表达，所以STING通路的激活主要发生在非实质细胞中。最近研究表明肿瘤血管内皮细胞高表达STING，并且STING通路的激活对肿瘤血管正常化和抗肿瘤免疫至关重要。因此，有必要进一步探究大剂量维生素C激活肝癌细胞分泌的cGAMP是否可以激活血管内皮细胞的STING通路。首先，外源性地添加cGAMP直接刺激小鼠内皮细胞系SVEC4-10，Western blot结果显示STING的下游靶点TBK1被磷酸化激活。鉴于大剂量维生素C处理可以促进肝癌细胞分泌cGAMP，用预先被大剂量维生素C处理过的肝癌细胞的上清，间接刺激SVEC4-10细胞，结果发现TBK1同样被明显激活。然而，如果直接采用大剂量维生素C刺激内皮细胞，其STING下游靶点TBK1的磷酸化并不显著。因此，大剂量维生素C刺激肝癌细胞后产生的cGAMP可以激活内皮细胞的STING通路。免疫细胞向肿瘤组织的募集依赖于肿瘤血管系统对黏附分子和趋化因子的上调，这被称为内皮激活。内皮激活是血管正常化的重要标志之一。研究发现，cGAMP和维生素C处理后的肝癌细胞上清均能显著上调内皮细胞中血管稳定基因（如 *Cdh5*、*Angpt1*、*Pdgfrb*、*Mcam* 和 *Col4a*）的表达，而直接使用维生素C刺激内皮细胞并不能得到类似结果。为进一步验证维生素C在体内对内皮细胞激活的作用，在小鼠肝癌皮下荷瘤模型中，同样发现，相比于对照组，大剂量维生素C治疗组的血管稳定基因和内皮细胞-淋巴细胞黏附分子（Icam、Vcam、Sele 和 Sell）的转录水平表达上调，而血管不稳定基因变化不明显。此外，血管周细胞覆盖率是血管结构完整和正常化的另一关键标志。通过两种不同细胞的IHC双染方法（CD31阳性内皮细胞被染成棕色，SMA阳性周细胞被染成粉色），发现大剂量维生素C处理可以显著增加肝癌血管内皮细胞外围周细胞的覆盖率。因此，血管内皮细胞的STING通路被高浓度维生素C间接激活后可以促进肝癌血管结构稳定和淋巴细胞黏附分子的表达，导致血管正常化，从而增加T细胞浸润。

5. 癌细胞cGAS和内皮细胞STING激活促进CD8$^+$T细胞浸润　为了进一步在肝癌临床样本中验证肝癌实质细胞cGAS和内皮细胞STING的表达与CD8$^+$细胞浸润程度的关系，采用了含104例HCC的组织芯片，并检测了cGAS、STING、CD31和CD8的表达。研究发现，肝癌细胞的cGAS表达水平与CD8$^+$T细胞的浸润数量呈正相关。此外，与最近的乳腺癌和结肠癌中的结果类似，肝癌实质细胞极少表达STING，而血管内皮细胞高表达STING。重要的是CD8$^+$T细胞在肿瘤血管高表达STING的组织中浸润明显增多，且与内皮细胞STING表达水平呈正相关关系。另外，The Cancer Genome Atlas（TCGA）（https：//portal.gdc.cancer.gov/）数据库的分析结果也提示临床肝癌样本中不仅cGAS与CD8的表达水平呈正相关，而且STING的表达也与CD8呈正相关，并且STING还与血管内皮细胞标志物CD34的表达呈正相关，进一步证实STING主要表达于血管内皮细胞中，且与CD8$^+$T细胞的浸润密切相关。

6. STING抑制剂拮抗大剂量维生素C与PD-L1抗体协同效应　为了进一步验证STING通路激活在大剂量维生素C对抗PD-L1抗体疗效增强中的作用，我们采用STING特异性抑制剂C-176。在小鼠肝癌皮下荷瘤模型中，我们在大剂量维生素C联用抗PD-L1抗体的基础上，添加STING特异性抑制剂C-176处理。结果发现，C-176处理本身对肿瘤生长影响不明显，但是在抑制STING后，大剂量维生素C联用抗PD-L1抗体组的治疗效果与单用维生素C或单用抗PD-L1抗体组之间肿瘤的生长和重量无显著差异，说明高浓度维生素C对抗PD-L1抗体疗效的增强作用被C-176逆转。在STING被抑制的情况下，大剂量维生素C对血管稳定相关基因和淋巴细胞黏附分子的表达上调作用也被明显抑制，提示肿瘤血管无法正常化。因此，大剂量维生素C促进肝癌血管正常化，从而增强免疫检查点抑制剂的治疗效果的机制依赖于内皮细胞STING通路的激活。

## 二、肿瘤患者用大剂量维生素C联合免疫检查点抑制剂治疗黑色素瘤临床前实验研究

Markus Burkard 等开展了大剂量维生素C联合免疫检查点抑制剂治疗黑色素瘤临床前研究。首先研究大剂量维生素C对B16F10黑色素瘤培养细胞的作用，包括大剂量维生素C对B16F10细胞系的毒性作用和ROS生成的影响；C57BL/6NCrl小鼠右侧皮下注射B16F10建立荷瘤小鼠模型，用大剂量维生素C（3g/kg体重，每日注射）腹腔注射和（或）PD-1抗体2mg/kg治疗，每周2次，探究大剂量维生素C联合免疫检查点抑制剂对

黑色素瘤的治疗作用和机制。

为了评估大剂量维生素C的直接作用，用不同浓度的维生素C（0～5mM）治疗B16F10细胞，≥2mM的维生素C孵育24h后显著地降低了细胞活力，而≥3mM的维生素C盐将B16F10细胞的活力降低到阈值的50%，提示相关的抗肿瘤作用。为了确定大剂量维生素C必须与B16F10细胞接触多长时间才能产生相关的抗肿瘤作用效果，B16F10细胞用0～5mM浓度维生素C处理，详细分析从2mM开始大剂量维生素C处理4h后具有的抗增殖作用，结果显示，作用24h后才开始产生细胞毒性，36h达到高峰值。动物实验显示，大剂量维生素C、PD-1抑制剂或联合用药组肿瘤均明显减小，联合应用有显著协同作用见图5-3，图5-4。

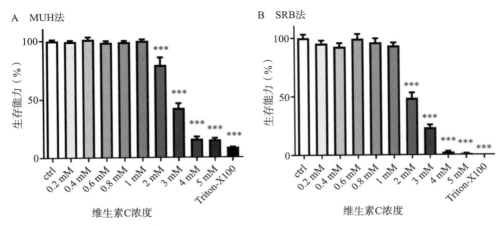

**图5-3  HVCT诱导小鼠黑色素瘤细胞生长抑制**

鼠黑色素瘤细胞暴露于不同量的维生素C盐（0～5mM）中。小鼠黑色素瘤细胞的生存能力在维生素C≥2mM时显著降低。所示为五个独立实验的平均值±SD。MUH.4-甲基伞形基庚酸酯；SD.标准偏差；SRB.磺基罗丹明B；Triton X-100.免疫染色通透液。（Burkard，Markus et al. 2023）

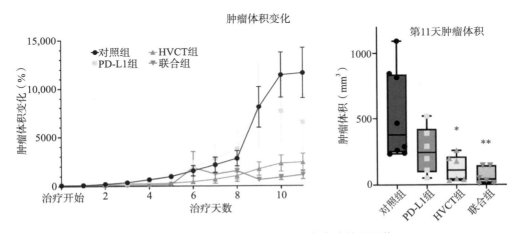

**图5-4  HVCT联合抗PD1治疗黑色素瘤效果显著**

维生素C每天3g/kg腹腔注射，抗PD1治疗（2mg/kg腹腔注射，每周两次）

## 小结

近年来，以抗PD-1/PD-L1抗体为代表的肿瘤免疫检查点抑制剂治疗取得了重大突破，并且已被批准用于多种恶性肿瘤的临床治疗。然而，肿瘤免疫治疗仍然面临巨大的挑战。解决大多数肝癌患者对免疫检查点抑制剂的无效或者抵抗的问题迫在眉睫。目前在单独使用抗PD-L1抗体治疗效果不佳的肿瘤类型中，许多研究正在通过联合使用其他治疗手段来增强抗PD-L1抗体的疗效。我们的研究证明了大剂量维生素C可以通过DNA损伤作用促进小鼠肝癌细胞cGAS激活，分泌cGAMP激活内皮细胞中的STING通路，使肿瘤血管正常化，促进T细胞的浸润，从而增强抗PD-L1抗体的疗效。因此，大剂量维生素C可以作为血管内皮细胞STING的激动剂来联合免疫检查点抑制剂治疗肝癌或其他类型肿瘤，以期达到更佳的疗效。STING诱导的血管正常化涉及肿瘤微环境的多个彼此紧密地交织在一起的成分。其中，Ⅰ型IFN是STING诱导的血管正常化的关键效应分子。IFN-β是有效的抗血管生成因子，可以抑制内皮细胞增殖、存活和毛细血管网络的形成，并且可以通过上调血管生成素-1，诱导肿瘤血管成熟。我们的研究结果发现，大剂量维生素C可以激活Ⅰ型IFN通路，并伴随血管稳定基因表达的上调。另外，高浓度维生素C处理后，肿瘤血管周细胞覆盖范围增加，血管结构和基底更加完整，进而促进细胞毒性T淋巴细胞在肿瘤内浸润，并增加组织灌注，减轻肿瘤微环境中的缺氧等恶性特征。值得注意的是STING特异性抑制剂C-176阻断Ⅰ型IFN通路可以完全逆转大剂量维生素C诱导的血管稳定基因和淋巴细胞黏附分子的上调，表明STING在高浓度维生素C诱导的血管正常化中起关键作用。在肿瘤微环境的各种基质细胞成分中，内皮细胞可能是大剂量维生素C激活STING的关键细胞成分。首先，内皮细胞与其他基质细胞相比，有较高的STING表达。而且，它们会在STING通路激活后，以自分泌或旁分泌的方式，分泌IFN-β直接作用于内皮细胞。此外，鉴于大多数恶性肿瘤是高度血管化的肿瘤，含有丰富的血管内皮细胞，内皮细胞可能不仅是Ⅰ型IFN的主要来源，而且也是Ⅰ型IFN在肿瘤微环境中最重要的靶标。王红阳等通过临床肝癌样本分析发现STING在肝癌实质细胞中几乎不表达，而在血管内皮细胞中高表达，并且与T细胞的浸润程度呈正相关，进一步验证了血管内皮细胞的STING通路与肿瘤免疫的重要关系。然而，DC和巨噬细胞等免疫细胞普遍存在于肿瘤微环境当中，并且也可以参与STING介导的肿瘤微环境重编程。因此，高浓度维生素C是否对其他免疫细胞的功能具有调节作用，从而影响抗肿瘤免疫和免疫治疗的疗效还有待进一步研究。另外，本研究局限于肝癌，高浓度维生素C联合免疫检查点抑制治疗其他类型肿瘤是否也能获得更好的效果也需深入探究。基于大剂量维生素C的组合免疫疗法除了具有更佳的疗效外，还具有最小化与全身治疗有关的毒性的优势。联合抗PD-1和抗CTLA-4抗体的免疫疗法已经在各种恶性肿瘤显示出优于单一疗法，但有时会引起系统性免疫的协同过度激活，甚至导致致命的毒性作用。鉴于大剂量维生素C具有安全和毒性作用小的优点，基于维生素C的组合免疫疗法可以降低免疫治疗的全身性毒性作用。总之，大剂量维生素C可以通过促进肝癌细胞cGAS激活并分泌cGAMP，进而激活内皮细胞STING，导致肿瘤血管正常化，从而增加T细胞浸润，最终增强免疫检查点抑制剂的疗效。本研究证实了高浓度维生素C联合免疫检查点抑制剂治疗肝癌的协同作用，为临床肝癌治疗提供更加有效的新策略，但仍需进一步的临床试验。

（饶本强　路　帅　陶小妹）

# 第四节　肿瘤大剂量维生素C正分子疗法

大剂量静脉注射维生素C疗法的提出者鲍林曾在1968年提出"正分子医学"（Orthomolecular Medicine），是指依靠调节人体内正常出现的并为健康所需物质的浓度，优化人体生化内环境，令身体保持良好的健康状态或治疗已出现的疾病。正分子包括维生素、氨基酸、矿物质、脂肪酸等，提供足量正分子可以纠正体内生化异常，调节机体代谢稳态，从而预防或治疗某些疾病。肿瘤患者用大剂量维生素C治疗正是一种正分子疗法，还可联合应用其他正分子治疗起到协同抗肿瘤效果。

## 一、HVCT联合微量元素治疗

微量元素有数十余种，指的是在人体中含量低于人体质量0.005% ~ 0.01%的元素。14种人体必需微量元素分别为铁、铜、锰、锌、钴、钼、铬、镍、钒、氟、硒、碘、硅、锡。微量元素含量虽少作用却大，它们在人体中参与酶、激素、维生素和核酸的代谢过程。微量元素主要生理功能除了协助输送宏量元素之外，还作为多种酶的组成成分或激活剂及辅助多种激素、维生素在人体各大系统的正常运转中起重要作用。部分微量元素具有影响核酸代谢功能，这使得微量元素作为肿瘤患者用大剂量维生素C强化治疗成为可能。肿瘤患者微量元素缺乏情况常见，或许与患者代谢异常、膳食补充不足、癌症消耗等原因相关，适当、适量补充微量元素本身对癌症具有一定的防治作用。

1.铁　HVCT抗肿瘤机制中的关键环节——过氧化应激，具有细胞内铁依赖性——肿瘤细胞内不稳定铁池中的二价铁离子含量或许决定着Fenton反应产生活性氧的含量，间接调控抗肿瘤效果。铁离子位置的不同对HVCT作用不同——细胞外铁离子消耗细胞外过氧化氢，削弱HVCT抗肿瘤效果。

HVCT抗肿瘤效果依赖于肿瘤细胞内部的$Fe^{2+}$（而非细胞外）含量：静脉注射大剂量维生素C（VC）可诱导细胞外$H_2O_2$进入肿瘤细胞，抑制肿瘤生长。但肿瘤细胞外活性铁离子通过Fenton反应分解$H_2O_2$，限制了治疗效果。在这方面，Nobuhiro Nishiyama最近开发了一种聚合物铁螯合剂，可以灭活肿瘤内的不稳定铁离子，防止VC诱导的$H_2O_2$的不利分解，增强对DNA的促氧化损伤，诱导培养的癌细胞凋亡。即使在体内研究中，聚合物铁螯合剂也能显著提高VC在小鼠皮下DLD-1和CT26肿瘤中的抗肿瘤作用，而传统铁螯合剂则不能。这项工作表明了调节肿瘤相关铁离子在高剂量VC治疗中的重要性，并有助于更好地理解其机制。

在大剂量维生素C治疗前适当补充维生素C可以提高大剂量维生素C的抗肿瘤疗效，但补铁时机非常重要，应在HVCT给药前完成。已知补铁1周左右，可使血红蛋白轻微上升，肿瘤细胞内不稳定铁池升高，进而强化维生素C的疗效。但精准的补铁时间、剂量仍有待研究。癌细胞中具有较高活性金属水平会增加羟基自由基的形成，从而导致DNA损伤，增加癌症治疗中铁蔗糖制剂（病情分析：蔗糖铁注射液主要成分是蔗糖铁，形状是棕褐色的胶体溶液。在临床上主要的适应证就是适用于口服铁剂效果不好、需要静脉铁剂治疗的患者，比如口服铁剂不能耐受，口服铁剂有明显非常大的反应，很多患者不能耐受这种胃肠道反应，口服铁剂吸收不好的人群，都需要使用蔗糖铁注射剂来进行补铁的治疗。蔗糖铁注射液主要的药理作用就是蔗糖铁注射液多为多核的氢氧化铁、蔗糖复合溶液、多核氢氧化铁也就是三价铁，核心表面被大量的非共价结合蔗糖分子所包围，从而形成平均分子量为43的复合物。这种大分子结构通常来讲，可以避免从肾被消除，这种复合物结构稳定，在生理条件下不会释放出铁离子。这种多核的核心的铁被环绕的结构和生理状态下的铁蛋白结构类似，使用本品会引起人体的生理的改变，其中包括对于铁的摄入的改变，所以独立性低，治疗指数约为30。）的补充对于增加癌细胞氧化应激有促进作用。铁的位置（细胞外与细胞内）似乎会导致不同的毒性，如果在形成$H_2O_2$时细胞外中存在过量的铁，则该铁可以与$H_2O_2$反应将其去除，从而降低对细胞的毒性。因此，细胞内铁含量是维生素C抗癌作用的关键决定因素，在抗癌治疗中可以适当补充铁蔗糖制剂，但不应与维生素C盐同时给予，而应在给予维生素C之前足够远的时间给予，以使Fe吸收到肿瘤细胞内发生Fenton反应。在二价铁或酯氧合酶的作用下，催化细胞膜上高表达的不饱和脂肪酸，发生脂质过氧化，从而诱导细胞死亡，即铁死亡，图5-5。

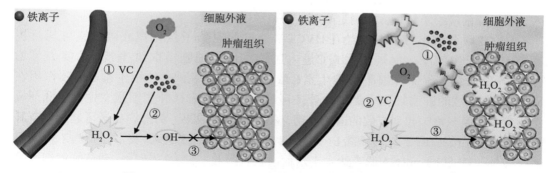

**图5-5　用纳米制剂消除细胞外铁后HVCT抗肿瘤疗效增强**

$H_2O_2$.过氧化氢；·OH.羟自由基

2.铜　来自维生素C盐的电子可以还原铜等金属，导致超氧化物和过氧化氢的形成，引发过氧化应激。虽目前尚无研究证实肿瘤细胞内铜离子对HVCT治疗效果的相关性，但有临床前实验结果提示当铜以某种复合体形式（纳米制剂）存在时可增加肿瘤细胞线粒体膜电位，增加细胞内活性氧生成，这或许与HVCT抗肿瘤效益具有一定相关性，值得注意的是，铜是血管生成的重要辅助因子，该特性对联合治疗的效果影响尚不明确，这使在后续研究中应斟酌使用。调节细胞内铜离子浓度是否能对肿瘤HVCT治疗起增效作用、铜离子在HVCT抗肿瘤治疗中的具体机制也需要进一步试验证实。

3.锰　二氧化锰（$MnO_2$）及部分新研究生产的含锰高分子材料、纳米材料如锰酶配合物［Mn（phen）2Cl2］可作为高效抗癌剂，在癌症细胞中产生活性氧（ROS），使癌症细胞发生核凝结、细胞脱离和收缩的同时凋亡相关酶（caspase-9和caspase-3）活性增强，促进癌症细胞凋亡进程。与此同时，给予含锰抗癌制剂后癌症细胞线粒体膜电位均下降，提示对癌症细胞呼吸及能量代谢产生遏制作用，上述过程可与HVCT协同作用，催化癌症细胞代谢紊乱，诱导癌症细胞凋亡从而阻遏肿瘤患者疾病进展。

4. 钴　与铜、锰类似的还有钴纳米制剂，可通过降低癌细胞的线粒体膜电位、增加细胞内ROS的生成、改变细胞周期和凋亡调节蛋白表达、增强凋亡相关酶caspase-3和caspase-9活性而诱导道尔顿淋巴瘤细胞周期阻滞和凋亡。与HVCT抗癌过氧化应激效应具有协同作用。

5. 硒　硒在代谢过程可促进ROS生成，从而影响癌症细胞甲基化与去甲基化，这与HVCT抗癌机制中通过TET酶作用促进癌症患者基因去甲基化具有极大相关性，但由于硒及其化合物在大部分情况下表现为还原性，当前多用以与生理剂量维生素C联用，起到保护细胞免受氧化损伤及预防癌症发生的作用，硒与HVCT的抗癌效应关联仍待挖掘。

## 二、HVCT联合常量元素治疗

常量元素共有11种，按其含量顺序排列包括：氧（O）、碳（C）、氢（H）、氮（N）、钙（Ca）、硫（S）、磷（P）、钠（Na）、钾（K）和氯（Cl）镁（Mg）。在HVCT治疗时可引起电解质平衡紊乱，如低氯血症、高钾或低钾血症及低钠血症等，应注意监测和补充，预防严重不良反应的发生，这些常量营养元素异常也可能影响HVCT的疗效，在治疗前应给予纠正，特别是酸碱平衡紊乱。

HVCT联合镁治疗肿瘤：给予HVCT治疗的同时给予氯化镁或硫酸镁可通过提高SCVT-2工作效率，促进维生素C进入肿瘤细胞，细胞摄取维生素C的能力可增强1.5～2倍，显著提升细胞内维生素C浓度、ROS水平，这种维生素C增效作用在SCVT-2高表达的肿瘤细胞中更加显著，且对SCVT-2低表达肿瘤细胞发生的"低剂量维生素C促癌现象"起到有效的遏制作用，提高抗肿瘤效果。另外镁离子可通过调节肝脏铁调节蛋白2（IRP2）、转铁蛋白受体（TfR）、铁蛋白（Fn）以及十二指肠二价金属离子载体（DMT1）mRNA的表达水平从而改善铁吸收、储存、转运，调节肿瘤细胞铁代谢，增加细胞内不稳定铁池"容量"，或可增强HVCT疗效。有临床前实验证实单用1～10mM镁剂对两种乳腺癌细胞无毒而将1mM维生素C与5mM镁剂联用时抗肿瘤效果从5%提升至41%。

## 三、HVCT联合质子泵抑制剂治疗

质子泵抑制剂（PPIs）已被证明可通过减少多种癌细胞系的增殖和诱导凋亡对癌症化学预防有益。PPIs常用于治疗酸相关疾病，机制可能与其靶向ATP酶破坏肿瘤细胞pH稳态有关。还有报道称，PPIs通过调节外泌体产生和细胞外pH来增强癌细胞对pH的依赖性抗癌作用，而细胞外泌体的产生与癌症的发病机制有关。在目前的研究中，已经证明了PPI泮托拉唑在体外和体内治疗转移性去势治疗耐药的前列腺癌时增加了大剂量维生素C的细胞毒性，在体外使用大剂量维生素C和泮托拉唑联合抗癌治疗后，会对肿瘤微环境中的pH、ROS积累和外泌体产生具有调节作用。不同癌症患者使用PPIs的临床研究表明，PPIs可能是一种新的有效的抗癌药物。PPIs药物再利用提供了一种更便宜且可能更有效的治疗可能。先前已经证明PPIs可以提高化疗的疗效和安全性，并改善实体瘤的治疗。我们观察到，与大剂量维生素C和泮托拉唑同时治疗的癌细胞相比，泮托拉唑预处理癌细胞24h治疗效果更强。可能与泮托拉唑预处理显著增加DU145、MCF7和SKOV3细胞对维生素C吸收来解释。在pH为7.5细胞培养基中，泮托拉唑预处理并没有显著增加细胞对维生素C的吸收，因为PPIs治疗效果依赖于pH值。在微酸性环境中，泮托拉唑具有更有好的抗癌作用。在pH 6.5微酸性细胞培养基中，泮托拉唑显著增强了细胞对维生素C的吸收。在前列腺癌细胞（PC3，DU145）、乳腺癌细胞（MCF7）和卵巢癌细胞（SKOV3）中，维生素C的细胞毒性依赖于$Fe^{2+}$浓度。然而，泮托拉唑诱导维生素C的细胞毒性增强与泮托拉唑对癌细胞中的铁氧化还原循环没有影响。[18]F-FDG PET是有用的监测和预测转移性前列腺癌患者雄激素剥夺疗法的治疗反应。从转移性前列腺癌患者中分离出的PC3细胞已被报道为PSMA阴性并对去势治疗具有抵抗性。将PC3细胞移植到小鼠体内模拟mCRPC，用维生素C和（或）泮托拉唑治疗小鼠，并利用[18]F-FDG PET/CT成像监测这些药物的治疗效果和确定mCRPC（PC3）异种移植的位置，治疗诱导2周后前列腺癌异种移植组织中[18]F-FDG摄取显著减少，[18]F-FDG PET/CT成像对去势治疗耐药的转移性前列腺癌患者接受泮托拉唑和大剂量维生素C联合治疗的疗效预测具有意义（图5-6）。

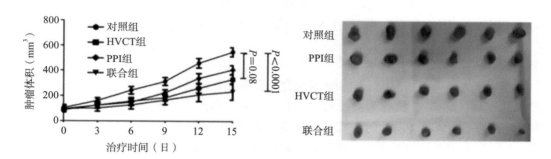

**图 5-6　泮托拉唑增强HVCT对前列腺癌的疗效**
PPI.质子泵抑制剂

## 四、HVCT联合谷胱甘肽等抗氧化剂治疗

大剂量静脉注射维生素C（AA）和静脉注射谷胱甘肽（GSH），经常被用于疗效不明确和药物-药物相互作用的癌症患者。陈萍等提供了临床应用GSH与静脉注射维生素C的第一个研究证据。为了解决疗效和药物-药物相互作用的问题，测试了10个含有维生素C、GSH及其组合的癌细胞系。结果表明，药理学浓度维生素C对所有测试癌细胞都具有细胞毒性，IC（50）小于4mM。谷胱甘肽通过减少维生素C诱导$H_2O_2$的产生，降低了10% ～ 95%的细胞毒性。小鼠胰腺癌异种移植瘤治疗表明，每日4g/kg的腹腔内维生素C可使肿瘤体积减小42%。腹腔内添加GSH可抑制维生素C诱导的肿瘤体积缩小。虽然所有治疗（维生素C、GSH和维生素C＋GSH）都提高了生存率，但维生素C＋GSH抑制了维生素C单独的细胞毒性作用，并不能提供进一步的生存效益。这些数据证实了维生素C的促氧化抗癌机制，并提示维生素C和GSH联合使用与单独维生素C相比没有益处。维生素C和谷胱甘肽在治疗癌症中存在拮抗作用，因此癌症患者不能在

同日静脉注射维生素C和静脉注射谷胱甘肽。

对人体鳞状上皮细胞癌株作体外培养，然后分单用维生素C及维生素C加类黄酮（Flavonoids）两组做抑癌试验，结果表明，维生素C可抑制癌细胞生长，而维生素C加类黄酮有协同作用，能够明显增强大剂量维生素C对鳞状上皮癌细胞生长的抑制作用，并导致部分癌细胞死亡。当培养液中维生素C浓度达到11.2mM时，孵育48h，然后使用流式细胞仪检测分析，结果发现结肠癌细胞株凋亡率为42.9%，坏死率为24.4%，加用硫辛酸（抗氧化剂）可略为增强维生素C效果，上述浓度的维生素C，对正常细胞无损害作用。

（饶本强　王诗婉　陶小妹）

## 第五节　肿瘤大剂量维生素组合治疗

维生素组合治疗，也属于正分子疗法的一种，是在维生素C的基础上根据不同的机制，起到协同、增效作用的"组方"，由于癌症患者本身易存在维生素C缺乏病，维生素组合治疗在临床中不乏被广泛使用，主要用以补充不足，缺少针对其疗效的大规模的临床前或临床试验。本章节根据现有基础研究结果整理归纳，在缓解症状、延长生存期、协同增强抗肿瘤作用等方面具有期待效果的维生素组合治疗方案，为后续研究者提供思路。

### 一、HVCT联合维生素A

维生素A是一组脂溶性不饱和碳氢化合物营养素，包括视黄醇及其衍生物（视黄醇、视黄酸和视黄醇酯），统称为类视黄醇。类胡萝卜素是产生黄色、橙色和红色的有机色素，主要存在于水果和蔬菜中。类胡萝卜素可以分为两类：一些类胡萝卜素（α-胡萝卜素、β-胡萝卜素和β-隐黄素）被称为维生素A原，因为它们在肠道中可以代谢为视黄醇，成为类维生素A的天然来源。其他类胡萝卜素（番茄红素、叶黄素和玉米黄质）不是维生素A原，因为它们不能转化为视黄醇，但仍被认为具有一些抗氧化剂的生物作用。维生素A被普遍认为与一些有益的生物活动有关，如保护免受光能、增强免疫系统、调节氧化应激。据报道，维生素A和类胡萝卜素可调节肿瘤细胞的增殖、生长和分化。各种流行病学研究，维生素A和类胡萝卜素对许多慢性疾病和肿瘤的发生具有预防作用。

大量流行病学研究表明，维生素A和类胡萝卜素的低摄入和低血清浓度是乳腺癌的危险因素，但它们在乳腺癌发生发展中的确切功能作用和机制仍未完全确定。数据的不一致可能是由于维生素A评估的分析物不同及生物变异造成的，因为维生素A的吸收、代谢和生物利用度很容易影响其状态。

维生素A是一种20碳分子，由一个甲基取代环己基环（β-ionone环）和一个共轭多烯链（-C＝C-）结构（类异戊二烯侧链）组成，其C15末端有一个不同的官能团。类胡萝卜素是四萜类化合物，其中两个20碳结构包含β-ionone环和一个聚异戊二烯类侧链，并尾相连。类胡萝卜素按其化学结构可分为胡萝卜素（如α-胡萝卜素、β-胡萝卜素、β-隐黄质、番茄红素）和叶黄素（如叶黄素、玉米黄质），前者一般指碳氢化合物，后者含有氧原子，以羟基的形式存在。从饮食中，β-胡萝卜素在肠道中代谢成视黄醛，成为类维生素A的天然来源。其他类维生素A，如视黄醇酯和视黄醇，直接从营养摄入中获得，被转化为视黄醛。类维生素A具有相似的分子结构和功能，但从一种形式到另一种形式的吸收和相互转化方面具有不同的效力。

维生素A协同HVCT机制：通过激活$TET2$和$TET3$的转录来增强5hmC的产生，并且维生素A和维生素C协同降低了5mC水平，从而增强了幼稚多能干细胞代谢重新编程。癌细胞通过抑制甲基化表现出NK组2成员D配体（NKG2DLs）转录下调，对NK细胞介导的抗癌效应有很大抵抗力。维生素A和维生素C均能显著上调两种主要NKG2DLs的表达，维生素A和维生素C都通过下调DNA甲基转移酶（DNA methyltransferases，DNMTs）的表达水平，显著降低甲基化过程。维生素C显著上调DNA去甲基化酶（TETs）表达，维生素A则并不通过TETs。维生素A和维生素C诱导NKG2DLs主要是通过抑制DNMTs的表达，提示它们可能通过促进肿瘤细胞与NK细胞的结合和清除来提高肿瘤细胞的靶向性。HVCT在临床前实验中被证实具有促去甲基化作用，二者协同作用于癌症基因重编程过程，逆转或抑制基因甲基化，对血液系统肿瘤特别是具有$TET2$或$TET3$基因突变类型的白血病具有较好治疗效果。

## 二、HVCT联合维生素K

维生素K又称凝血维生素，具有叶绿醌生物活性，包括$K_1$、$K_2$、$K_3$、$K_4$4种形式，化学性质都较稳定，能耐酸、耐热，正常烹调很少损失，但对光敏感，也易被碱和紫外线分解。维生素K＋C作为一种强大的氧化还原系统，在线粒体复合体Ⅱ和Ⅲ之间形成旁路，从而防止线粒体功能障碍，恢复氧化磷酸化和有氧糖酵解，调节内源性氧化还原状态，消除癌细胞缺氧环境，诱导细胞死亡。

自然界中维生素K以氧化形式（醌）存在，醌可以发生单电子还原，生成中间半醌自由基，也可以发生双电子还原，生成对苯二酚。这两种反应都伴随着超氧自由基和还原性等量物（如NADH、NADPH、谷胱甘肽）的消耗，加强HVCT产生大量ROS的促氧化反应，作为氧化还原信号调节因子，加剧肿瘤细胞过氧化应激，阻遏肿瘤细胞生长；维生素K通过选择性地激活恶性肿瘤细胞中的碱性脱氧核糖核酸酶加剧维生素C在肿瘤细胞内产生的DNA损伤，协同HVCT基因重编程作用。维生素C＋K联合传统化疗方案时，还可呈现化疗增效作用。口服维生素C＋K药物阿帕通（Apatone®）具有癌症防治作用，静脉注射仍有待开发和研究，图5-7。

甲萘醌和（或）维生素C酯（M/A；也被称为Apatone®，1/100mol/mol M/A＝1∶100），由于其不寻常的能力杀死癌细胞而不影响正常细胞的活力，已经吸引了研究人员的注意。M/A被称为维生素原和（或）基于维生素的治疗策略，但这一称呼并不准确。M/A的抗癌作用似乎不依赖于它们的维生素活性，M/A被称为联合药物更为正确。实验研究表明这种组合在体外和体内具有协同的抗癌和抗纤维化作用。在体内，这可能发生在相对较低的血浆浓度下，可通过口服给药，或在较高药理学浓度下，通过静脉或腹腔内给药，图5-8。

Tareen在2008年最早在临床试验中开始M/A的抗肿瘤治疗，M/A口服每天100mg/10g，无严重药物不良反应。一些独立的临床研究表明M/A对人类是安全且潜在有效的，包括：①晚期伴有骨转移且对激素治疗有耐药性的前列腺癌患者；②全关节置换术后疼痛或假瘤患者。

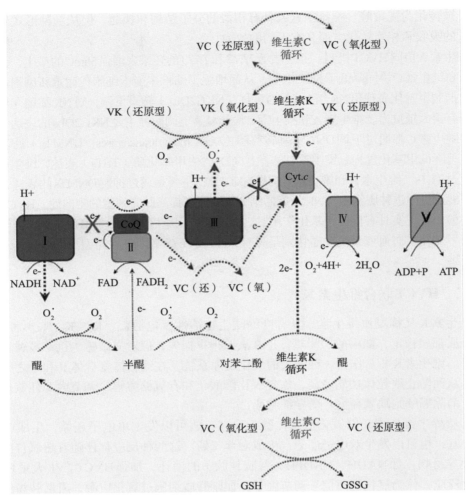

**图5-7 维生素C与维生素K的代谢偶联关系**

二者代谢循环产生氧化还原反应，多靶点影响线粒体呼吸链电子传递，协同诱导癌细胞死亡。CoQ.辅酶Q；NADH.还原型烟酰胺腺嘌呤二核苷酸；NAD⁺.烟酰胺腺嘌呤二核苷酸；FAD.黄素腺嘌呤二核苷酸；FADH₂.还原型黄素腺嘌呤二核苷酸

　　动物研究报道，口服和肠外M/A可增强体内肿瘤常规化疗和放疗效率，并抑制肿瘤侵袭和转移。体外研究表明，M/A（超过5/500μM/μM）对培养的癌细胞具有显著细胞毒性。这被认为是诱导细胞凋亡、坏死和一种被称为"自体分裂"的特定细胞死亡形式的结果。一般认为，M/A组合通过诱导氧化应激和随后的复制应激导致癌细胞死亡。然而，在M/A处理的癌细胞中，活性氧（ROS）的主要来源（触发器）和严重氧化应激的诱导尚未得到令人信服的证实。M/A诱导氧化应激的两种来源：①细胞外；②胞内-胞质。这两种机制都是基于维生素C盐驱动的甲萘二酮单电子氧化还原循环导致过氧化氢过剩的假设（通过超氧化物）。所有这些事件都是在高浓度的M/A（5μM/500μM/μM）下报道的，结论基于间接证据，如：①过氧化氢酶、金属螯合剂、抗氧化剂和氧化应激在M/A处理的细胞中的最终产物的调节作用；②单独使用甲萘醌或维生素C盐处

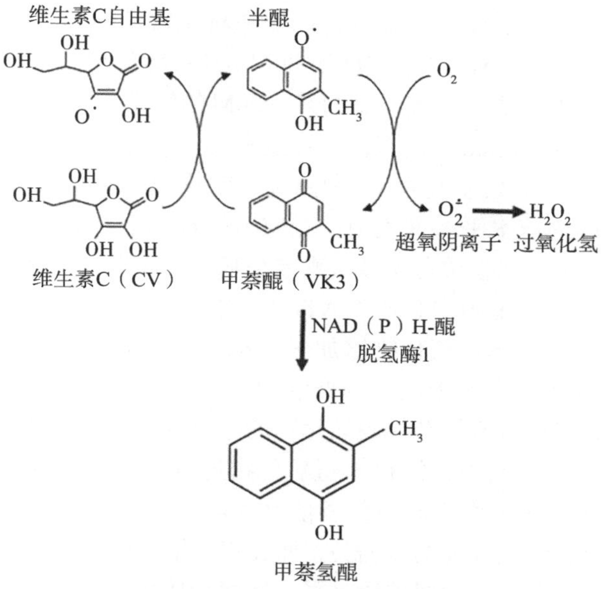

**图5-8 维生素C促进维生素K₃诱导的活性氧产生**

理的细胞产生超氧化物和（或）过氧化氢。根据我们的知识，目前还没有关于在M/A处理的细胞中直接产生和降解超氧化物和（或）过氧化氢的数据。此外，在细胞中，NAD（P）H脱氢酶醌1（NQO1）催化甲萘二酮的双电子还原为甲萘二醇。NQO1被认为是一种维生素K₃解毒酶，在各种类型的癌症中上调（过表达）。因此，如果NQO1不被抑制，维生素C盐驱动的维生素K₃单电子氧化还原循环产生ROS是有争议的。这一争议指向了M/A处理细胞中严重氧化应激的其他来源和机制，而不是胞质和胞外ROS。一个有趣的事实是，维生素C和甲二酮已知会干扰线粒体电子传递链。研究表明，维生素K₃和其他醌类直接影响线粒体呼吸，甚至为这种线粒体干扰的分子机制提供了深入的认识。有研究证明维生素K₃可以绕过复合物I缺陷。还有研究表明，维生素C盐和甲二酮对线粒体疾病的治疗是有益的。维生素C和维生素K₃的组合被列入美国的《原发性线粒体疾病膳食补充剂清单》美国国立卫生研究院卫生与公众服务部。它已被临床用于绕过ETC的复合物Ⅲ缺陷。维生素K₃和维生素C已被作为膳食补充剂与辅酶Q10、烟酸、核黄素和硫胺素联合使用，以绕过ETC的复合物I和复合物Ⅲ。由于维生素K₃（高浓度）具有肝毒性，在美国已不再用于膳食补充剂中，但在其他国家仍在使用，在动物饲料中也很常见。

那么"线粒体是否参与了M/A介导的ROS过度产生和癌症中严重氧化应激的诱导？这种机制是否有特异性和针对性？"

体外实验表明，甲萘醌/维生素C盐的组合以剂量依赖性的方式显著降低了癌细胞增殖。低和（或）耐受浓度的M/A（≤3/300μM/μM）对细胞有抑制作用，高浓度M/A（≥5/500μM/μM）对细胞有毒害作用。M/A在5/500μM/μM范围内对正常细胞无细胞毒作用，但在高浓度时降低细胞活力，特别是在20/2000μM/μM时。高浓度M/A对正常细胞的细胞毒性作用远小于对同种来源癌细胞的细胞毒性作用。

这是M/A具有靶向抗癌作用的证据，以及在对正常细胞和组织绝对无害的剂量下具有明显的细胞抑制作用。M/A浓度为5/500μM/μM对所分析癌细胞的细胞抑制作用向细胞毒性作用转变至关重要。应该注意的是，5μM的维生素$K_3$浓度被认为对其线粒体氧化还原循环至关重要。Chan等报道，在维生素$K_3$处理的细胞中，只有在浓度低于维生素$K_3$处理的细胞中才会发生复合物I旁路和ATP恢复5μM，这被认为是其在线粒体疾病中的有益作用的阈值水平。这表明，经M/A处理的癌细胞生长和活力下降可能是线粒体呼吸抑制的结果。细胞活力和增殖测定是基于荧光素和（或）荧光素酶反应产生的发光信号，这取决于活细胞中合成的ATP的数量。M/A对癌细胞的细胞毒性伴随着显著的剂量依赖性的线粒体超氧化物增加——从2～3倍（2/200μM/μM）到8～15倍（20/2000μM/μM），在不同种类未治疗的癌细胞中观察到。用MitoSOX™红色线粒体超氧化物指示器和荧光光谱分析线粒体超氧化物的稳态水平。荧光共聚焦显微镜也清楚地显示，在M/A处理的癌细胞中，线粒体超氧化物过量产生的剂量依赖性。在正常细胞中，M/A诱导线粒体超氧化物相对小剂量依赖性增加（约为基线值的2倍）。癌细胞细胞活力与线粒体超氧化物呈极好的负相关，而在正常细胞中同样的相关性显著降低。M/A还降低癌细胞线粒体膜电位和琥珀酸水平。这两种作用均呈剂量依赖性。M/A对琥珀酸的影响即使在低和（或）耐受浓度M/A和24h孵育下也能明显观察到。在M/A处理过的癌细胞中，线粒体膜去极化和琥珀酸耗尽进一步证明线粒体是这种结合的目标。迄今为止发表的研究表明甲萘醌和（或）维生素C的抗癌作用有两种机制：①由于单电子氧化还原而在细胞外产生过氧化氢甲二酮和（或）维生素C循环和随后的氧化应激诱导，伴随PARP1的激活，糖酵解的抑制，$NAD^+$和ATP的消耗，以及随后的细胞死亡；②由于维生素C和（或）甲二酮氧化还原循环和Fenton反应引起的严重氧化和复制应激而在细胞内产生过氧化氢。

然而，这两种机制都是非特异性的，不能解释：①为什么M/A攻击癌细胞而不是正常细胞；②为什么M/A在体内的抗癌作用在血浆浓度明显低于体外诱导癌细胞死亡的浓度。癌细胞有多种机制来控制氧化应激和存活，而且它们比正常细胞更有抵抗力。研究表明，M/A以一种高度特异性的方式抑制癌细胞生长和活力，而在药理学可达到的浓度下，不会对正常细胞的活力产生不利影响。M/A在癌细胞中的细胞抑制和（或）细胞毒性作用伴随着：

· 在癌细胞中产生极高的线粒体超氧化物，但在相同来源的正常细胞中没有；
· 明显的剂量依赖性线粒体膜除极；
· 显著的剂量依赖性琥珀酸盐消耗。

这些清楚地表明，M/A抗癌作用有一种特定机制，该机制与癌变线粒体紧密相连，而且是与M/A处理的癌细胞诱导严重的线粒体氧化应激有关。M/A处理正常细胞的特征是诱导轻度的可控的氧化应激，很可能是甲二酮和维生素C的胞外和胞内氧化还原循环和过氧化氢产生的结果。假设在M/A处理过的癌细胞中线粒体超氧化物产生过多的两个可能原因：①通过损害线粒体ETC的功能（主要是已知产生超氧化物的复合物I和复合物Ⅲ）而直接损害线粒体ETC；②两种物质的特定线粒体氧化还原循环，由功能失调的线粒体介导，而不是由非转化细胞的线粒体介导。M/A对癌细胞的特异性细胞毒性也可以用正常细胞通过UBIAD1（含有1个异戊二烯基转移酶结构域的UbiA，其下调是大多数癌症的标志）催化的前酰化将维生素 $K_3$ 转化为维生素 $K_2$ 的可能性来解释。

因此，在癌细胞中，维生素 $K_3$ 向维生素 $K_2$ 的转化会受到强烈的抑制。与维生素 $K_3$ 相比，维生素 $K_2$ 对癌细胞的细胞毒性降低了两个数量级。一个重要的观察结果是，低/耐受剂量的 M/A 具有细胞抑制（不是细胞毒性）的潜力，但它们诱导癌细胞的基本代谢变化，如：①琥珀酸的减少；②线粒体膜除极；③只在癌线粒体中产生特定的超氧化物和严重的氧化应激。琥珀酸被认为是主要的肿瘤代谢物之一。研究发现，枸橼酸（Kerbs）循环代谢物（如琥珀酸、富马酸等）在癌症和免疫细胞中与非代谢信号结合，这对癌症进展和侵袭至关重要。有证据表明，抑制癌细胞中琥珀酸的产生和调节免疫反应是体内相对低和（或）可耐受剂量 M/A 具有抗癌作用的基础。琥珀酸的减少也可以解释 M/A 的抗炎作用。M/A 具有巨大抗癌作用潜力，可能增加癌症对传统抗癌治疗的敏感性和脆弱性，以及对免疫系统的敏感性和脆弱性。

维生素C和维生素 $K_3$ 混合物的性质和作用，被认为是一种新的、无毒的辅助癌症疗法。为了理解我们选择这种维生素混合物作为辅助癌症治疗手段的基础，有必要了解脱氧核糖核酸酶（DNA酶）活性改变及其在癌症中的作用。血清碱性和酸性脱氧核糖核酸酶活性及其细胞定位可以分别应用 Gomoris 硝酸铅组织化学法、Loiselle 分光光度法测定。

DNA酶活性改变及其在不同癌症问题中的作用。Roger Daoust 是第一个发现在60多种人类和动物恶性肿瘤中DNA酶活性缺乏的研究者。这种DNA酶缺乏出现在癌变的非常早期阶段，即在恶性细胞出现之前，证明它在恶性转化的机制中起着重要作用，而不是恶性转化的次要标志。在小鼠皮肤和大鼠肝中，肿瘤基因启动子也可诱导这种DNA酶缺乏。用组织化学方法检测了大鼠和人中枢神经细胞及消化管中碱性和酸性DNA酶的活性，并将其与由这些细胞产生的肿瘤的自发发生率进行了比较，在大多数脑肿瘤起源的胶质细胞中，DNA酶的活性非常弱，而神经元则表现出非常强烈的DNA酶活性，几乎完全抵抗恶性转化。同样，在大鼠和人消化管中，DNA酶活性最低的部位是大肠黏膜上皮细胞，这是消化管癌最常见的部位（64%），而碱性和酸性DNA酶活性最高的部位是小肠黏膜上皮细胞，而人消化管癌非常罕见（0.9%）。这些观察结果允许提出一个假设，即恶性肿瘤的自发发生率与这些肿瘤起源的正常细胞中碱性和酸性DNA酶的活性成反比。

恶性肿瘤自发性坏死灶中碱性和酸性DNA酶活性。这些酶在坏死的早期阶段被重新激活。在坏死灶的外围可以看到明显的DNA酶的再激活，而在坏死灶的中心区域，这些酶的活性缺乏，很可能是由于它们在自溶过程中失活。在体外诱导肿瘤细胞坏死或在体内进行肿瘤照射或使用细胞毒性药物治疗后切除的肿瘤标本中证实了上述DNA酶活性的变化。在这些条件下，碱性脱氧核糖核酸酶的再激活比酸性脱氧核糖核酸酶的再激活出现得更快，持续时间更短。表明恶性肿瘤中碱性和酸性DNA酶的缺乏涉及不同的机制，而且肿瘤中的这种缺乏是一种可逆的现象，最有可能是由这些酶的天然抑制剂产生的。在一项组织化学研究中证实了这种天然抑制剂在缺乏DNA酶的肿瘤中存在，在该研究中，正常大鼠肝切片在大鼠肝癌匀浆中体外培养后，正常大鼠肝中通常非常活跃的碱性和酸性DNA酶被完全抑制。Loiselle 和 Carrier 使用生化技术也得到了类似的结果。在两个可移植大鼠肿瘤的实验中，只有在对环磷酰胺治疗敏感的肿瘤中，才观察到注射环磷酰胺后两种DNA酶的强烈再激活。在对环磷酰胺治疗耐药的肿瘤中没有发生DNA酶的再激活。这些观察表明，基于血清碱性DNA酶活性（SADA）的特征性变化，开发一种用于癌症患者治疗预后和临床监测的生化检测方法的可能性。在比利时、法国和瑞典的几所大学的诊所中，800多例癌症患者接受了这种检测，得到了阳性结果。SADA的这种特征性变化与肿瘤对治疗的反应有关。

SADA的这种特征性变化与肿瘤对治疗的反应有关。在对治疗有积极反应的患者中，SADA在治疗后的最初几天下降（第一阶段），然后在治疗后几周内上升，达到等于或高于治疗前（第二阶段）水平。在治疗后的几个月里，这种高水平的SADA伴随着癌症过程的缓解（第三阶段）。在缓解期间，SADA的突然下降先于癌症复发几天或几周。对癌症治疗的阴性反应者没有表现出这种特定的SADA变化。

DNA酶再激活在肿瘤治疗中的作用。由于DNA酶的再激活与自发或诱导的肿瘤坏死和消退有关，能够重新激活肿瘤细胞中DNA酶的化合物应该为癌症的治疗干预提供一些潜力。已经发现维生素$K_3$选择性地激活恶性肿瘤中的碱性DNA酶，而维生素C（维生素C或维生素C钠）专门重新激活酸性脱氧核糖核酸酶。分别以1g/kg体重的维生素C和0.01g/kg体重的维生素$K_3$作为单次腹腔注射剂量，显著抑制小鼠腹水肿瘤生长。这种治疗效果以寿命增加百分比计算，与维生素C（14.7%）和维生素$K_3$（1.07%）单独作用相比，具有协同作用（45%）。这种维生素组合也被评估为癌症化疗和（或）放疗的可能辅助治疗。在单剂抗癌化疗药物前24h和后3h腹腔注射维生素C和维生素$K_3$水溶液，维生素C的剂量为1g/kg，维生素$K_3$的剂量为10mg/kg，在癌症治疗中使用的亚治疗剂量的不同细胞毒性药物（包括环磷酰胺、长春碱、多柔比星、甲基苄肼盐酸盐、天冬酰胺酶和5-氟尿嘧啶）对腹水形式的可移植小鼠肝肿瘤荷瘤小鼠产生了明显的（在许多情况下是协同的）增效作用。这种辅助治疗不会增加通常伴随这些细胞毒性药物的全身或器官毒性。同样的辅助治疗也可能使对某些细胞毒性药物有耐药性的肿瘤增敏，如提高对长春新碱耐药肿瘤对治疗的反应性。联合给予维生素C和维生素$K_3$也增强了20～40Gy的放射治疗效果。

在多种可能涉及维生素C和维生素$K_3$联合治疗癌症的机制中，最合理的是刺激氧化还原循环系统，产生过氧化氢和其他活性氧，这些活性氧参与细胞膜脂质过氧化、DNA酶激活和DNA断裂，导致细胞死亡。此外，这种维生素C和维生素$K_3$联合给药的作用似乎对癌细胞具有选择性。与正常的器官和组织不同，癌细胞通常缺乏过氧化氢酶、超氧化物歧化酶和（或）谷胱甘肽过氧化物酶，这些组成了细胞对自由基的防御系统。同时给予维生素C和维生素$K_3$与过氧化氢酶抑制了这两种维生素的治疗增强和增敏作用，这一假设得到了支持。此外，维生素C和维生素$K_3$联合给药不会引起额外的全身和器官毒性。维生素C被选择性地吸收并集中在癌细胞中，这为其用于癌症治疗提供了基础，特别是静脉给药时。这些事实可能鼓励在癌症治疗中使用这两种维生素，主要是在伴随癌症化疗或放疗时，即作为一种有效的癌症辅助治疗。联合给予维生素C和维生素$K_3$的肿瘤生长抑制和肿瘤治疗或致敏作用产生了肿瘤细胞坏死、凋亡，或如Gilloteaux等最近所描述的，一种称为自体分裂的新型细胞死亡。许多文章将DNA酶的激活描述为细胞死亡的早期事件，主要是通过凋亡。据报道，凋亡细胞的染色质被特定的核酸内切酶分解成核小体（DNA 190个碱基对的片段）。最近的出版物更详细地描述了混合维生素C和维生素K₃的抗癌活性可能涉及的机制。来自休斯敦安德森癌症中心的美国研究人员最近证实了用混合维生素C和维生素K₃增强癌症化疗的结果，并建议在临床检验这种新的辅助癌症疗法。

碱性和酸性DNA酶的组织化学或生化活性变化是将维生素C和维生素K₃引入辅助癌症治疗的基础。恶性肿瘤非坏死细胞中碱性和酸性DNA酶活性受到抑制。在实验致癌过程中，这种抑制大大早于恶性形态体征的出现，是由肿瘤启动子诱导的。在不同的组织和细胞中发现DNA酶活性降低可能有助于检测潜在的启动子或肿瘤促进状态。这样的调查可能为癌症预防提供新的途径。此外，在人类和实验动物中自发性恶性肿瘤的发生率似乎与这些肿瘤起源的正常组织和细胞中碱性和酸性DNA酶活性成反比。因此，这可能表明，DNA酶活性较低的正常细胞由于其DNA修复机制活性较低，更容易发生恶性转化。恶性肿瘤细胞中碱性和酸性DNA酶活性缺失及在肿瘤细胞的自发坏死和治疗诱导坏死中被重新激活，这一事实表明，这种酶活性缺失是由于某些特定的DNA酶抑制剂的作用。肿瘤患者血清碱性DNA酶活性的变化仅在化疗或放疗阳性反应者中表现出特征曲线。这些变化可能被认为是肿瘤阳性治疗的潜在预后检测，并作为监测癌症患者的敏感标记。它在临床上的应用可能非常有帮助。维生素C和维生素K₃联合给药可激活肿瘤细胞中被抑制的酸碱性DNA酶，抑制肿瘤生长，减少转移。

### 三、E/M/A组合

维生素K₃（VK₃）和维生素C（AA）的组合表现出抗癌的协同作用，与细胞外产生的H₂O₂促进细胞死亡有关。有研究发现，将维生素E类似物α-生育酚琥珀酸酯（α-TOS）与VK₃、维生素C联合使用，对前列腺癌细胞有更好的毒性作用，前列腺癌细胞对α-TOS和VK₃均敏感，但对3.2mM以下的维生素C耐药。联合使用时，维生素K₃-维生素C具有协同作用，α-TOS和VK₃联合时发现了拮抗作用，而维生素C与α-TOS联合时没有任何作用。然而，亚致死剂量的维生素C-VK₃组合与亚毒性剂量的α-TOS组合可诱导类似于自体分裂的有效细胞死亡（细胞凋亡和自分裂死亡），并观察到与细胞死亡相关的脂质过氧化、DNA损伤、细胞骨架改变、溶酶体–线粒体扰动及释放细胞色素C，但不激活半胱天冬酶（caspase）。对溶酶体蛋白酶的抑制并没有减弱联合制剂引起的细胞死亡。说明E/M/A组合可以克服与高剂量单一药物相关的毒性和其他不良反应，创造了治疗相关选择性机会（图5-9）。

α-TOS和VK₃都对前列腺癌细胞具有高细胞毒性，而维生素C致死作用只有在长时间暴露下才观察到。含有药理学剂量的维生素C和氧化还原活性化合物如menadione（维生素K₃）的促氧化混合物对细胞活力有效的协同作用。维生素C和氧化还原循环醌维生素K₃组合能促进氧化应激和杀死癌细胞。口服比例为1：100的维生素K₃-维生素C混合物（阿帕通制剂）显著延长了接种DU145前列腺癌细胞裸鼠的生存时间，并显著降低了实体瘤生长速度，而不会引起任何明显的骨髓毒性和非肿瘤组织病理改变。此外，口服阿帕通补充剂的安全性和有效性在对标准治疗耐药的前列腺癌患者中得到证实。然而，阿帕通对疾病进展的潜在长期影响和可能的继发性不良反应尚不清楚。为了减少这些药物的药理学剂量，将维生素K₃＋维生素C浓度与α-TOS的亚凋亡水平相结合，而这些浓度本身不会诱导细胞凋亡。这三种药物的组合可以有效地以选择性方式诱导细

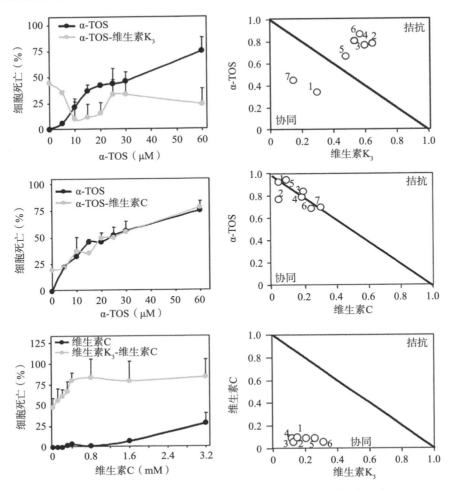

**图5-9 HVCT协同维生素K3和α-TOS诱导前列腺癌细胞死亡**

α-TOS，维生素$K_3$和维生素C对前列腺癌细胞的作用是根据药物单独或联合诱导的细胞死亡来评估的(左)。构建IC50时的等波图（右），以评估两种药物组合的协同作用、相加作用或拮抗作用

胞死亡，这似乎与自体分裂细胞死亡类似。采用软琼脂集落形成试验来模拟体内情况，用软琼脂试验和肌动蛋白的phalloidin染色揭示了α-TOS、维生素$K_3$和维生素C及维生素$K_3$-维生素C-α-TOS处理对细胞形态的潜在影响。PC3细胞在维生素$K_3$、维生素C和α-TOS的联合作用下出现水泡和膜改变与细胞骨架变化有关。细胞大小和形状也显著减小，与维生素$K_3$-维生素C联合处理后发现的细胞相似。维生素$K_3$＋维生素C抗肿瘤活性的特异性与它们诱导ROS形成的能力有关。尽管亚凋亡剂量的维生素$K_3$与维生素C的组合导致细胞外腔室出现氢过氧化物，细胞内产生ROS和持续的DNA损伤，但只有在α-TOS存在的情况下，细胞才死亡。而维生素C没有激活caspase。在维生素$K_3$-维生素C治疗后，在白血病细胞中观察到caspase-3独立细胞死亡。这与先前观察到的细胞质膜过氧化可能有利于细胞内钙水平无规则增加的概念是一致的，这与硫醇氧化一起可能导致线粒体不稳定。α-TOS是一种典型的"有丝分裂素"抗癌药物，被发现通过靶向线粒体呼吸链复合体Ⅱ产生超氧阴离子自由基诱导细胞死亡。ROS通过催化单体凋亡蛋白

（Bax）之间形成双硫酸盐桥，进而促进细胞凋亡，从而形成线粒体外膜通道。ROS 还会导致心磷脂的氧化，触发细胞色素 C 的释放并通过 Bax 通道进行易位。响应 α-TOS 的线粒体通道也可以通过凋亡相关蛋白（Noxa）的转录上调形成，这导致凋亡蛋白（Bak）低聚体结构的形成。此外，ROS 引起溶酶体不稳定，可能导致各种蛋白酶的胞质易位。在 α-TOS 联合维生素 K₃＋维生素 C 暴露的细胞中，可以观察到溶酶体不稳定及细胞色素 C 的胞质释放。早先的研究表明，溶酶体的扰动会导致细胞死亡，主要是由依赖于线粒体的自分裂体造成的。我们在本研究中观察到，溶酶体不稳定的抑制剂并没有减弱线粒体"泄漏"，导致细胞色素 C 释放和随后的细胞死亡。这加强了线粒体不稳定构成程序性细胞死亡（如凋亡和自裂）的中心事件的概念。这再次引发了一种可能性，即线粒体蛋白质的初级硫醇氧化源于细胞氧化还原电位的氧化转移，可以诱导线粒体膜通透性。此外，半胱天冬酶催化中心内的临界硫醇氧化会消除其潜在的蛋白水解潜能，从而阻止其自动激活。我们认为 α-TOS 与维生素 K₃＋维生素 C 协同诱导前列腺癌细胞凋亡。维生素 K₃、维生素 C 和 α-TOS 的组合诱导细胞死亡，对癌细胞具有选择性，并通过半胱天冬酶独立途径进行。我们建议，当需要高剂量的已有药物时，可以考虑以亚凋亡剂量添加 α-TOS 用于癌症治疗（图 5-10）。

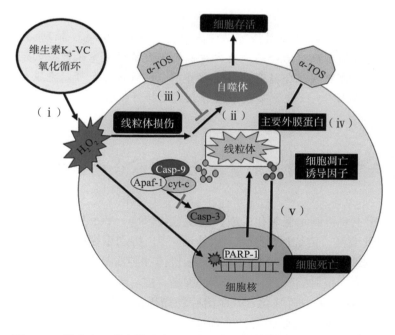

**图 5-10　维生素 C 联合维生素 K₃ 对细胞自噬及细胞死亡中的调节作用**
PARP. 聚腺苷二磷酸核糖聚合酶；CASP、Apaf、Cyt-c. 细胞凋亡相关酶；α-TOSA. 生育酚琥珀酯

## 四、HVCT 联合维生素 B

维生素 $B_1$ 又称硫胺素（thiamine），由真菌、微生物和植物合成，在体内参与糖代谢，动物和人类则只能从食物中获取。维生素 $B_1$ 的生物活性形式为硫胺素焦磷酯

（thiamine pyrophosphate，TPP），TPP是丙酮酸脱氢酶复合体（pyruvate dehydrogenase complex，PDHC）、α-酮戊二酸脱氢酶复合体（α-ketoglutarate dehydrogenase complex，KGDHC）和磷酸戊糖途径的转酮醇酶（tran-sketolase，TK）反应的重要辅助因子。PDHC和KGDHC是细胞利用葡萄糖产生ATP途径的重要组成部分；TK则是糖异生关键酶。作为糖酵解中两种关键性催化酶类的辅酶，维生素$B_1$对葡萄糖代谢具有重要作用。此外，体内氧化还原反应主要成分NADH、NADPH和谷胱甘肽都是在以焦磷酸硫胺素为辅助因子的酶促反应过程中产生的。故硫胺素在维持脑内氧化代谢平衡方面，如脂质过氧化产物水平和谷胱甘肽还原酶活性方面发挥重要作用。

维生素$B_1$协同HVCT抗肿瘤机制：维生素$B_1$是机体内多种重要酶的辅助因子，α-酮戊二酸脱氢酶（α-KGDD）也是其中一种，维生素C与维生素$B_1$共同作用于α-KGDD，作为激活剂提高酶的活性，发生级联氧化反应，促进抗坏血酸自由基生成进而通过Fenton反应杀伤肿瘤细胞。巨噬细胞中维生素$B_1$可抑制氧化应激诱导的NF-κB活化和促炎因子释放，这与HVCT通过NF-κB通路抑制肿瘤细胞的机制不谋而合，二者间是否存在协同作用有待进一步研究。

## 小结

维生素C和维生素$K_3$联合用药可以被认为是一种新的无毒、辅助的癌症治疗方法，可以很容易地引入临床癌症治疗的经典方案，而不会给患者带来严重的治疗风险。维生素E联合亚治疗量的M/A组合具有协同治疗作用，E/M/A组合可以克服与高剂量单一药物相关的毒性和其他不良反应，创造了治疗相关选择性机会。

（饶本强　陶小妹）

## 第六节　肿瘤大剂量维生素C联合中医中药治疗

HVCT治疗主要机制是促氧化应激、表观遗传修饰、氧感应和免疫调控，其实质是调节肿瘤代谢重编程。传统医学崇尚"天人合一"，特别重视中医中药对"代谢"的整体、平衡调控，具有多靶点、多途径调控复杂机体和肿瘤复杂代谢网络天然优势，中药与HVCT可能有协同抗肿瘤作用。本文基于肿瘤"虚、毒、瘀"代谢重编程病机理论和"态-靶"辨治诠释中医中药强化HVCT治疗肿瘤理论依据，总结清热解毒、活血化瘀和扶正固本中药调控肿瘤代谢图谱，结合HVCT调控肿瘤代谢机制凝练中药强化HVCT治疗肿瘤的可能靶点和协同用药方案，为中药协同HVC治疗肿瘤提供新思路。

### 一、中药强化大剂量维生素C治疗肿瘤理论基础

病机理论指导临床立法，现有中医肿瘤病机理论存在"生化基础不明、演变脉络不清、难量化"等亟待解决关键科学问题，"看得准、治得好、可重复"成为中医治疗肿瘤现实需求，"态-靶"辨治是策略之一，但迄今尚未找到能将"态""靶"链接的系统变量。随着肿瘤代谢起源论崛起，基于代谢重编程的中医药抗肿瘤研究日趋增多，逐渐

将肿瘤"虚、毒、瘀"病机与肿瘤代谢重编程理论关联。本文以代谢重编程特征为高级状态变量，基于复杂性科学主体"流"的特性，将"虚、毒、瘀"病机类比能量流、物质流和输泄流障碍，建立了中医对肿瘤代谢重编程病机理论：①细胞呼吸障碍介导的能量不足、代谢毒素蓄积及其输泄功能下降是肿瘤"虚、毒、瘀"生物学基础；②"虚、毒、瘀"递进演变实质是"细胞、肿瘤、脏腑、机体能量、物质和输泄代谢障碍逐次增强即代谢熵逐渐增加"的过程；③"亢虚-气血两虚-阴阳两虚""癌前癌毒-癌种癌毒-传舍癌毒""瘀-痰淤-淤滞"递进演变类比肿瘤进展关键节点"癌变、进展、转移"，见图5-11。图5-11描述的是细胞呼吸障碍之质子漏和电子漏介导的ATP不足、ROS蓄积及其引起的输泄功能障碍是肿瘤"虚、毒、瘀"病机生物学基础，推动细胞恶变、肿瘤进展和转移。

肿瘤"虚、毒、瘀"代谢重编程理论为中药强化HVC治疗肿瘤奠定了理论基础。首先，HVCT引起促氧化应激和ROS蓄积，干预了机体和肿瘤物质流代谢并介导肿瘤细胞增殖能力下降、凋亡和铁死亡，与具有促氧化应激及"以毒攻毒"类中药可产生协同抗肿瘤作用；其次，HVCT引起肿瘤细胞能量耗竭，与抑制线粒体呼吸的清热解毒类中药（如黄连等）能产生协同抗肿瘤作用；第三，HVCT能降低HIF-1抑制肿瘤，而活血化瘀类中药也多具有抑制HIF-1表达、促进血管正常化的作用，两者可能协同抑制肿瘤；最后，HVCT增强肿瘤免疫微环境内抗肿瘤免疫效应，而扶正固本类中药常通过"正虚"产生抗肿瘤作用。根据"态-靶"辨治原则和肿瘤"虚、毒、瘀"代谢重编程理论可以找到肿瘤HVC和中药治疗的契合点并探索相互强化的肿瘤治疗方案。

## 二、中药调控肿瘤代谢重编程

1.清热解毒中药调控肿瘤线粒体代谢　清热解毒药主要调控肿瘤线粒体代谢：代表药白花蛇舌草调控结直肠癌（colorectal cancer，CRC）细胞线粒体呼吸链7个基因（*MT-CO1*、*MT-CO2*、*MT-ND1*、*MT-ND2*、*MT-ND4L*、*IL4I1* 和 *NDUFC2-KCTD14*）和 *BCL2L1*、*BBC3*、*CHCHD3*、*MT-ATP8P1* 等基因表达，涉及线粒体电子传递、质子漏、解偶联、膜转运和葡萄糖等代谢重编程。以白花蛇舌草为君药、黄芩等为臣药组建清热解毒方JC724对CRC细胞和移植瘤有明显抑制作用，其通过多条途径调控氧化应激和铁死亡，如促进SLC3A1、SLC3A2、GCL、GSS、FTH、FTL表达抑制铁死亡；促进TF、TFR1、*PCBO1/2*、HO-1、铁蛋白表达、$Fe^{2+}$吸收和抑制$Fe^{2+}$排出及血红素$Fe^{2+}$释放诱导铁死亡，提示JC724对铁死亡有双重作用，见图5-12。基于代谢调控机制，抗肿瘤清热解毒药可分为清热药、解毒药和清热解毒药，清热药调控肿瘤能量代谢、解毒药调控肿瘤物质代谢，而清热解毒药两者均可调控，这种分类有助于设计增强肿瘤HVCT治疗效果的中药处方。

2.活血化瘀药调控肿瘤脂代谢和血管正常化　活血化瘀药主要调控肿瘤脂质代谢，靶点包括磷脂酰胆碱、硬脂酰肉碱及丝氨酸/苏氨酸蛋白激酶（AKR1B10和AKT1）、PI3K/AKT和TNF信号通路。AKR1B10低表达与肿瘤不良预后有关，其下调可促进AKT1和mTOR蛋白磷酸化修饰，进而导致三酰甘油增加、甾醇调节元件结合转录因子（*SREBF1*）上调和肿瘤增殖、侵袭。活血化瘀药上调AKR1B10，可抑制AKT1和mTOR蛋白磷酸化、上调E-cadherin表达、下调钙黏蛋白和波形蛋白表达，从而逆转AKR1B10

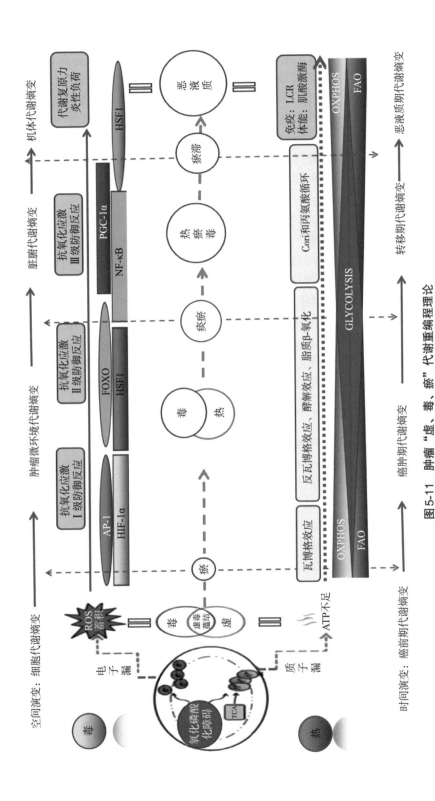

图 5-11　肿瘤 "虚、毒、瘀" 代谢重编程理论

AP-1. 核转录因子激活蛋白-1；FOXO. 信号通路；PGC-1α. 辅激活因子；HIF. 缺氧诱导因子；HSF1. 热休克因子；NF-κB. 核因子-κB；OXPHOS. 氧化磷酸化；FAO. 线粒体脂肪酸氧化；GLYCOLYSIS. 糖酵解；Cori. 循环. 乳酸循环；LCR. 淋巴细胞/C反应蛋白比值

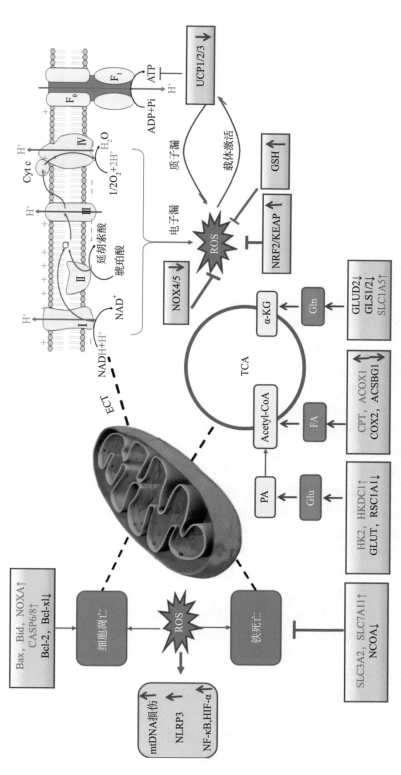

**图 5-12　清热解毒药 JC724 对结直肠癌细胞的代谢调控靶点**

Bax. 兔抗人单克隆抗体，Bid. BH3 相互作用域死亡激动因子，NOXA. 诱导因子，Bcl-2. B 淋巴细胞瘤 -2 基因，Bcl-xl. 抗凋亡蛋白，NLRP3. NOD 样受体蛋白结构域相关蛋白 3；ROS. 活性氧；NF-κB. 核因子κB；HIF. 缺氧诱导因子；SLC3A2. 重链亚基 CD98h，SLC7A11. 溶质转运第 7 家族的第 11 个成员，NCOA. 核受体辅活化因子；PA. 磷脂酸；Glu. 葡萄糖；HK2. 已糖激酶 2；HKDC1. 已糖激酶结构域蛋白 1；GLUT. 葡萄糖结合糖转运体，RSC1A1. 调节性溶质载体蛋白，家族 1；Cyt c. 细胞色素 C；ECT. 电子传递链；NADH + . 还原型烟酰胺腺嘌呤二核苷酸；NAD+. 烟酰胺腺嘌呤二核苷酸；ADP. 腺苷二磷酸；ATP. 腺苷三磷酸；Acetyl-CoA. 乙酰辅酶 A；TCA. 三羧酸循环；α-KG. α- 酮戊二酸；NRF2. 红系衍生的核因子 2 相关因子 2；GSH. 谷胱甘肽；UCP. 解偶联蛋白；FA. 脂肪酸；GLUD2. 谷氨酸脱氢酶 2；GLS. 谷氨酰胺酶；Gln. 谷氨酰胺；COX. 环氧酶，ACSBG1. 酰基辅酶 A 合成酶泡泡酶家族成员 1；GLUD2. 谷氨酸脱氢酶 2；SLC. 溶质载体超家族

的肿瘤促进作用。有研究以水蛭、三棱等为主药组成活血化瘀方JC734，能通过调控肿瘤脂质代谢、血管正常化和外泌体抑制CRC、肝癌等多种肿瘤。JC734还下调4个坏死性凋亡相关miRNA表达，其中miR-141-3p和miR-148a-3p与RIPK1基因的3'UTR存在结合位点。RIPK1下调可抑制mTOR磷酸化。通过67种入血成分分析得到12种JC734作用于关键靶点核心成分，其中草质素和野黄芩素为最佳组合，该组合能有效抑制RIPK1、上调AKR1B10而抑制肿瘤增殖、侵袭和转移。

3. 扶正固本药调控氨基酸代谢和抗肿瘤免疫　扶正固本治疗主要调控肿瘤氨基酸代谢，尤其靶向肿瘤微环境免疫细胞氨基酸代谢，恢复肿瘤微环境免疫细胞正常代谢水平，进而改善抗肿瘤免疫反应。以黄芪、人参等为主药的扶正固本方能通过调控CRC细胞丝氨酸、IDH1/2代谢的机制恢复机体对癌细胞的免疫抑制作用。鉴于HVCT治疗的重要机制之一是增强抗肿瘤免疫，在强化HVC治疗肿瘤的中药处方中可以辅助扶正固本类中药。

本文基于抗肿瘤三大治疗法则代谢内涵研究成果，结合生物信息学分析，初步绘制了常用抗肿瘤中药代谢图谱，见图5-13。通过该图谱，有助于遴选增强HVC抗肿瘤效果的中药。

## 三、中药强化HVCT疗效

陈迪等发现荜茇酰胺可抑制STAT3激活，而HVCT可引起STAT3异常激活，$10\mu M$荜茇酰胺和$1mM$维生素C均可诱导胃癌细胞凋亡和增殖，联合应用效果更强，这些效应依赖于ROS。Amiri A等发现槲皮素（$75\mu M$）和维生素C（$100\mu M$）联合可显著降低前列腺癌细胞趋化因子受体、α4、α5和β1整合素亚基、VEGF和Ki-67表达并抑制前列腺癌生长和转移。Selyutina O Yu等比较了配体二-2-吡啶基酮4,4-二甲基-3-硫代氨基脲（Dp44mT）的铁螯合物或潜在配体大黄素对细胞膜（微粒和微泡）中脂质过氧化的影响。在不含维生素C情况下，$Fe^{2+}$和（或）大黄素混合物与单独的$Fe^{2+}$相比表现出轻微促氧化性能，而$Fe^{3+}$-Dp44mT配合物则表现出抗氧化性能；加入维生素C后，$Fe^{3+}$-Dp44mT配合物被维生素C盐还原为$Fe^{2+}$，抗坏血酸自由基、$H_2O_2$信号增强，微粒和微泡过氧化作用显著增加，表明大黄素半醌自由基的形成可能通过维生素C驱动的氧化还原循环在其反应中发挥抗肿瘤作用。体外观察培养的黑色素瘤细胞，HVCT驱动的Dp44mT和大黄素氧化还原循环促进其抗肿瘤增殖活性，提示大黄素强化HVCT的抗肿瘤作用。

HVCT促氧化应激的主要生物学效应是诱导肿瘤细胞铁死亡，而多种中药也能诱导铁死亡抑制肿瘤。铁死亡调控有胱氨酸-GSH-GPX4轴、CoQ10/FSP1和DHODH轴3种途径。双氢青蒿素（Dihydroartemisinin，DHA）通过DHA分子结构中的过氧化物桥结构抑制PRIM2/SLC7A11轴、破坏细胞内氧化还原平衡引起肿瘤细胞铁死亡。百合素提取物毛兰素在肺癌细胞中通过$Ca^{2+}$/CaM信号通路诱导铁死亡抑制细胞增殖和迁移。Li R和Zhang R等发现姜黄素和姜黄烯醇分别通过上调HO-1表达、lncRNA H19/miR-19b-3p/FTH1轴诱导癌细胞铁死亡，姜黄素有潜力成为一种广谱、安全的抗癌药物。厚朴酚（Honokiol，HNK）是通过调节p53/PI3K/Akt/mTOR信号通路促进ROS生成，诱导ROS介导细胞死亡，HNK还可通过降低GPX4的活性来提高细胞内ROS水平，从而杀死结肠癌细胞。Lai X等报道HNK上调HMOX1诱导急性髓系白血病细胞铁死亡。丹参酮ⅡA

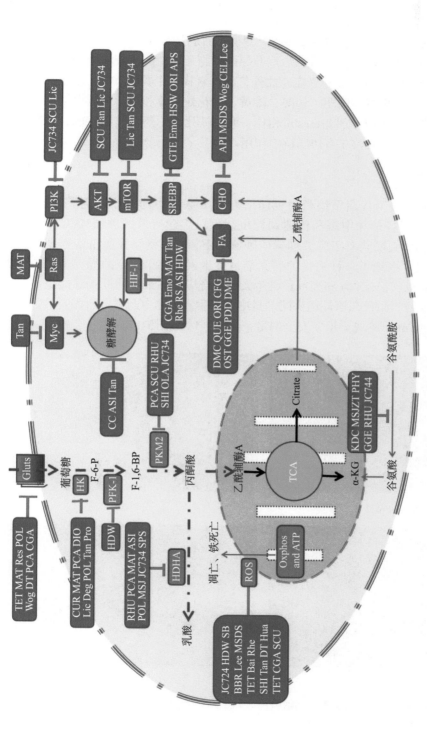

图 5-13 常见抗肿瘤中药代谢图谱

TET. 粉防己碱；CGA. 绿原酸；DT. 皂苷单体；MAT. 苦参碱；RS. 三棱；PCA. 大麻素乙醇提取物；Tan. 丹参酮IIA；POL. 多酚Ⅵ；Lic. 甘草醇酮A；CUR. 姜黄素；SHI. 紫草素；SCU. 黄芩素；ASI. 黄芪甲苷Ⅳ；BBR. 黄连素；Lec. 水蛭；MSDS. 草质素；Bai. 黄芩苷；OLA. 齐墩果酸；GTE. 灵芝乙醇提取物；HSW. 何首乌乙醇提取物；QUE. 槲皮素；OST. 蛇床子；DMC. 去甲氧基姜黄素；ORI. 冬凌草黄素；PPD. 原人参二醇；Hua. 槐耳颗粒；API. 芹黄素；CEL. 雷公藤红素；PHY. 大麻素；GGE. 甘草根提取物；KDC. 苦丁茶提取物；RHU. 大黄；MSJZT. 加味四君子汤；HDW. 白花蛇舌草；JC724. 怡素；JC734. 怡素；SB. 半枝莲；CC. 黄连；Res. 白藜芦醇；Deg. 鱼藤素；Wog. 汉黄芩素；SPS. 鸡血藤；Pro. 次皂苷元A

（Tanshinone ⅡA，Tan ⅡA）能上调*p53*表达，*p53*被募集到*SLC7A11*启动子上，阻止编码Xc-系统的*SLC7A11*的转录，Xc-系统是一个胱氨酸-谷氨酸反转运体，运输细胞外胱氨酸到细胞内合成GSH。因此，Tan ⅡA诱导ROS介导铁死亡。β-榄香烯是从姜黄根茎中提取纯化的抗癌药物，能诱导*KRAS*突变型结直肠癌细胞铁死亡、抑制上皮间质转化，而铁死亡抑制剂可防止β-榄香烯治疗介导的细胞死亡，β-榄香烯作为一种新的铁死亡诱导剂，被广泛用于治疗各种癌症。此外，葫芦素B、甘草、松柏、猕猴桃、蟾毒灵、马钱子碱、鸦舌草提取物鸦胆子苦醇、雄黄、白花蛇舌草和红参多糖也可作为铁死亡诱导剂。与经典铁死亡诱导剂如erastin相比，调控铁死亡中药及其活性成分具有靶点多、结构稳定等特点，与HVCT有协同抗瘤作用。

## 四、典型病案

肿瘤"虚、毒、瘀"代谢重编程病机理论为HVC联合中药治疗奠定了理论基础，基于肿瘤代谢重编程特征和中医药代谢调控机制可以组建有效的肿瘤HVC联合中医药强化治疗方案。我们团队基于笔者创建的肿瘤"虚、毒、瘀"代谢重编程理论及中药的调控代谢机制，组建了一种强化肿瘤大剂量维生素C治疗肿瘤的复方（暂命名为JC764），体外实验证实，JC764和大剂量维生素C联合应用在最优协同剂量能提高疗效达到惊人的46.044倍，而且在该最优协同剂量中，维生素C和中药复方所需要的剂量仅为0.2g/kg和0.25mg/ml，均属于极度安全剂量，见图5-14～图5-17。

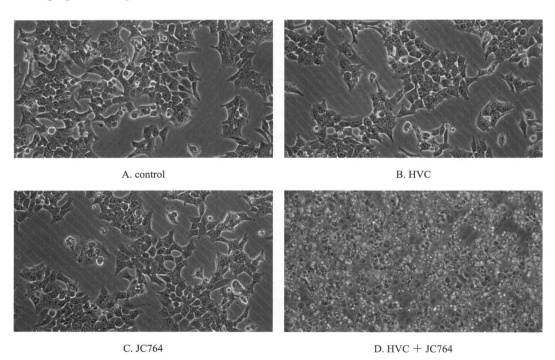

A. control

B. HVC

C. JC764

D. HVC ＋ JC764

**图5-14　HVCT联合JC764对结直肠癌细胞HCT116细胞抑制作用体外实验（光镜下图片）**

A.对照组HCT116细胞正常贴壁生长；B.维生素C浓度0.2mg/ml，HCT116细胞与正常相比无显著差异；C. JC764 0.25mg/ml，CT116细胞与正常相比无显著差异；D.维生素C浓度0.2mg/ml联合JC764 0.25mg/ml癌细胞几乎全部死亡。control.对照组；HVC.大剂量维生素C组；JC764.中药组方组

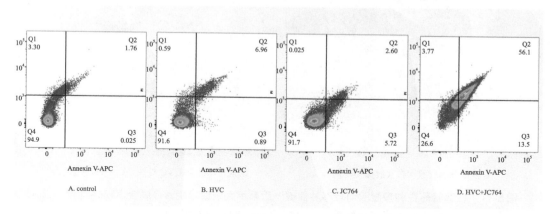

**图 5-15　HVC 联合 JC764 对结直肠癌细胞 HCT116 细胞抑制作用的流式细胞术分析**

A. 对照组 HCT116 细胞正常生长；B. 维生素 C 浓度 0.2mg/ml，HCT116 细胞与正常生长；C. JC 764 0.25mg/ml，CT116 细胞与正常生长；D. 维生素 C 浓度 0.2mg/ml 联合 JC 764 0.25mg/ml 癌细胞只有少数具有活性

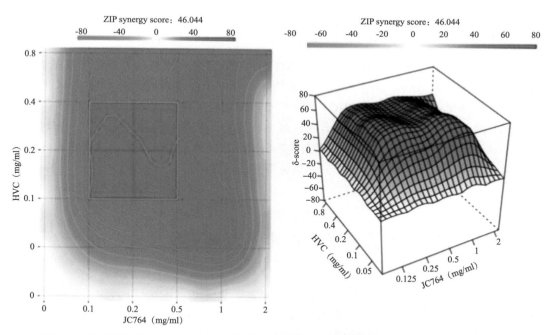

**图 5-16　使用 ZIP（synergy scor.）协同作用评分显示，维生素 C 浓度 0.2mg/ml 联合 JC 764 0.25mg/ml 对结直肠癌细胞的体外抑制作用提高了 46.044 倍**

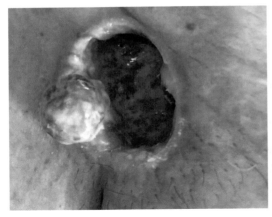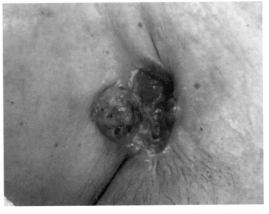

A. 输卵管癌腹股沟转移肿瘤换药前　　　　　　B. JC764 联合 HVC 外用 7d 后肿瘤创面变化

**图5-17**　输卵管恶性肿瘤腹股沟转移肿瘤破溃后采用大剂量维生素C联合JC764外敷，7d后肿瘤创面明显缩小，突出的小瘤体坏死显著，创面下组织变软，说明对肿瘤具有明显抑制作用。小瘤体切除后病理检查结果:（腹股沟）皮肤真皮层及皮下见肿瘤组织浸润，伴大片坏死，瘤细胞排列呈乳头状，瘤细胞异型性显著，卵圆形或多角形，胞质丰富嗜酸，可见核仁，核分裂易见，结合临床病史，符合高级别浆液性癌转移

## 小结

　　肿瘤"虚、毒、瘀"代谢重编程病机理论为HVCT联合中药治疗奠定了理论基础，基于肿瘤代谢重编程特征和中医中药代谢调控机制可以组建有效的肿瘤HVC联合中医药强化治疗方案。但是，由于HVCT与中药干预靶点的差异、中药成分的复杂性以及二者在调节肿瘤代谢重编程中的交互作用，这些研究将是复杂和具有挑战性的，我们已经开展了这方面的研究，而且初步验证了中药对肿瘤患者用大剂量维生素C治疗具有较好的强化作用，我们拟在临床扩大研究期望获得更多的临床证据。

（饶本强　曲晋秀　孙艳辉　王诗婉）

## 第七节　能量限制强化肿瘤大剂量维生素C治疗

　　肿瘤是一种代谢性疾病，膳食限制（Dietary restrictions，DR）作为一种普遍性的代谢治疗方法，能够显著减轻多种类型肿瘤的生长和进展，包括胶质瘤、乳腺癌、结直肠癌、胰腺癌、卵巢癌和前列腺癌等。我们团队长期重视DR在代谢性疾病中的应用和研究，尤其在肿瘤大剂量维生素C联合DR治疗、肿瘤生酮饮食精准强化治疗等方面积累了一定的临床经验。

### 一、膳食限制对肿瘤代谢重编程的调控作用

　　DR是营养限制（Nutritional constraints，NR）的一种，目前有多种类似名词容易引

起歧义。我们将营养治疗按照营养素给予目的分为营养限制、营养支持和营养强化治疗3种，营养限制是限制某些营养素成分的营养治疗，营养支持治疗是营养不良患者补充机体缺乏的营养素，营养强化则是强化某些特定营养素的给予，三个名词互有交叉。虽然DR也可以用于晚期严重营养不良额肿瘤患者，但DR主要是针对正常营养状态或轻、中度营养不良人群的某些疾病代谢重编程而实施治疗性膳食干预的一种方法。与饥饿不同，DR的产生源于饮食营养素某些成分或总量的减少，它能降低营养素的摄入却不引起厌食或营养不良。作为一种自然疗法，DR可以改善健康状况、预防肿瘤形成、减少炎症反应和治疗肿瘤，还可以减轻放化疗带来的毒副作用，在肿瘤代谢治疗中越来越受到重视。

DR有很多种方法，比如目前主要研究的膳食热量限制（caloric restriction，CR）、膳食能量减少（dietary energy reduction，DER）、生酮饮食（ketogenic diet，KD）、治疗性禁食（therapeutic fasting，TF）和生酮饮食摄入限制（restricted or reduced intake KD，KD-R）等。Albert Tannenbaum和Herbert Silverstone等是较早开展DR抗癌治疗的医学家。他们认为，DR的抗癌作用主要涉及DER或CR，而非限制特定的饮食成分，或者说饮食的总热量较之营养成分更能够影响肿瘤的生长，例如携带自发性乳腺癌的小鼠给予CR可延长其寿命，降低肿瘤生长速度，抑制额外乳腺肿瘤的形成，并减少肺转移的发生，当与靶向糖酵解的药物联合使用时，DR对肿瘤抑制效果显著增强。

Albert的研究成果引起了肿瘤学家、营养学家极大兴趣，DR治疗肿瘤机制也逐渐成为肿瘤营养治疗研究热点，并开发了多种DR处方，DR抑制肿瘤主要涉及5个方面（表5-2）。

表5-2　标准高糖饮食和典型生酮饮食的组成（%）

| 成分 | SD | KD |
| --- | --- | --- |
| 糖类（G） | 62 | 3 |
| 脂肪（F） | 6 | 72 |
| 蛋白质（P） | 27 | 15 |
| 能量（kcal/g） | 4.4 | 7.2 |
| F/（P＋G） | 0.07 | 4 |

通过葡萄糖代谢途径抑制肿瘤：DR最直接的反应是降低机体葡萄糖和升高血酮水平，这将产生一系列抗肿瘤效应。第一，DR会降低肿瘤细胞丙酮酸同工酶M2（PKM2）水平，在一定程度上抑制肿瘤细胞有氧糖酵解效应，而有氧糖酵解是很多肿瘤存活和增殖所依赖的关键代谢途径，抑制肿瘤糖酵解将造成肿瘤能量危机。第二，DR上调正常细胞GLUT1表达而下调肿瘤细胞GLUT1表达，从而在能量应激条件下能够使正常细胞比肿瘤细胞更好地利用葡萄糖。第三，DR降低机体葡萄糖水平和升高酮体，将改善正常细胞线粒体呼吸功能和谷胱甘肽氧化还原状态，削弱癌细胞ROS升高对正常细胞的损伤作用，保护神经细胞功能。第四，DR刺激胰高血糖素和抑制胰岛素分泌。胰高血糖素控制血酮水平升高，能刺激脂肪分解和储存的蛋白质、脂肪合成葡萄糖以维持血液

葡萄糖水平供细胞功能，由于脂肪代谢会导致解偶联热量，酮体代谢效果优于脂肪代谢，另外胰高血糖素还参与了第二信使cAMP/Ca²⁺信号转导，抑制结直肠癌细胞增殖和迁移，胰高血糖素激活腺苷酸环化酶抑制剂（DDA）减轻了胰高血糖素对结直肠癌细胞抑制作用，进一步激活钙库操作性钙离子通道（The store-operated Ca²⁺ entry，SOCE）并刺激结直肠癌细胞中的基质相互作用分子（stromal interactionmolecules，STIM1）易位，产生与环匹阿尼酸类似的效应；胰岛素作用与胰高血糖素相反，DR时食物摄取减少或葡萄糖消耗降低均会抑制胰岛素分泌，进而抑制肿瘤细胞对葡萄糖的摄取和糖酵解。第五，葡萄糖还抑制胰岛素样生长受体（IGF-1）表达，IGF-1是肿瘤快速生长的细胞表面受体，通过IGF-1/PI3K/Akt/HIF-1α信号通路促进细胞增殖、凋亡逃避和血管生成。最后，酮体的毒性。小鼠基础代谢率是人类8倍，人类在DR下的代谢稳态远强于小鼠，在40%的DR情况下小鼠所获得的健康益处人类可以在极低热量摄入（400～500kcal）下实现，所以在肿瘤治疗中DR可以取代严酷的治疗性禁食，而且补充酮酯饮食也可以有效降低血糖和谷氨酰胺水平并提高酮体，由于有氧糖酵解依赖的肿瘤细胞缺乏将酮体转化为乙酰辅酶A的关键酶，肿瘤细胞不能利用酮体，在葡萄糖和谷氨酰胺不存在的情况下，酮体不能维持肿瘤细胞活力，酮体积累本身对肿瘤细胞能产生特异性的细胞毒作用。第六，血酮升高对肿瘤细胞直接产生毒性作用，正常细胞表达代谢酮体的酶可以使酮体参与能量代谢后排出体外，而肿瘤细胞缺乏相应的代谢酶，酮体在癌细胞蓄积产生细胞毒性（图5-18）。

1. 体重下降　DR可能会导致一定程度的体重减轻，而且这种体重减轻较CR更适合作为评估小鼠肿瘤生长的独立变量，前提是需要确保治疗前后体重变化的可比性。DR以总量限制、体重消耗效果最佳，若无体重减轻和总量不受限制的KD饮食小鼠降糖效果并不明显，而且消耗较少KD小鼠血酮体水平比消耗较多KD的小鼠疗效高，这进一步表明饮食消耗的数量而非饮食成分决定葡萄糖水平。当血糖水平低下时，酮体治疗作用发挥最佳。

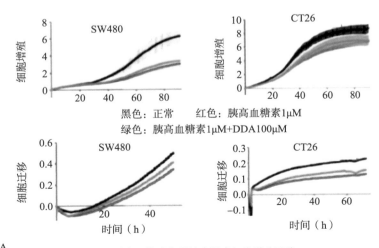

A　　胰高血糖素抑制结直肠癌细胞增殖迁移

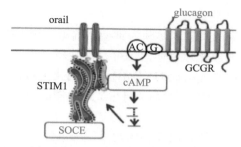

B　胰高血糖素通过cAMP/SOCE钙离子信号通路增加钙离子浓度

**图5-18　肿瘤细胞与胰高血糖素的关系**

A.胰高血糖素抑制结直肠癌细胞增殖、迁移；B.胰高血糖素通过cAMP/SOCE信号通路提高细胞内钙离子浓度。orail.蛋白；STIM1.基质交感分子1抗体；cAMP.环磷酸腺苷；SOCE.钙内流

2.抑制谷氨酰胺代谢　DR降低葡萄糖水平外，还能有效降低机体谷氨酰胺水平。谷氨酰胺水平也是肿瘤能量来源主要途径，DR降低谷氨酰胺水平进一步加重肿瘤细胞能量危机。

3. DR使肿瘤血管正常化　除了IGF-1介导的信号通路外，DR还可以通过增强肿瘤血管平滑肌肌动蛋白（α-SMA）的表达来使肿瘤血管正常化。α-SMA是血管成熟和完整性的标志物，恢复血管完整性可以减轻血管渗漏引起的局部炎症反应、减轻炎性负荷。

4.促进凋亡　DER通过诱导由BAD（*BCL2*相关的细胞死亡激动因子）去磷酸化介导的线粒体依赖性凋亡来抑制肿瘤生长，并证实*BAD*可以协调葡萄糖和（或）IGF-1稳态和诱导凋亡。DR还可以促进胱天蛋白酶原-9活性而介导凋亡，凋亡是DER抑制肿瘤主要机制之一。

5.抑制炎症　炎症对氧化磷酸化的损伤是多种肿瘤的源头。NF-κB作为一个转录因子，能增强组织炎症反应，它的磷酸化和激活可以导致多种基因的反式激活，包括编码环氧合酶-2（*COX-2*）和同种异体移植炎症因子-1（*AIF-1*）基因的转录激活，两者都主要由处于肿瘤微环境的炎症细胞和恶性肿瘤细胞所表达。激活的NF-κB转位至细胞核与DNA结合，再激活多种炎症因子，如COX-2、TNF-α、IL-6、IL-8、MMP-9等。DR降低肿瘤中NF-κB依赖性基因*COX-2*、*AIF-1*的磷酸化和转录激活程度，而且低葡萄糖也能抑制NF-κB的表达，DR通过这些途径抑制炎症反应发挥抗肿瘤作用。

## 二、生酮饮食对肿瘤的精准治疗作用

生酮饮食（Ketogenic therapy，KD）是一种有悠久历史的膳食能量限制饮食模式（DER），F/（P＋G）之比等于4，最早用于小儿癫痫治疗。1995年，Nebeling等首次尝试采用KD进行人类恶性脑癌代谢治疗。该项研究的目的是将能量代谢的主要底物从葡萄糖转移至酮体以破坏肿瘤代谢，同时还能保持患者的营养状态。Nebeling的研究患者中，包括2例罹患不可切除晚期脑肿瘤的女童。第1例患者是1例3岁的女童，诊断为间质性星形细胞瘤Ⅳ期，该女童接受"一日8药"方案治疗，包括细胞高毒性药物和甾体类激素长春新碱、羟基脲、丙卡巴肼、洛莫司汀、顺铂、阿糖胞苷、高剂量甲泼尼龙和环磷酰胺或达卡巴嗪，之后又进行头部和脊柱放射治疗，由于肿瘤进展，最终终止这种常规治疗。另一例8岁半的女孩，诊断为Ⅲ型小脑星形细胞瘤，曾行顺铂化疗而致听力损伤。这2例患者经全面放化疗后体内仍可测得肿瘤，预期生存期有限。Nebeling博士给予2例患童由中链三酰甘油组成的KD治疗，2例儿童对KD的反应非常好，长期治疗后复查PET-CT显示，通过KD治疗后2例儿童的肿瘤部位葡萄糖摄取减少21.8%，达到了病情持续稳定。

Nebeling的研究是生酮饮食治疗肿瘤的里程碑事件，随后，生酮饮食治疗各种不同种类肿瘤的临床试验不断报道，迄今在Clinic Trials.gov.注册的KD治疗肿瘤临床试验共26项，以胰腺癌、胆管癌和恶性胶质瘤为主。2010年Zuccoli在 *Nutrition and Metobolism* 杂志发表论文《Metabolic management of gliolblastoma multiforme using standard therapy together with a restricted Ketogenic diet：case report》，采用CR联合限制性KD治疗脑胶质瘤的病例，脂肪：葡萄糖＋蛋白质＝4：1，其中60%的脂肪为中链三酰甘油，总热量为2510.4kJ/d，获得了良好效果（图5-19）。

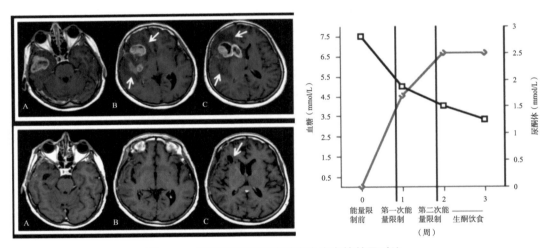

**图5-19 能量限制在脑胶质瘤治疗中的效果对比**

左上-给药前；左下-给药后；右-血葡萄糖浓度在饮食限制后血糖降低、尿酮升高

2015年，S.Vidali等综述了生酮饮食调控代谢和治疗疾病的机制，认为KD能具有降低机体葡萄糖和升高血酮、抑制（TNF-α、IL-β、IFN-γ、NF-κB和COX-2）等炎性反应、抑制PKM2进而减少葡萄糖摄取和乳酸生成、抑制MMP9、减少 *p53* 突变、抑制组蛋白去乙酰化酶活性和激活AMPK通路7大功能，可以用于治疗癌症、癫痫、哮喘、帕金森病、阿尔茨海默病、自闭症、丙酮酸脱氢酶缺乏症、GLUT-1缺乏症及多囊卵巢综合征、糖尿病、肥胖等代谢综合征等，然而，在KD治疗肿瘤领域，由于肿瘤代谢存在高度的异质性，KD治疗某些肿瘤并不能获得预期效果，提示KD治疗肿瘤具有特征性的靶点有关系。譬如，KD治疗肿瘤主要原因之一是正常细胞能利用酮体，如果 *BDH1*、*OXCT1* 和 *ACAT1* 其单一缺陷即不能利用酮体功能，进而严重影响疗效（图5-20）。

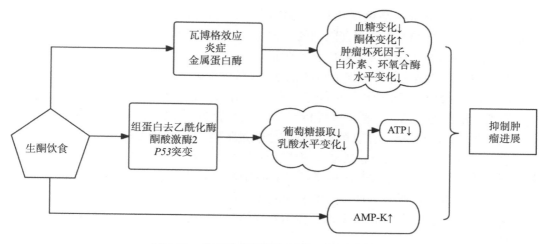

**图5-20　生酮饮食调控代谢和治疗疾病的机制**

肿瘤细胞能量代谢途径包括糖酵解、氧化磷酸化、谷氨酰胺酵解和脂质代谢酵解和磷酸戊糖5条途径。肿瘤代谢具有高度异质性，陈亮将胰腺癌代谢表型分为Warberg型（有氧糖酵解为主，磷酸戊糖途径缺乏和乳酸生成增多）、反Warberg型（乳酸等代谢产物进入三羧酸循环被利用）、谷氨酰胺表型和脂质代谢依赖表型；Bidkhori G等利用生物信息学将肝细胞癌分为3个亚型：Warburg表型（W型）、氧化磷酸表型（O型）和混合型（W/O型），不同代谢表型的肿瘤患者5年生存率不同，氧化磷酸化代谢表型的肿瘤患者比肿瘤细胞Warburg型或混合型的肿瘤患者具有更高的5年生存率。为了探讨生酮饮食治疗肿瘤的精准代谢表型，我们团队石汉平教授和唐蒙博士后基于生酮治疗的敏感性对结直肠癌进行了代谢表型分析，发现肿瘤细胞ACAT1、BDH1、OXCT1、PGCT1、GLUT1、PFKFB3、PKM、LDHA 8个代谢基因与生存预后有密切关系，并根据这些代谢基因表达情况将肿瘤细胞分为酮体代谢型（$G^+/K^+$，肿瘤组织更依赖糖酵解功能）、酮体代谢缺陷型（$G^+/K^-$，结肠癌组织对酮体利用缺陷，生酮治疗可能获益，代谢分子特征为OXCT1和ACAT1表达减少、线粒体膜电位下降、ATP生成减少），以酮体代谢缺陷型预后最差。

对生酮饮食抗肿瘤代谢机制进行了进一步的研究，生酮饮食与结直肠癌细胞共培养能激活肿瘤细胞酮体酵解活性，使肿瘤细胞从酮体代谢缺陷型（$G^+/K^-$）向酮体代谢型转变（$G^+/K^+$），酮体酶表达和氧化磷酸化相关分子升高；p53突变阳性的肿瘤主要表现为酮体代谢缺陷表型，与生酮制剂共培养培养线粒体融合增多、结合酮体酶OCAT1启动子区升高，该肿瘤对生酮治疗敏感；p53野生型结直肠癌与生酮制剂共培养后线粒体融合增多、结合酮体酶OCAT1表达激活下降、线粒体膜电位下降、细胞ATP下降，说明该肿瘤对生酮治疗无效。更有意义的是，采用p53突变抑制剂联合生酮饮食治疗具有协同抗肿瘤效果，为肿瘤代谢强化治疗提供了新的思路。

### 三、肿瘤患者用大剂量维生素C联合膳食限制精准强化治疗

我们之前已经证明，膳食限制可以减少肿瘤进展，并使不同类型的癌症对化疗

敏感，同时保护正常细胞免受化疗毒性作用的影响。禁食或模拟禁食饮食（fasting-mimicking diet，FMD）作为膳食限制的一种，也开始用于肿瘤的营养代谢治疗，并已有作者研究FMD与大剂量维生素C治疗肿瘤。

禁食对正常细胞（保护细胞）和癌症细胞（致敏细胞）的不同影响至少部分是由其对IGF-1信号通路和葡萄糖水平的影响介导的。然而，由于禁食对癌症患者来说仍然是一个具有挑战性的选择，一种更可行和更安全的食谱被开发出来，它的特定配方模仿了禁食的效果。FMD是指一种以植物为基础、热量限制、低糖、低蛋白质和高脂肪的饮食组合，循环饲喂，足以防止或减少瘦体重损失。为了确定一种对KRAS突变型癌症高效低毒的治疗方法，Maira Di Tano等研究了FMD在增强维生素C抗癌活性方面的作用，包括单独使用或与结肠直肠癌（CRC）标准化疗联合使用。研究结果表明，FMD循环通过逆转维生素C介导的HO-1上调，在体外和体内选择性增强维生素C对KRAS突变肿瘤的抗癌作用。

Maira Di Tano提供的数据显示，FMD和维生素C对肿瘤细胞的毒性作用在化疗后进一步增强。这些数据支持FMD循环加上大剂量维生素C药可能代表一个有前途的治疗机会，尤其对于KRAS突变的肿瘤患者。

首先，Maira Di Tano研究了禁食和（或）FMD是否增强了维生素C对不同KRAS突变癌症模型的抗癌作用。将人结直肠癌细胞系HCT116和DLD-1、KRAS突变小鼠CRC细胞系CT26、KRAS突变小鼠肺癌细胞系H23和H727、胰腺导管腺癌PANC1细胞培养在对照培养基（1g/L葡萄糖和10%血清；CTR组）或在类似FMD的培养基（0.5g/L葡萄糖和1%血清，短期饥饿，STS组）中，它模拟了在体内长时间（＞48h）禁食或FMD中细胞外葡萄糖和生长因子的浓度及联合大剂量维生素C对肿瘤的抑制作用（维生素C≥0.3mM）。结果表明，KRAS突变型肿瘤细胞比KRAS野生型癌细胞更容易受到大剂量维生素C的影响，当癌细胞在治疗前、治疗期间在STS条件下生长时，大剂量维生素C对肿瘤抑制作用显著增强；相反，KRAS野生型CRC（SW48，HT29）、前列腺癌（PC-3）、卵巢癌（COV362）细胞系和正常结肠细胞系（CCD841CoN）在单独使用和与STS联合使用时对大剂量维生素C具有耐药性。与STS＋维生素C对KRAS突变肿瘤细胞的选择性毒性一致，表达KRAS活性形式的转基因HT29和SW48细胞与野生型等基因对应体相比，对STS＋维生素C更敏感。FMD循环结合每日维生素C治疗（每日2次，4g/kg）可以有效延缓KRAS突变肿瘤的进展。特别是，每周3d的FMD循环足以减少KRAS突变肿瘤的生长，其程度与大剂量维生素C相同。值得注意的是在异种移植和同基因小鼠模型及原位模型中，每周FMD和每日维生素C显示了减少CRC进展的最佳治疗效果。此外，FMD-维生素C组合在两种小鼠品系中都是安全的，耐受性良好，小鼠体重下降不超过20%，在再次喂养后迅速恢复。ROS介导对维生素C的增敏作用。禁食和（或）FMD通过增加ROS产生的机制使不同类型的癌细胞对化疗增敏。ROS，包括$H_2O_2$和超氧化物，作为正常代谢的副产物产生可以对DNA、脂类和蛋白质造成损伤。最近的研究表明KRAS突变促进代谢重编程以维持高增殖率，与KRAS野生型细胞相比，伴随着更高的氧化状态。因此，KRAS突变肿瘤较高的氧化状态可能是FMD＋维生素C毒性的选择机制的基础。值得注意的是，通过组蛋白H2AX的磷酸化表明，STS和维生素C的结合强烈诱导CT26和HCT116细胞的DNA

损伤，这表明氧化应激可能参与介导这种细胞毒性作用。STS和维生素C的结合选择性地加剧了 *KRAS* 突变肿瘤细胞中ROS的产生。与维生素C依赖的 $H_2O_2$ 产生一致，我们观察到 *KRAS* 突变癌细胞在STS条件下生长并经 $H_2O_2$ 处理时ROS也有同样的选择性增加。

为了直接评估ROS生成增加是STS诱导的维生素C抑制肿瘤的原因还是次要事件，Maira Di Tano评估了不同抗氧化剂对STS＋维生素C毒性的影响，包括谷胱甘肽（GSH）和N-乙酰半胱氨酸（NAC），以及先前暴露于膜不渗透过氧化氢酶（CAT）或膜不渗透超氧化物歧化酶（SOD）/过氧化氢酶模拟物MnTMPyP等能够逆转STS＋维生素C诱导的细胞死亡。从这些发现表明，ROS的产生和氧化还原改变是STS和维生素C组合选择性杀死 *KRAS* 突变癌细胞的中心机制。铁参与了FMD介导的毒性大量证据表明，维生素C的抗癌作用机制依赖于 $H_2O_2$ 的产生，而LIP在这一过程中起着重要作用。在游离铁的存在下，高浓度的 $H_2O_2$ 具有促氧化作用，部分原因是通过Fenton反应产生羟基自由基和诱导氧化损伤。由于FMD/STS和维生素C的结合增加了 *KRAS* 突变癌细胞中的ROS水平，我们研究了这是否与不稳定亚铁池的增加有关。在HCT116细胞中，与所有其他条件相比，STS和维生素C共处理后，铁离子（$Fe^{2+}$）水平显著升高，表明铁在调节这种效应中发挥了潜在作用。铁蛋白是参与铁结合和储存的主要蛋白质，调节细胞内的LIP，其下调已被证明在 *KRAS* 突变癌细胞中增加LIP。因此，我们测量了铁蛋白重亚基（FTH）的水平，FTH通过其铁氧化酶活性负责铁的储存。与铁亚铁的增加一致，发现STS单独或与维生素C联合，可选择性地下调 *KRAS* 突变癌细胞中FTH蛋白表达。另一方面，维生素C逆转了STS诱导的 *KRAS* 野生型肿瘤细胞中铁蛋白的下调。这些体外结果在体内也得到了证实，FMD循环结合维生素C治疗下调了HCT116衍生肿瘤中FTH蛋白的表达。与 *KRAS* 突变癌细胞中FTH下调的致敏作用一致，从癌症基因组图谱数据库（TCGA）获得的CRC患者生存数据的分析显示，与肿瘤表达高铁蛋白水平的患者相比，*KRAS* 突变肿瘤和低瘤内铁蛋白转录水平患者有更长的3年和5年的总生存期。这种关联在 *KRAS* 野生型肿瘤中未被观察到，支持FMD＋维生素C作为维持低铁蛋白水平和增加ROS治疗 *KRAS* 突变肿瘤的策略。

为了评估细胞铁含量的改变是否有助于STS增强维生素C对肿瘤的抑制效应致敏，在STS条件下生长的 *KRAS* 突变CRC细胞在暴露于维生素C前用铁螯合剂去铁氧胺（DFO）处理。与假设一致，维生素C暴露前的DFO处理降低了维生素C诱导的细胞毒性。从而证实了FMD/STS和维生素C介导的细胞内游离铁的增加至少在一定程度上是其细胞毒性作用的原因。

FMD逆转了维生素C对HO-1的作用。一些研究表明，铁蛋白通过隔离细胞内游离铁在保护细胞免受氧化损伤方面具有潜在作用。在促进铁蛋白表达的酶中，应激诱导的HO-1能促进暴露于氧化应激中的细胞细胞存活。由于FMD/STS下调FTH蛋白表达水平，HO-1是否参与了对STS和维生素C治疗的FTH调控尚未清楚。在最近的一项研究中，FMD部分通过下调HO-1增加乳腺癌细胞对化疗的敏感性，进一步支持了这种应激诱导蛋白在介导FMD有益效应方面的可能作用。为了验证该假设，Maira Di Tano评估了HO-1表达和FTH诱导之间的关系。用HO-1激活剂Hemin处理HCT116细胞，并证实在CTR和STS生长条件下，Hemin增加了HO-1和FTH蛋白水平。此外，维生素C

处理显著上调了HO-1，而FMD/STS在*KRAS*突变癌细胞体内外均逆转了这一效应。在CTR条件下，*KRAS*野生型癌细胞中，维生素C未改变HO-1水平，维生素C与STS联合使用并没有下调HO-1蛋白表达水平，而是诱导了HO-1蛋白表达水平。这些发现表明，在*KRAS*突变背景下，HO-1的差异调控及其对铁蛋白和（或）铁途径的影响可选择性介导FMD依赖的维生素C致敏效应。FMD能够阻止*KRAS*突变癌细胞中维生素C诱导的HO-1上调，这促使我们研究HO-1水平是否影响肿瘤细胞对联合治疗的敏感性。与这一假设一致的是，HO-1激活剂单独或与STS联合，保护人类和小鼠*KRAS*突变CRC细胞免受维生素C诱导的细胞死亡。另一方面，HO-1抑制剂锌原卟啉（ZnPP）使*KRAS*突变的CRC细胞在营养丰富的条件下（CTR）更容易受到维生素C的影响。与这些发现一致的是在CTR条件下，HCT116细胞中HO-1的敲除也增加了维生素C暴露后的癌细胞死亡。因此，总的来说，这些结果支持HO-1在调节*KRAS*突变癌细胞对维生素C的敏感性方面的作用。为了确定FMD/STS如何影响HO-1水平并调节癌细胞对维生素C的敏感性，Maira Di Tano分析了葡萄糖或血清剥夺的影响，发现葡萄糖、血清生长因子和氨基酸与维生素C毒性的STS依赖性增强无关。添加全转铁蛋白（铁结合形式）而非载铁转铁蛋白（无铁形式）逆转STS＋维生素C介导的毒性和HO-1/FTH轴下调。这些结果与血清中铁水平在介导STS效应中很重要的概念一致。事实上，与体外实验结果一致的是，体内FMD＋维生素C降低了血液中转铁蛋白结合铁的水平。这些数据进一步支持铁作为血清中关键因素的作用，铁的减少是FMD和维生素C协同作用的原因。

许多研究描述了大剂量维生素C作为化疗辅助治疗的耐受性和潜在疗效，也有研究表明，FMD和维生素C增强了奥沙利铂的细胞毒性作用，与单独的标准化疗相比，禁食或FMD周期联合化疗可以有效地减少多种癌症类型的肿瘤生长。FMD＋维生素C是否可能是通过增加细胞氧化应激使*KRAS*突变的癌细胞在体内对化疗的促氧化作用敏感呢？选择奥沙利铂是因为它是用于CRC辅助治疗和晚期治疗的最有效的细胞毒性化合物之一，值得注意的是FMD＋维生素C组合与奥沙利铂＋FMD或奥沙利铂＋维生素C一样有效，支持这些无毒组合在阻止肿瘤生长方面的强大作用。此外，三联治疗（FMD＋维生素C＋化疗）是延缓小鼠异种移植瘤进展和延长同基因模型生存期最有效的治疗干预措施。这些结果表明化疗可以进一步增强FMD＋维生素C对*KRAS*突变癌症的作用，具有重要的临床意义。

在临床前实验中，禁食可以减少肿瘤进展，并使不同类型的肿瘤对化疗更加敏感，同时通过一种机制保护正常细胞，该机制可能涉及降低血液IGF-1和葡萄糖水平。氧化应激也有助于禁食的抗癌特性。由于长时间只饮水的禁食对癌症患者来说仍然是一个具有挑战性的选择，FMD最近被认为是更可行和同样有效的干预措施。在这里，我们专注于确定一种低毒治疗方法，包括FMD循环与维生素C药理学剂量的结合，用于*KRAS*突变癌症的治疗。最近，Yun和他的同事报道了高剂量维生素C对*KRAS*和*BRAF*突变的CRC细胞有选择性毒性，提出维生素C可能在这些侵袭性肿瘤的治疗中有应用。这是由于通过GLUT1葡萄糖转运体增强了对氧化形式的维生素C（DHA）的吸收，而GLUT1在这些高糖酵解癌细胞中被上调。在这里，我们发现，通过选择性治疗*KRAS*突变癌症的STS/FMD，维生素C的抗癌作用可以在不同的体外和体内小鼠模型中增强，该机制不依赖于葡萄糖，但涉及HO-1的差异调控。值得注意的是HO-1在化疗后的一些肿瘤中经常过表达，因此在一些类型的肿瘤中代表了一种潜在的耐药机制和不良预后因素。与FMD逆转维生素C介导的HO-1上调的*KRAS*突变癌细胞不同，*KRAS*野生型肿瘤对氧化损伤的抵抗力更强，可能是因为它们能够迅速中和各种自由基。*KRAS*突变型和*KRAS*野生型细胞中HO-1表达的差异调节至少可以部分解释对氧化损伤的不同反应，从而解释对维生素C的敏感性。*KRAS*野生型细胞对维生素C＋禁食和（或）FMD的无反应性并不意味着维生素C或禁食和（或）FMD不能促进对这类癌细胞的毒性。因为与化疗等其他治疗方法相结合可能产生附加效应，这在许多其他癌症模型中都已显示出来。

　　TCGA数据库的一项分析表明，*KRAS*突变的低铁蛋白表达的CRC的患者，与铁蛋白水平高的肿瘤患者相比，其3～5年生存率更长，支持细胞内铁和自由基清除机制在保护患者CRC细胞方面的作用。目前的研究结果表明，FMD通过改变广泛的营养物质、生长因子、血浆和细胞蛋白质和金属，能够影响不同肿瘤存活或获得抵抗所需的广泛的逃避途径。FMD与维生素C联合抗*KRAS*突变肿瘤的高毒性提供了一个明确的例子，说明了一种结合广效（FMD）和靶向（维生素C）抗肿瘤机制的无毒疗法如何能够与标准的抗肿瘤疗法一样或更有效地延缓小鼠的癌症进展，而标准的抗肿瘤疗法对正常细胞和器官的毒性更大。这些数据及其他已发表和正在进行的临床研究表明，FMD循环与多种疗法结合可能是一种有前途的治疗不同癌症类型的无毒策略，为开展临床试验测试FMD＋维生素C结合*KRAS*突变癌症的治疗标准铺平了道路。

### 四、膳食限制联合大剂量维生素C治疗肿瘤研究方法学说明

　　1.细胞系和培养条件　FMD体外实验，细胞在无葡萄糖的培养基中孵育；添加0.5g/L葡萄糖和1%的胎牛血清（FBS）称为短期饥饿培养基（STS）；添加1.0g/L葡萄糖和10%FBS则为对照培养基。

　　2.生存率分析　细胞死亡测定方法是将细胞按细胞系2万～15万的浓度播种于12孔板中，使细胞在给予维生素C处理的瞬间达到汇合的40%。播种24h后，用PBS冲洗细胞2次，然后用CTR或STS培养基培养。24 h后，更新培养基以确保葡萄糖和血清水平未完全耗尽，在37℃和5% $CO_2$气氛下稳定培养基pH后，细胞用350μM维生素C或载体处理24h。抗氧化剂实验中，细胞用5mM谷胱甘肽和5mM *N*-乙酰半胱氨酸与维生素C处理。用维生素C分别处理HCT116细胞6h、DLD1和CT26细胞12h，并在CTR和STS培养基中加入500μM去铁胺（DFO，一种铁螯合剂）在特定的孵育时间后，用PBS冲洗细胞2次，仅评估DFO在螯合铁中的细胞内作用，以避免与生长培养基中的化学成分相互作用，然后加入CTR或STS新鲜培养基和维生素C，HCT116和DLD1细胞持续24h，CT26持续9h。过氧化氢清除实验中，在维生素C注入前1min用牛肝过氧化氢酶（CAT）50U/ml处理细胞，在维生素C注入前2h用MnTMPyP（50μM）处理细胞。在HO-1活化实验中，在给予维生素C 3h之前，用浓度为20μM的hemin处理细胞。在HO-1抑制实验中，在给予维生素C 3h之前，用20μM浓度的原卟啉锌（ZnPP）处理细胞。在培养基分离实验中，细胞在以下培养基中共培养48小时：①低浓度葡萄糖（0.5g/L）和标准浓度血清（10%胎牛血清）；②低浓度血清（1% FBS）和标准浓度葡

萄糖（1g/L）；③低浓度葡萄糖（0.5g/L）和10%胎牛血清；④添加胰岛素样生长因子1的STS培养基或EGF或胰岛素或它们与葡萄糖（1g/L）或不含葡萄糖的组合；⑤添加必需氨基酸的STS，添加浓度为标准培养基的2倍或非必需氨基酸；⑥添加转铁载脂蛋白的STS培养基或全转铁蛋白。24h后更新培养基，在37℃和5%$CO_2$下稳定培养基pH后，用维生素C（350μM）处理细胞。在实验结束时，用胰蛋白酶化法收集细胞，离心并重悬，最终浓度为每毫升$1×106$个细胞。用Muse活力测定试剂盒或红素B排除法测定细胞活力。

3. ROS测量　将细胞接种在100mm的培养皿中（根据CTR培养基中细胞系的不同，接种范围为$4×105～3×106$个细胞）。24h后，用PBS冲洗细胞2次，加入CTR或STS培养基。24h后，细胞胰蛋白酶化，重悬于各自的培养基中，用1mM维生素C钠或过氧化氢（200μM）和1μM CellROX深红试剂在黑暗中处理，37℃，5% $CO_2$处理30min。CellROX探针在640nm处有荧光激发，在665nm处有荧光发射（深红色）。然后立即用流式细胞仪分析荧光。数据处理采用Kaluza分析软件，数据表示为每个处理样品的中位荧光强度（MFI）与对照样品的MFI的倍数变化。

4. 细胞内亚铁检测　细胞内铁离子（$Fe^{2+}$）用铁含量测定试剂盒。细胞接种于100mm培养皿（$4×105$细胞）CTR培养基中。24h后，细胞在PBS和加入CTR或STS培养基中冲洗2次。24h后，更新培养基，用350μM维生素C处理细胞3h。然后，在铁测定缓冲液中溶解细胞，根据制造商的方案测定细胞内铁亚铁水平。使用microplate reader在593nm波长下记录吸光度，数据表示为与对照样本的倍数变化。

5. 动物饮食和治疗　小鼠自由饲喂含16.28kJ/g总能量的VRFI辐照饲粮。FMD饮食是建立在营养筛选的基础上的，它确定了在低热量摄入期间能提供营养的成分。FMD饮食包括两个不同的组成部分，分别为第1天饮食和第2～4天饮食。第1天的饮食含有7.67kJ/g（提供正常日摄入量的50%；0.46kJ/g蛋白质，2.2kJ/g碳水化合物，5.00kJ/g脂肪）；2～4d日粮含1.48kJ/g（按正常日摄入量的10%提供；0.01kJ/g蛋白质/脂肪，1.47kJ/g碳水化合物）。每日监测小鼠体重，在FMD周期内，体重减轻不超过20%。在肿瘤生长实验中，小鼠饲喂标准啮齿动物饲料或进行FMD周期（每组3d）。在化疗实验中，由于体重下降速度更快，第二次FMD周期缩短至2d。在重复FMD循环之前，小鼠完全恢复了原来的体重。在维生素C实验中，标准喂养或第一个FMD周期最后1d的小鼠开始通过腹腔注射维生素C（4g/kg的生理盐水），每日2次，直到实验结束。化疗实验中，标准喂养或第一个FMD周期第2天开始给予维生素C治疗，每日2次（直到第36天），在每个FMD周期最后1d（再喂养前24h），NSG小鼠每15d给予奥沙利铂（10mg/kg）腹腔注射，Balb/C小鼠每11d（根据小鼠体重恢复情况）。当小鼠接受化疗时，不注射维生素C。服用维生素C和奥沙利铂之间至少间隔8～9h。

6. 体内铁结合转铁蛋白测定　铁结合转铁蛋白的测量，在第二个FMD周期结束后和再喂养后24h从小鼠心脏采集小鼠血液。血液在室温（25℃）下孵育至少30min至凝结，2000×g（4℃）下离心15min。收集的血清进行混叠，保存在-80℃。铁箍转铁蛋白使用血清铁含量测定试剂盒按照说明书进行测定。

## 小结

DR诱导糖酵解减少与血液葡萄糖和乳酸水平、HIF-1α和GLUT1的表达减少，这些减少也与IGF-1/Akt信号传导的抑制有关。减少糖酵解的能量可以增加肿瘤细胞ROS相关的死亡，并降低正常细胞的ROS水平（尤其具有神经保护作用）。IGF-1的表达对依赖糖酵解的肿瘤细胞具有致死性，但对正常细胞病不受影响，这些综合因素使DER具有特异性抗肿瘤的可能。

（饶本强　王黎明　陶小妹）

# 第八节　维生素C纳米化治疗肿瘤

维生素C纳米化可以增加药物的靶向性、延长半衰期、提高毒性效应和减轻不良反应。大剂量维生素C应用潜在的风险往往被忽视。大剂量维生素C可通过磷脂酰丝氨酸（PS，phosphatidylserine）翻转到外层细胞膜从而激活促凝血功能参与血栓形成，且在癌症患者中尤为显著。另外，大剂量维生素C还会导致肾病患者出现肾衰竭，缺乏葡萄糖-6-磷酸脱氢酶的患者会有溶血风险，而由于维生素C可增加铁离子吸收，血色病患者也不适合大剂量维生素C治疗，还要警惕静脉炎，血糖测不出等不可预料的副作用。维生素C具有很强的还原性，很容易被氧化成脱氢维生素C，但其反应是可逆的，并且维生素C和脱氢维生素C具有同样的生理功能，但脱氢维生素C若继续氧化，生成二酮古乐糖酸，则反应不可逆而完全失去生理效能。维生素C进入体内后，具有生理活性成分被陆续氧化而失去效能。为了减少维生素C在体内的破坏，避免大剂量维生素C带来的不良反应又可保证肿瘤局部维生素C浓度，探索肿瘤大剂量维生素C纳米化治疗策略具有重要意义。

## 一、维生素C纳米化配方

有多种物理和化学因素影响维生素C的稳定性，包括光、温度、酶、空气中的氧、微环境中的金属离子等，在它们的作用下，迅速降解。即使是干燥的维生素C，在潮湿的条件下也容易氧化。在食品加工过程中，维生素C很容易分解成无生物活性的化合物。维生素C的低稳定性也限制了口服或静脉注射时的治疗应用。开发能够将维生素C输送到体循环的有效输送系统对于达到治疗性血液水平是必要的。纳米载体为维生素C的保存提供了一个平台，通过屏蔽外部环境，并有可能赋予控制释放能力。研究发现在纳米载体中加入维生素C可增加其溶解度、稳定性和生物利用度，并改善穿越上皮屏障的倾向。人们提出了各种纳米配方技术，每一种技术都旨在改善维生素C在体内和体外生物系统中的分布。其中包括聚合物、脂质体、胶束和金纳米颗粒。临床研究表明，口服脂质体维生素C的生物利用度高于口服游离维生素C。根据美国国家生物技术信息中心（NCBI）的数据，约有7万项关于维生素C治疗用途的调查，但其中不到3%是关于纳米配方中的维生素C的，其重点是提高维生素C的生物利用度，而较少关注纳米维生素C的治疗应用。因此，有必要进行进一步的体内研究，以评估维生素C纳米配方在满足临床应用和毒性方面的命运。

维生素C纳米制剂作为保持其稳定性和提高其生物和（或）治疗活性的一种手段，维生素C被包裹在各种纳米递送载体中，包括聚合物、脂质体和胶束纳米载体。聚合物纳米颗粒大小范围在1～1000nm，用于在其聚合物核心中装载活性化合物。如维生素C之前是用三聚磷酸钠作为交联剂包裹在双层玉米醇溶蛋白和（或）壳聚糖纳米颗粒内的。形成的维生素C纳米颗粒呈球形，粒径在720～1100nm。室温保存10d后，只有5%的维生素C被氧化，这反映了负载NPs对维生素C降解的潜在保护性能。与空NPs相比，含有维生素C的NPs在模拟胃液（pH 1.2）中显示出持续的药物释放，在模拟肠液（pH 7.4）中显示出可控的释放。维生素C也通过缩水甘油三甲基氯化铵壳聚糖与磷酸化纤维素纳米晶体的静电相互作用被包裹在PNPs内。制备的维生素C-NPs为球形，直径为（450±8）nm，此外，维生素C包封率为（90.3±0.42）%，缓释时间超过14d。聚合物纳米颗粒作为药物载体具有控制药物释放、防止药物降解和增强治疗活性等优点。另一方面，聚合物纳米颗粒可能会聚集，目前只有少数聚合物纳米颗粒获得了美国食品药品监督管理局的批准并正在进行临床试验，这可能会阻碍它们作为药物载体的潜在活性。

脂质体由于其高稳定性和表面特性，被广泛应用于开发不同功能化脂质体为基础的药物传递载体。如用不同比例的胆固醇、乳磷脂、植物甾醇粉包裹维生素C所制备的不同脂质体配方及不同的超声时间效果表明，在超声时间40min和磷脂与植物甾醇75∶25的比例下，纳米脂质体的粒径显著减小，包封率为35%。在磷脂∶植物甾醇比为75∶25的情况下，20d后维生素C的稳定性较高。在另一项研究中，维生素C被包裹在芝麻磷脂脂质体中，其中。通过计算研究表明，芝麻脂质体的填充参数为0.64±0.09，反映了所制备的脂质体呈截锥状。8d后，脂质体配方显示封装的维生素C逐渐释放。在含维生素C脂质体的高甲氧基果胶（HMP-L）和低甲氧基果胶（LMP-L）经皮给药系统中，HMP-L和LMP-L均表现出良好的抗氧化活性，增强存储稳定性，低聚集，延缓释放维生素C。作为潜在的药物载体，脂质体具有高生物相容性、低细胞毒性、细胞样膜组成、低免疫原性、对所携带药物和活性分子的高度保护、持续的药物半衰期及在体内靶向特定细胞的潜力。脂质体载体的缺点是生产成本高，被包裹的药物或活性分子低溶解度低和半衰期相对较短。

固体分散体是简单的双组分体系，其中药物作为溶质，聚合物作为溶剂。固体分散体的主要优点之一是药物不需要在赋形剂基质内完全溶解，而且粒径减小、孔隙度改善、无定形状态和润湿性改善。譬如，维生素C-果胶和维生素C-聚乙烯醇吡咯烷酮固体分散体在低RH储存期间保持无定形，而在高RH储存7d后才开始出现晶体。然而，固体分散体在市场上的应用仍然有限，因为它们可能会在低比例聚合物基质下迅速降解，或者药物的物理化学性质可能在制造过程中发生变化。胶束是一种两亲性胶体，粒径在5～100nm，由疏水片段组成的核和亲水性片段组成的胶束壳组成。成功地将维生素C包埋在胶束载体中，提高了维生素C稳定性，在第一个4h内释放了约14%的维生素C。胶束具有控释、靶向、生物相容性、高稳定性和生物降解性等优点，但胶束作为药物传递载体的一些局限性包括稳定性不高，并且胶束输送系统在静脉注射时容易分离。

金纳米颗粒（Au-NPs），又称胶体金，是一种直径在1～100nm的小型金结构颗粒。Au-NPs作为潜在的药物载体被广泛应用，因为其可调节的化学性质提供了控制和修改其大小、形态和表面功能的能力。Au-NPs可进入肿瘤局部，非特异性分布较少，并能深入靶向生物组织。但是，刺激宿主免疫系统的能力是Au-NPs作为药物传递载体应用的局限性之一。

## 二、肿瘤患者用维生素C纳米化治疗的机制

1. **纳米维生素C配方具有更高的抗氧化活性**　Chae和Park报道纳米维生素C乳剂在牙龈中表现出抗氧化特性。与游离维生素C相比，前脂质体粉末中包裹的维生素C在脑和肝细胞中显示出更强的体外抗氧化活性。纳米维生素C的抗衰老特性大部分来自于其抗氧化特性，如上所述，以及细胞再生和伤口愈合特性。Choi等已经证明，低浓度的纳米维生素C可以加速胶原蛋白的合成，与牙龈成纤维细胞中的游离维生素C相比，其毒性明显较低。与这一发现相一致的是，与安慰剂相比，维生素C和蜂胶纳米凝胶配方在人类受试者的口腔黏膜中显示出强大的伤口愈合特性。最近的一项研究表明，负载维生素C的人血清白蛋白纳米颗粒降低了 *miR-133* 基因的表达，导致Ⅰ型胶原和Ⅲ型胶原基因在3T3小鼠成纤维细胞中过表达，与未处理组相比，伤口愈合速度更快。纳米维生素C的抗氧化活性可作为皮肤青春活化剂，研究人员已经开发出一种功能强大的维生素C纳米颗粒载体，这种载体在化妆品和护肤品中具有抗氧化活性。

2. **纳米维生素C具有更高的抗癌作用**　纳米维生素C的抗氧化活性可能有助于揭示癌细胞抗氧化系统的下调。纳米维生素C和紫杉醇被观察到协同作用，导致细胞过度生长抑制。纳米维生素C和顺铂在治疗化疗相关疲劳方面也有协同作用。研究表明，负载维生素C-顺铂的壳聚糖纳米颗粒具有抗增殖和抗血管生成活性，而不影响顺铂的抗癌特性。维生素C在肿瘤微环境（TME）中调节免疫细胞活性和细胞因子分泌的遗传重编程。维生素C具有表观遗传调节作用，有可能逆转环境污染物造成的影响，从而引发导致癌症表现的级联事件。在高浓度时，维生素C表现出显著的促氧化活性，这在靶向和细胞治疗应用中具有重要的潜力。当纳米胶囊化时，低浓度的维生素C也能达到促氧化和抗癌活性。与对照组相比，脂质体递送系统包裹的低浓度维生素C棕榈酰酯可诱导体外ROS生成、细胞凋亡，并降低雌性Balb/C小鼠的肿瘤生长。纳米尺寸使肿瘤细胞易于渗透及访问TME的权限。纳米维生素C靶向TME为增强纳米维生素C的抗癌作用并降低毒性提供了进一步的前沿领域。

3. **纳米维生素C的免疫增强特性**　维生素C通过增强先天和适应性免疫反应表现出免疫调节作用。维生素C可以促进B淋巴细胞和T淋巴细胞的分化和增殖。作为一种抗氧化剂，它可以改善吞噬作用，调节细胞因子的产生，降低组胺水平。维生素C可以作为癌症免疫治疗的有力辅助手段。如纳米营养维生素C已被证明可以增强体内免疫系统。值得注意的是，当维生素C与其他维生素，特别是维生素D和锌等必需营养素结合使用时，其免疫调节作用会增强。事实上，饲粮中添加维生素C纳米颗粒和氧化锌可以改善暴露在热应激条件下的肉鸡的免疫功能。与对照组相比，400mg/kg壳聚糖维生素C纳米复合材料处理尼罗罗非鱼后，溶菌酶活性和一氧化氮释放水平增加，从而促进了免疫反应的增强。同样，壳聚糖维生素C纳米颗粒增加了虹鳟鱼体内的溶菌酶水平。表明壳聚糖纳米颗粒配方的维生素C是一种很有前途的增强免疫系统的方法。

4. **维生素C纳米颗粒的其他生物效应**　高脂肪高果糖饮食诱导大脑胰岛素抵抗状

态，由此IGF-1水平乙酰胆碱酯酶活性降低，活性增加。此外，8-羟基-2'-脱氧鸟苷（8-OHdG）水平升高，所有这些都是细胞DNA断裂的信号。食用高脂肪高果糖饮食造成的这种退行性影响可以用维生素C壳聚糖纳米颗粒逆转，其剂量比游离维生素C低10倍。维生素C可上调过氧化氢酶的浓度，改善精子发生、精子浓度、活力和生存能力。纳米颗粒中的维生素C逆转了男性受损的生育能力。在低浓度时，脂质体维生素C导致收缩压降低，与自由化合物相反。这种影响是由一氧化氮的产生介导的。壳聚糖纳米颗粒负载维生素C和E保护大鼠血浆睾酮水平，并改善顺铂引起的生精小管沉积。壳聚糖纳米颗粒中的这种维生素组合可能是一种有用的策略，用于避免接受化疗的患者由顺铂诱导的生殖毒性。总之，越来越多的证据表明纳米维生素C对多种疾病有治疗作用。当纳米胶囊化时，使用高浓度维生素C产生的毒性是否定的，然而，在纳米载体中可实现有治疗意义的浓度。尽管如此，进一步的研究旨在了解和利用纳米维生素C的全部治疗活性是有必要的。研究还应致力于破解纳米维生素C的作用模式，以及如何将其转化为临床应用。

5. 多功能维生素C纳米药物　肿瘤治疗区域生理钙化被认为是良好预后的预测因素，通过诱导线粒体代谢紊乱和破坏钙平衡促进肿瘤钙化对肿瘤增殖具有潜在抑制作用。赵燕等通过诱导线粒体功能障碍方式促进钙化，同时触发活性氧的激增，她们的方法是使用CaHPO₄耦合维生素C构建一种称为CaP-维生素C生物反应性钙离子引发剂，CaHPO₄在肿瘤细胞的细胞质中释放Ca²⁺以触发钙超载，同时，外源L-维生素C通过促氧化剂间接增强代谢平衡破坏效果。这种Ca²⁺超载扰乱线粒体稳态并增加了体内肿瘤钙化抑制肿瘤的可能性。引入反应性钙源，进而通过干扰线粒体稳态介导的肿瘤内钙化，将是一种有效的肿瘤治疗调控策略（图5-21）。

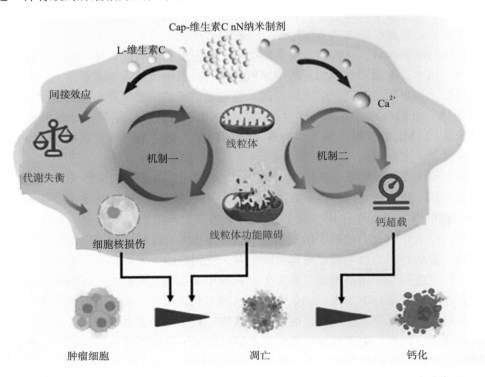

图5-21　生物反应性CaP-维生素C通过诱导线粒体紊乱和钙超载而起到细胞杀伤作用

杨荣等发现皮肤蓝光照射可以通过激活细胞核NF-κB信号通路特异性地上调黑色素瘤细胞钠依赖性维生素C转运蛋白2（SVCT2）的表达，并有效增加在小鼠黑色素瘤模型中肿瘤部位维生素C浓度。她们设计了一款包裹$Fe^{2+}$离子的纳米药物，与蓝光照射联合应用在增加肿瘤细胞内维生素C浓度的同时引发明显的黑色素瘤细胞氧化应激和铁死亡。蓝光对维生素C转运蛋白和聚乙二醇-$Fe^{2+}$纳米颗粒产生的协同作用导致维生素C给药剂量减少约20倍，并能有效抑制黑色素瘤生长并延长生存期。该研究阐明了蓝光对基于维生素C的癌症治疗的杀伤机制为促进维生素C的吸收提供了一种实用的方法。这种光辅助维生素C纳米颗粒治疗对于黑色素瘤不仅非常有效，但对于广泛的临床应用也相当可观（图5-22，图5-23）。

有团队采用清蛋白研发出一种装载奥沙利铂、维生素C的多功能复合纳米药物。奥沙利铂是多种恶性肿瘤一线治疗药物，容易耐药且具有较严重的神经毒性副作用，后者主要与红细胞结合的铂清除很慢有关。奥沙利铂血浆半衰期约为40h，但与红细胞结合铂在给药后第22天仍然可为血浆峰值的50%，并在以后的用药周期中出现明显的累积

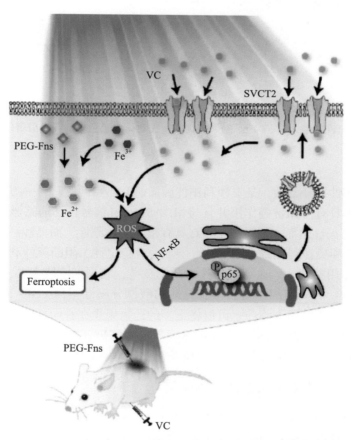

**图5-22　蓝光通过特异性上调转运蛋白SVCT2并产生$Fe^{2+}$，促进维生素C介导的黑色素瘤铁死亡**

PEG-Fns.小粒径水铁矿纳米颗粒；SVCT2.钠离子依赖性维生素C转运体；Ferroptosis.铁死亡；ROS.活性氧（Yang，Rong et al. 2023）

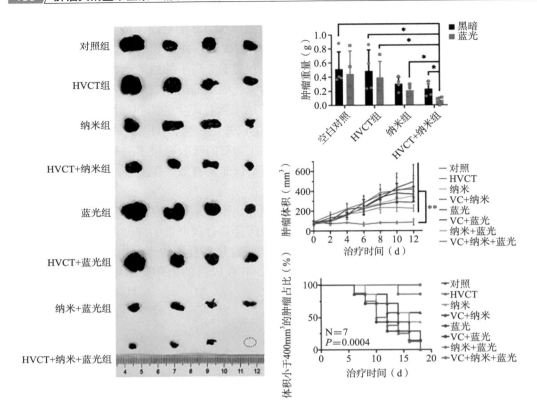

**图 5-23　HVCT 联合 PEG-Fe$^{2+}$ 纳米药物及蓝光对体内黑色素瘤具有显著的协同作用**

现象，引发蓄积性神经毒性，是奥沙利铂抗肿瘤研究热点问题。另一方面，大剂量维生素 C 与奥沙利铂具有协同抗癌作用并且与 MDA5/RIG-I 信号传导通路激活导致线粒体应激和 ROS 积累有关。然而大剂量维生素 C 具有很强的还原性，而奥沙利铂的稳定性也较差。将维生素 C 和奥沙利铂做成纳米粒可增加两者稳定性、阻断奥沙利铂与红细胞结合所产生的毒副作用蓄积；人血清蛋白作为药物载体，利用细胞膜上的白蛋白受体 GP60 及细胞膜窖蛋白、肿瘤组织中富含半胱氨酸的酸性分泌性蛋白（SPARC）特异性结合作用，促进药物进入肿瘤细胞内，可以将更多的药物聚集在肿瘤部位，像结直肠癌这种 SPARC 高表达的更具有靶向性，提高肿瘤间质药物浓度，"白蛋白-奥沙利铂-维生素 C" 多功能纳米复合物为纳米维生素 C 的研发提供新思路，图 5-24。

### 三、肿瘤维生素 C 纳米化治疗临床研究

纳米维生素 C 的临床研究，包括药代动力学、安全性和有效性很少。只有少数临床试验研究了脂质体维生素 C 的生物学效应，其中一些研究重点是脂质体包封对生物利用度的影响。此外，市场上有几种纳米维生素 C 主要以脂质体形式出售。如，与游离维生素 C 相比，脂质体维生素 C 可提高患者的生物利用度和缺血保护作用。脂质体配方中维生素 C 钠的生物利用度高于未包封的形式。与药物溶液相比，摄入维生素 C 脂质体配方

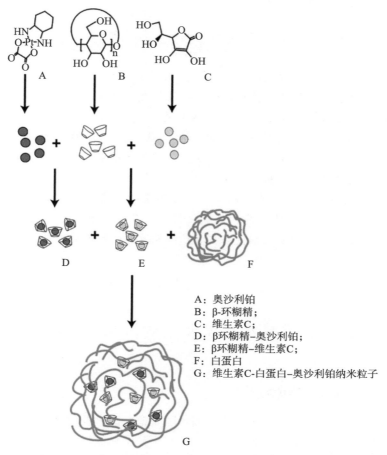

A：奥沙利铂

B：β-环糊精；

C：维生素C；

D：β环糊精–奥沙利铂；

E：β环糊精–维生素C；

F：白蛋白

G：维生素C-白蛋白–奥沙利铂纳米粒子

图5-24  维生素C-白蛋白-奥沙利铂纳米粒子（HSA-β-CD-Vc-LOHP）结构与制备

后，维生素C的生物利用度和血液保留率都有所提高。脂质体维生素C可提高儿童的免疫力，并在4～5d降低威斯康星上呼吸道症状调查量表评分，30d内无复发。因此，脂质体维生素C可作为儿童上呼吸道感染的辅助治疗。最近有报道称，口服大剂量脂质体维生素C可降低COVID-19患者死亡率。这项研究涉及8634名COVID-19患者，结果显示口服脂质体维生素C后死亡率为1.9%，而未治疗组的死亡率为4%。这些数据表明，脂质体可以获得更好的胃肠道吸收和生物利用度，但这种纳米制剂是否能达到抗癌所需的维生素C血药浓度仍待后续研究证明。还需要更多样本量的临床研究来证实脂质体维生素C的潜在治疗作用。此外，这些研究中还没有关于静脉注射维生素C纳米配方的不良反应的信息。因此，目前有关纳米维生素C治疗肿瘤的临床试验很少，大多数研究仅限于细胞实验室研究，其中一些研究非常有前途，我们应该推动探索纳米维生素C的更多治疗应用。

## 小结

维生素C的不稳定性、快速降解和体内生物利用度差阻碍了其有效的抗肿瘤作用。静脉注射大剂量维生素C能产生抗肿瘤效应，虽然大剂量维生素C注射很少致命，但也有明显不良反应，如腹泻和胃肠道刺激。纳米胶囊化不仅为克服这些限制提供了途径，而且还拓宽了维生素C的治疗范围和生物活性。目前，有近10种维生素C纳米配方正处于初步开发阶段，但尚需要进行更多的研究，以了解纳米配方中维生素C的机制和治疗效果，因为这些药物的作用机制与游离维生素C活性不同。此外，一些维生素C联合其他类成分组成的多功能复合纳米药物，如大剂量维生素C-钙、大剂量维生素C-$Fe^{2+}$复合纳米药物因为具有更好的抗癌和促氧化特性，在临床前实验中显示了较好的抗肿瘤作用，然而，更多关于肿瘤大剂量维生素C纳米治疗的临床益处的结论性答案还有待评估。

（饶本强　饶　伟　陶小妹　王诗婉）

## 第九节　溶瘤病毒联合大剂量维生素C治疗肿瘤

### 一、溶瘤病毒抗肿瘤免疫治疗

肿瘤是全球疾病相关死亡的第二大原因。随着精准医学及免疫疗法的发展，实现了肿瘤的早发现、早治疗，提高了患者生存率。基于分子和免疫学研究的新成果与尖端治疗方法（如单克隆抗体、分子靶向药物和溶瘤病毒）相结合，有助于更好地控制癌症。

大多数抗肿瘤药物在杀伤肿瘤细胞的同时，可改变肿瘤微环境。肿瘤微环境是形成肿瘤微环境（TME）的细胞聚集体。TME是一个高度复杂的异质细胞团，由癌症干细胞、内皮细胞、成纤维细胞、细胞外基质、免疫细胞、结缔组织、血管和信号分子组成。TME在肿瘤生长、侵袭和转移中起着至关重要的作用，使其成为癌症免疫治疗的关键。然而，TME中充斥着免疫抑制细胞，如调节性T细胞（Tregs）、肿瘤相关巨噬细胞（TAM）和髓源性干细胞（MDSC），可抑制肿瘤免疫治疗。研究人员尝试多种策略来改变TME。其中，溶瘤病毒由于其药物特殊性，受到了广泛关注。其可在不损伤正常细胞的前提下，杀伤肿瘤细胞，诱导自身免疫，激活免疫系统，释放多种免疫因子，改变TME，在病毒、肿瘤细胞和免疫系统之间的相互作用下，抑制肿瘤细胞。近年来，随着基因工程技术的发展，溶瘤病毒的研究越来越广泛深入，已成为最具潜力的肿瘤免疫疗法之一。在抗肿瘤联合治疗中扮演着越来越重要的作用。

1.溶瘤病毒发展简史　溶瘤病毒的发展可以追溯到100多年前。在1900年早期，《The Lancet》就曾报道过白血病患者病毒感染后，短时间内表现出白血病症状缓解的案例。1912年，一位宫颈癌患者接种狂犬病减毒疫苗后出现肿瘤消退，使更多研究人员聚焦病毒与肿瘤。随后在1950—1980年，科研人员利用各种天然野生型病毒治疗不同肿瘤，期望产生"以毒攻毒"的效果，结果并不理想。科研人员并未放弃尝试。1991年，科研人员开始尝试利用基因工程技术改造病毒，首次将单纯疱疹病毒1型（HSV-1）的胸苷激酶（thymidine kinase，TK）基因片段敲除，自此以后，溶瘤病毒的研究进入基因改造时期。1996年，研究人员发现，*E1B55K*片段突变的腺病毒在*p53*缺陷的肿瘤细胞中复制，进而抑制肿瘤细胞生长，基因改造的腺病毒ONYX-015进入I期临床试验。2004年，基因改造的ECHO-7肠道病毒RIGVIR被用于黑色素瘤的临床治疗，是首款上市的溶瘤病毒产品。2005年，基因改造的腺病毒H101(Oncorine)在中国上市。2015年，基因改造的单纯疱疹病毒HSV-1（T-VEC）经FDA批准上市，该溶瘤病毒可在肿瘤细胞内复制并表达粒细胞-巨噬细胞集落刺激因子（GM-CSF），治疗晚期黑色素瘤效果显著。2016年，该产品在欧洲和加拿大上市，溶瘤病毒产品得到了广泛认可。2017年，一篇关于T-VEC与PD-1相关药物（Keytruda）联合用药，黑色素瘤的肿瘤缓解率达到62%，有33%的患者完全缓解，免疫药物联合治疗的研究达到高峰。2021年日本第一三共制药股份有限公司产品Delytact（Teserpaturev/G47Δ）上市，属于第三代HSV-1溶瘤产品。2022年，FDA批准腺病毒为载体的Adstiladrin上市，用于对卡介苗（BCG）无应答的高风险非肌层浸润性膀胱癌（NMIBC），也是目前为止第5款上市的溶瘤病毒产品（图5-25）。

2.溶瘤病毒骨架分类　在溶瘤病毒治疗的发展中，对DNA和RNA病毒都进行了操作，其选择过程不遵循任何标准方法，大多选择大小在20～200nm的病毒。溶瘤病毒的主要由遗传物质（DNA或RNA）、蛋白质组成。目前在Clinical Trials网站注册的溶瘤病毒包括：腺病毒、单纯疱疹病毒HSV-1、痘病毒、麻疹病毒、柯萨奇病毒、新城疫病毒、呼肠孤病毒等（表5-3）。在考虑溶瘤病毒的基因修饰时，删除某些目前认为不重要的基因片段，可以提高病毒感染的致病性，促进病毒复制。当非必需基因被删除时，具有大基因组的病毒可以容纳更大的基因片段。而骨架基因组越小，可携带的重组基因也相对较小，否则骨架基因将难以正常表达。

随着基因工程技术的发展，科研人员对基因表达及基因相互作用的研究也在不断深入。科研人员尝试操纵病毒基因，操纵病毒基因的策略包括通过细胞毒性杀死肿瘤细胞、激活免疫系统、抑制肿瘤新血管生成及用免疫刺激基因武装。科研人员尝试将致病病原体制作成相关抗体的载体，在病毒复制过程中，表达抗体，以调用免疫系统来对抗癌症。对OVs进行基因修饰，使其在正常细胞中复制所必需的基因发生突变，操纵其进入细胞的过程，使用特定的肿瘤启动子增加其肿瘤特异性组织趋向性，以及通过插入可特异性裂解或激活免疫系统的基因增加其感染肿瘤的概率来提高其抗肿瘤效率，使OVs可以特异性靶向肿瘤细胞，同时通过基因工程设计表达特定基因，这些特定基因可利用4种不同的机制：溶瘤、血管塌陷、抗肿瘤免疫和表达治疗性转基因的方式抑制、杀伤肿瘤细胞。尽管基于溶瘤病毒疗法比其他癌症疗法有优势，但将其应用于临床仍存在巨大挑战。单独使用OVs不能达到临床疗效，需要与其他治疗方法联合使用才能提高治疗效果，因此与何种药物联合，各组分剂量配比、用药时间、用药方式等问题，使OVs的联合治疗成为OVs免疫治疗应用的焦点。

3.溶瘤病毒"溶瘤"机制　溶瘤病毒在肿瘤治疗中的优势之一是患者针对病毒的免疫抑制途径大多受损，同时与正常细胞相比，OVs在肿瘤细胞中的复制能力更强，对肿瘤细胞的特异性更高，可诱导大范围的免疫刺激。在化疗或放疗中，医护人员无法将肿瘤细胞与正常细胞分开，所有复制细胞都会受到影响，细胞毒性较大，杀伤肿瘤细胞的

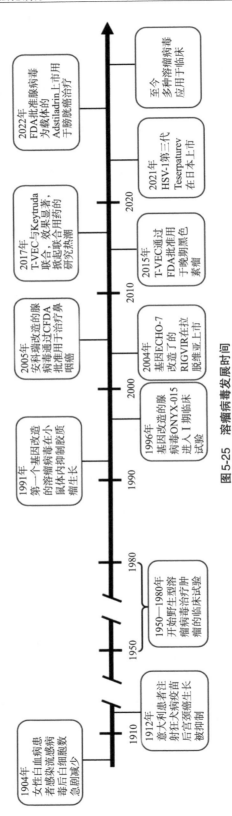

图5-25 溶瘤病毒发展时间

表5-3 用于癌症免疫治疗的溶瘤病毒及其特性

| | 腺病毒 Adenovirus | 牛痘病毒 Vaccinia Virus | 疱疹病毒 Herpesvirus | 呼肠孤病毒 Reovirus | 脊髓灰质炎病毒 Poliovirus | 柯萨奇病毒 Coxsackievirus | 塞内卡谷病毒 Seneca Valley Virus | 麻疹病毒 Measles Virus | 水泡性口炎病毒 Vesicular Stomatitis Virus | 新城疫病毒 Newcastle Disease Virus |
|---|---|---|---|---|---|---|---|---|---|---|
| 基因组 | dsDNA | dsDNA | dsDNA | dsRNA | ssRNA（+） | ssRNA（+） | ssRNA（+） | ssRNA（-） | ssRNA（-） | ssRNA（-） |
| 尺寸 | 36kb | 190kb | 150kb | 123kb | 7.5kb | 28kb | 7kb | 16kb | 11kb | 15kb |
| 衣壳 | 24面体 | 复合体 | 24面体 | 24面体 | 24面体 | 24面体 | 24面体 | 24面体 | 螺旋体 | 螺旋体 |
| 病毒体 | 裸露的 | 有包膜的 | 有包膜的 | 裸露的 | 裸露的 | 裸露的 | 裸露的 | 有包膜的 | 有包膜的 | 有包膜的 |
| 接受机制 | CD46, CAR | 受体介导内吞作用 | Nectin-1, Nectin-2, HVEM | 连接黏附分子A（JAM-A） | CD155 | CAR/ICAM1/DAF Endocytos1s | 内吞作用 | SLAM，CD46 | LDLR | 唾液酸 |
| 复制部位 | 细胞质和细胞核 | 细胞质 | 细胞质和细胞核 | 细胞质 | 细胞质 | 细胞质 | 细胞质 | 细胞质 | 细胞质 | 细胞质 |
| 通过血脑屏障 | 不能 | 不能 | 不能 | 能 | 能 | 不能 | 能 | 不能 | 不能 | 能 |
| 优点 | 易于操作的基因组，生产高病毒滴度 | 著名的病毒；大的基因修饰，容易复制快速复制易制造高病毒滴度 | 多个转基因可以插入到大基因组中 | 低毒，可全身注射 | 临床研究充分的病毒，适用全身注射 | 适用全身注射 | 无传染性，对人类安全 | 临床研究充分，分泌病毒 | 快速复制，无传染性，对人体安全 | 无传染性，对人体安全，对人体安全 |

续表

| | 腺病毒<br>Adenovirus | 牛痘病毒<br>Vaccinia Virus | 疱疹病毒<br>Herpesvirus | 呼肠孤病毒<br>Reovirus | 脊髓灰质炎病毒<br>Poliovirus | 柯萨奇病毒<br>Coxsackievirus | 塞内卡谷病毒<br>Seneca Valley Virus | 麻疹病毒<br>Measles Virus | 水泡性口炎病毒<br>Vesicular Stomatitis Virus | 新城疫病毒<br>Newcastle Disease Virus |
|---|---|---|---|---|---|---|---|---|---|---|
| 缺点 | 高组织亲和性 | 能逆转成传染性病毒粒子吗 | 可引起感染；先天病毒中和 | 基因操作不足 | 能逆转成传染性病毒粒子 | 能逆转对感染性病毒粒子、先天病毒的中和 | 无显著临床试验结果 | 能逆转成传染性病毒粒子 | 基因操作不足，没有临床试验结果 | 基因操作不足 |

同时，正常细胞也会受到不同程度的损害。但 OVs 具有区分肿瘤细胞与非肿瘤细胞的能力。溶瘤病毒可直接或间接的破坏细胞，通过自溶和血管破坏等途径。OVs 对肿瘤细胞的特异性取决于不同的因素。细胞表面有受体是 OVs 在肿瘤细胞中复制的第一个也是最重要的因素。这类受体通常高表达。此外，与正常细胞相比，由于肿瘤细胞的高复制率，它们的新陈代谢更高，这为病毒的复制周期提供了理想的条件。此外，肿瘤细胞中的一些特异性突变也提高了病毒的复制效率。最后，肿瘤细胞的改变导致 IFN 缺陷反应，进一步提高了病毒复制效率。溶瘤病毒在肿瘤细胞中的高复制效率，可争夺肿瘤细胞中细胞质成分，最终使肿瘤细胞缺乏细胞代谢所必需的氨基酸等成分，而发生凋亡，导致细胞裂解，病毒释放入肿瘤间质，继续感染下一个肿瘤细胞，最终抑制肿瘤生长。利用基因工程技术，将目标蛋白基因（肿瘤抑制因子、抗肿瘤蛋白等）组嵌入病毒骨架，再通过病毒拯救技术，获得重组溶瘤病毒，在病毒复制过程中，不断产生目标蛋白，目标蛋白释放入肿瘤微环境中发挥相应抗肿瘤作用。

　　一般来说，病毒会刺激机体的先天免疫和适应性免疫，从而消除病毒。溶瘤病毒具有直接溶瘤和间接免疫刺激活性。溶瘤病毒可促进多种形式的免疫原性细胞死亡，包括自噬细胞死亡、坏死、焦亡和凋亡，导致抗原暴露于 TME 内的免疫系统，称为免疫原性细胞死亡（ICD）。ICD 在促进抗肿瘤免疫中起关键作用。OVs 的 ICD 释放肿瘤相关抗原（TAAs）、损伤相关分子模式（DAMPs）和病原体相关分子模式（PAMPs），多种炎症细胞因子的上调，激活了先天和适应性免疫反应。此外，还有一种免疫反应相关的旁观者效应，即溶解性肿瘤细胞释放的细胞因子可在不溶解特定肿瘤的情况下，吸引对邻近肿瘤的免疫反应。多项研究表明，一些溶瘤病毒具有抗血管生成的作用，一些病毒蛋白抑制血管生成相关因子的合成或具有抗血管生成机制，阻碍肿瘤血管生成，可有效限制肿瘤细胞的营养和氧气供应。经 OVs 感染肿瘤血管细胞可直接使血管内皮细胞溶解。病毒介导的免疫反应减少了肿瘤血流量，主要是通过中性粒细胞的聚集。水疱性口炎病毒（VSV）感染引起大量中性粒细胞浸润到肿瘤部位，随后因缺血导致灌注丧失，肿瘤细胞凋亡范围扩大。牛痘病毒和 HSV-1 可以感染内皮细胞，使肿瘤血管中断，促进免疫细胞向肿瘤环境迁移。然而，另一些溶瘤病毒促进肿瘤血管生成，而不是抑制它。并且，将促血管生成与抗血管生成溶瘤病毒结合使用可以提高抗肿瘤疗效。免疫系统靶向肿瘤的主要障碍之一是免疫抑制性 TME。此外，各种病原体相关分子模式（PAMPs）被释放，如病毒核酸（DNA、dsRNA、ssRNA），衣壳成分和蛋白质。Toll 样受体（Toll-like receptor，TLRs）作为模式识别受体的成员，可以检测 PAMPs 和 DAMPs（图 5-26）。

　　TLRs 可能位于细胞质或天然免疫细胞（如 NK 细胞和 DC 细胞）表面，并发出一些"吃我"的信号。它们的结合可诱导炎症细胞因子，如干扰素 -α，-β，-γ，IL-6，IL-12 和 TNF-α 的表达，导致抗病毒基因的产生，向肿瘤环境募集更多的 DC，随后增加肿瘤特异性 T 细胞的成熟和聚集。溶瘤病毒也通过增强肿瘤特异性 T 细胞反应诱导病毒介导的裂解。病毒介导的细胞裂解可同时触发机体对细胞碎片和病毒抗原的免疫应答，并最终刺激抗肿瘤细胞应答。在肿瘤微环境中，抗原呈递细胞（APCs）的功能通常受损，促使它们需要促进、识别和呈递抗原的策略。免疫刺激基因，如编码 TNF-α、粒细胞-巨噬细胞集落刺激因子（GM-CSF）和白细胞介素的基因，在 T 细胞迁移中起着关键作用，已有研究人员将一些 OVs 设计成表达这些刺激基因，有效抑制了肿瘤生长。

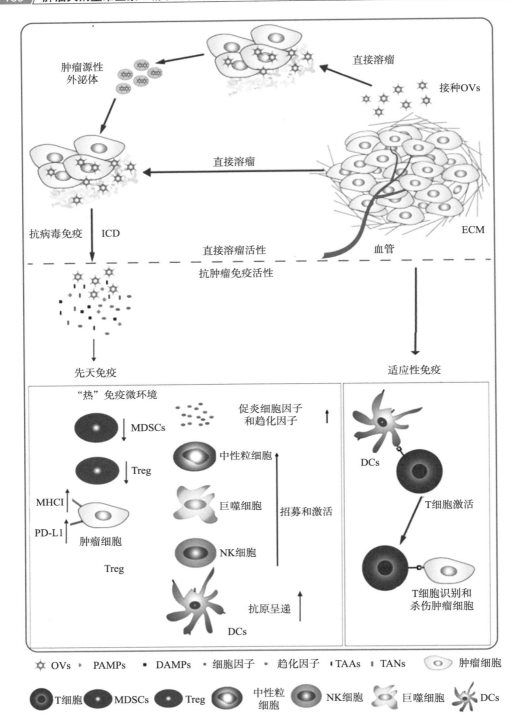

**图 5-26  溶瘤病毒（OV）作用机制**

OVs.溶瘤病毒；PAMPs.病原体相关的分子模式；MHC.主要组织相容性复合物；PD-L1.细胞程序性死亡－配体1；ICD.免疫原性死亡；ECM.细胞外基质；DAMPs.损伤相关的分子模式；TAAs.肿瘤相关抗原；TANs.肿瘤相关中性粒细胞；MDSCs.骨髓来源的抑制性细胞；Treg.调节性T细胞；DCs.树突状细胞

OVs通过激活免疫，将"冷肿瘤"通过溶瘤的方式转化为"热肿瘤"。肿瘤细胞的炎症反应和局部溶瘤反应产生的细胞因子导致固有免疫细胞和细胞毒性T淋巴细胞（CTLs）的浸润，从而降低肿瘤环境中的免疫抑制表型（使肿瘤变冷变热）。溶瘤病毒治疗已被证明可以调节肿瘤微环境，使其朝着免疫抑制程度较低的表型发展，并增强抗肿瘤免疫反应。OVs通过靶向免疫检查点抑制剂（ICI）、肿瘤抗原和嵌合抗原受体T细胞的免疫调节基因来克服免疫抑制环境。然而，实体肿瘤结构复杂，异质性较高，促使OVs渗透到肿瘤中并阻碍其功能。为了克服这些障碍，至关重要的是制订一种或多种OVs穿透实体瘤的模式，或者如何与其他可以穿透TME或促进抗肿瘤免疫反应的免疫刺激分子结合。OVs与现有的治疗方法联合，可以相互抑制肿瘤生长，有效地消灭癌细胞。溶瘤病毒治疗可在预防肿瘤复发和免疫调节方面建立持久的抗肿瘤免疫。如在免疫原性较差的模型中，M1病毒可以改变免疫抑制状态，诱导有效的CD8 T细胞依赖性治疗效果，损害肿瘤微环境的免疫耐受，建立抗肿瘤免疫记忆。

**4. OOV联合治疗策略** 在OVs的基因工程中使用了几种策略来增强病毒的效力，以有效地复制和杀死肿瘤细胞。其中一种策略涉及修改细胞外基质（ECM）以增强病毒向原发肿瘤和附近继发肿瘤部位的聚集。已有科研人员修饰腺病毒编码松弛素来降解基质金属蛋白酶（MMPs），从而降解ECM。为了增加组织通透性，对溶瘤腺病毒进行修饰，编码透明质酸酶，以ECM中的透明质酸为靶点。溶瘤病毒可以通过其他策略改变这一机制，如在溶瘤腺病毒中加入核酸内切酶DNA酶I，可以消除游离DNA并增强病毒传播。表达血管抑制素-120的溶瘤性HSV能够传播病毒并控制癌组织的血管化，其他一些研究通过改变肿瘤细胞信号传导来修改OV机制。

每个癌细胞的作用不同，每个OV在不同癌细胞中的渗透和复制作用也不同。已经实施了许多修饰策略，通过增加结合能力和靶标准确性、病毒复制和肿瘤细胞传播能力来改善OV权利。溶瘤病毒疗法面临的挑战之一是抑制肿瘤微环境，抑制T细胞活性并支持肿瘤进展，限制了其治疗效益，仅限一小部分接受免疫治疗的患者。此外，新的免疫治疗方法导致新的不良免疫事件，包括细胞因子风暴和自身免疫事件。因此，需要更好地了解个体免疫环境，以提供最大的患者利益。肿瘤微环境可能具有免疫抑制作用，限制了免疫系统产生有效病毒反应的能力。最后，溶瘤病毒治疗的效果受到病毒穿透肿瘤并感染癌细胞的能力的限制。为了克服这些缺点，人们一直在努力优化病毒对抗免疫系统的有效性。

为了提高OV治疗的潜力，已经结合了几种补充方法来弥补其缺点。共刺激分子，如CD28和B7.1、细胞间黏附分子1和ICIs，在肿瘤免疫治疗中具有重要作用。免疫系统具有检查点抑制蛋白，阻止与对抗蛋白的相互作用克服TME中的免疫抑制活性，而癌细胞则抑制这种机制来阻止抗肿瘤免疫。针对这些检查点抑制剂的单克隆抗体的开发已经在实体肿瘤的研究中得到证实。

在体内，肿瘤细胞具有逃避免疫监视和丧失免疫应答等特性。因此，恶性程度越高的患者，癌症扩散越快，预后越差。肿瘤细胞的这些生物学特性与宿主免疫系统有关，如PD-L1和程序性细胞死亡蛋白1（PD-1），与细胞毒性T淋巴细胞相关蛋白4（CTLA-4）的上调相关。然而，基于ICI的研究并不理想，其对冷肿瘤的作用有限，肿瘤浸润淋巴细胞（TIL）低，导致癌症患者的低反应率（10%～20%），并且不良反应较多。因此，在联合治疗中使用ICIs可能会有更好的效果。

为了弥补这一点，科研人员将检查点抑制剂与OVs结合使用，且临床前研究显示出令人鼓舞的效果。研究人员将ICIs设计成在肿瘤细胞中表达特异性抗体，如抗PD-1、抗PD-L1或抗CTLA-4，因此其毒性比全身递送更小。这将ICIs与病毒疗法结合治疗癌症提供了一种潜在的方法。目前，OVs联合ICIs的临床试验包括Pexavac VACV联合抗PD-1和抗CTLA-4，LOAd703 AdV联合抗PD-L1，HSV-1 OH2联合抗PD-1，RV Reolysin联合抗PD-1。使用表达检查点抑制抗体的基因工程OVs已被证明对TME具有协同作用，且副作用最小。OVs经过基因工程改造，除了与ICI结合外，还可表达其他有价值的细胞因子，增强了OV治疗的疗效。

5.溶瘤病毒递送方式　给药方式是决定药物有效性的关键因素之一，OVs能在不伤害正常细胞的情况下有效地递送到肿瘤部位。常见的递送方式有瘤内注射、静脉注射、超声引导下介入性给药等，这些方式较为复杂，存在感染相关并发症等风险。为了提高疗效，人们必须设计一种更加方便、更加安全的给药方式，它可以在药物不降解的情况下将OVs送入体内，并将药物释放到肿瘤部位。几项将OVs特异性递送到肿瘤部位的研究取得了令人鼓舞的效果。Peng等设计的一种新型的将OVs系统递送到癌症部位的生物工程细胞膜纳米囊泡（bioengineered cell membrane nanovesicle，BCMN），BCMN可以包裹溶瘤腺病毒，延长循环时间，提高生存率。在另一项研究中，用血清蛋白包裹溶瘤腺病毒可以阻止病毒中和抗体。Badrinath等使用聚乳酸–乳酸乙醇酸纳米纤维作为结肠癌的递送方式，通过增加溶瘤痘苗病毒的凋亡来增强其抗肿瘤功效。各种化学和生物有效运载体已经被广泛研究，以有效地保护、安置和运送OVs。

化学递送方法包括使用基于化学的聚合物，如聚乙二醇、水凝胶（天然的和合成的）、基于纳米生物材料的金属纳米颗粒、脂质体和生物载体，如干细胞、自然杀伤（NK）细胞和嵌合抗原受体（CAR）T细胞；然而，进入临床试验的化学递送方式很少。物理方法包括磁性纳米颗粒包封OVs递送，可有效提高感染率，从而抑制肿瘤。基于超声引导的空泡传递机制已被用于VACV的传递、靶向药物释放和肿瘤生长的延缓。在一项研究中，用纳米载体聚半乳糖–聚甲酰基二嵌段共聚物包封OVs对肝细胞癌具有高亲和力。在另一项研究中，携带碳酸钙和碳酸锰生物矿物壳（MnCaCS）的工程溶瘤腺病毒帮助溶瘤腺病毒不被免疫系统发现，从而延长了其在血循环中的运输过程，提高了病毒的复制能力。

生物载体是另一种保护OVs的递送策略。干细胞已被用作OVs的递送载体。干细胞的优点是，即使在低感染剂量下，OVs也可在全身产生高剂量。Na等开发了一种新的递送载体。在这项研究中，人骨髓源性间充质基质细胞（hMSCs）被用作oAd的病毒载体，旨在改善病毒向肿瘤组织的全身递送。为了克服oAd向hMSC的递送不良，将表达松弛素（RLX）的溶瘤剂Ad（oAd/RLX）降解高度结缔组织增生性胰腺癌致密的肿瘤细胞外基质，与可生物降解的聚合物（聚乙二亚胺）共轭聚（CBA-DAH）络合；PCDP，生成oAd/RLX-PCDP复合物。oAd/RLX-PCDP复合物增强了oAd在hMSC中的内化，导致hMSC的病毒产生和释放，以及高RLX表达。此外，在胰腺肿瘤模型中，与裸oAd/RLX或oAd/RLX处理的hMSC相比，全身给药oAd/RLX-PCDP处理的hMSC引发了更有效的抗肿瘤作用。全身给药的oAd/RLX-PCDP处理的hMSC的这种强效抗肿瘤作用是通过在肿瘤组织中比任何其他治疗组都优越的病毒复制来实现的。在另一项研究中，经血源性MSC与ICOVIR15-cBiTE联合使用时，其抗肿瘤效果比对照组更高。在一项胰腺导管腺癌（PDAC）研究中，将基因修饰的黏液病毒（编码肿瘤坏死因子配体超家族成员14）装载到脂肪来源的间充质干细胞中，显示出有效的递送和肿瘤抑制。随着CAR-T细胞的发展，过继T细胞疗法（ACTs）因其抗肿瘤活性得到了广泛的研究。CAR-T细胞联合OVs治疗已被证明可提高治疗实体瘤的疗效。最近，一种细胞载体CAR-T和细胞间充质干细胞系统递送OVs联合治疗的动物模型在癌症患者中显示出抗肿瘤免疫。

已有研究表明，多种抗癌机制可直接或间接作用于肿瘤，OVs的联合治疗及不同递送方式为肿瘤的临床治疗提供了多种方式。OVs联合治疗的方式也不再局限于多种抗肿瘤药物的联合，许多研究人员尝试联合抗氧化剂，如维生素C（Vit C）。前期研究表明，抗肿瘤药物联合维生素C能增强抗肿瘤作用，增强对侵袭性肿瘤的免疫反应。

## 二、溶瘤病毒联合大剂量维生素C治疗肿瘤案例

临床前和临床研究证实了几种溶瘤病毒（OVs）的抗肿瘤作用。然而，当OVs作为单一疗法使用时，其疗效是有限的。联合治疗是今后溶瘤病毒治疗的发展方向。高剂量的维生素C（HVCT）通过触发大量活性氧（ROS）的增加来发挥抗癌作用。因此，解放军总医院肝胆胰外科研究所杨鹏辉主任带领的研究团队开展了OVs联合HVCT抑制肿瘤生长的相关实验。选取该团队设计、构建、拯救的delNS1-GM-CSF为试验株，delNS1-GM-CSF＋HVCT作为实验组，其抑瘤效果显著高于delNS1-GM-CSF组、HVCT组。通过体内外实验，全面验证了OVs联合HVCT的抑瘤效果。

1.结晶紫检测delNS1-GM-CSFlia联合HVCT对细胞活力的影响，结果显示：delNS1-GM-CSF、NC、delNS1-GM-CSF联合HVCT、HVCT组对正常肝细胞没有影响，delNS1-GM-CSF联合HVCT组与其他三组相比，更加显著地降低了肝癌细胞HepG2细胞活力，且随着剂量增加，杀伤效果更明显。

2.检测delNS1-GM-CSF联合HVCT诱导正常肝细胞及肝癌细胞凋亡的效果，结果显示：delNS1-GM-CSF联合HVCT组的HepG2细胞凋亡率可可达26.6%，delNS1-GM-CSF与维生素C组分别为对照组为12.12%、10.54%（$P < 0.001$）。结果表明delNS1-GM-CSF联合HVCT可诱导HepG2细胞凋亡，诱导HepG2细胞凋亡的效果较L02细胞更显著。

3.检测delNS1-GM-CSF联合HVCT体内抑制肿瘤生长的效果。取小鼠，腹股沟区接种5*106个H22细胞制作肝癌小鼠模型。成瘤第6天开始别接种delNS1-GM-CSF联合HVCT、delNS1-GM-CSF、Vit C、NC，每隔2d测量肿瘤体积，统计分析后绘制肝癌体积变化曲线图。结果发现：随接种时间延长，PBS组肿瘤体积逐渐增大，rFlu-huCTLA4组肿瘤体积增加缓慢。给药26d后，对照组与实验组肿瘤体积出现显著差异（$P < 0.001$），处死小鼠分离肿瘤称量体积与重量，delNS1-GM-CSF联合大剂量维生素C组肿瘤体积、重量（图显著小于对照组。结果表明：delNS1-GM-CSF联合大剂量维生素C小鼠体内可显著减小动物肿瘤体积和肿瘤重量。

4.免疫组化检测delNS1-GM-CSF联合HVCT对T细胞变化。实验结果表明：OVs

可诱导免疫原性肿瘤细胞死亡，引发抗肿瘤免疫应答。活性氧在免疫原性细胞死亡（ICD）中起重要作用。HVCT通过增强免疫原性肿瘤细胞死亡与delNS1-GM-CSF协同抗肿瘤。HVCT和delNS1-GM-CSF联合治疗可显著增加肿瘤微环境（TME）中的T细胞数量，促进T细胞的活化。此外，联合治疗的抗肿瘤作用依赖于CD8[+]T细胞。

## 小结

OVs可诱导免疫原性肿瘤细胞死亡，引发抗肿瘤免疫应答。HVCT通过增强免疫原性肿瘤细胞死亡与delNS1-GM-CSF协同抗肿瘤。HVCT和delNS1-GM-CSF联合治疗可显著增加肿瘤微环境（TME）中的T细胞数量，促进T细胞的活化。此外，联合治疗的抗肿瘤作用依赖于CD8[+]T细胞。HVCT和OVs联合治疗可重新编程免疫抑制性TME。

本研究旨在探讨大剂量维生素C和OVs联合治疗是否具有协同抗肿瘤作用。实验结果证明HVCT与OVs联合具有更好的抑瘤效果，有望为肝癌的临床治疗提供新的治疗策略。

维生素C毒性更小，价格更便宜，并且具有多种抗癌特性，这使得它在单独使用或联合治疗时更有效。然而，仍需要更多的临床前和临床研究，如多种癌症类型的验证研究、前瞻性研究和随机对照试验，以更客观地评估维生素C单独使用和联合OVs使用的抗肿瘤疗效和生物安全性，为维生素C治疗癌症的有效性提供有力的证据。关于维生素C与癌症治疗之间的关系，仍有许多问题有待探索和解决。剂量、给药频率及停药期间和停药后的不良反应都是在应用治疗之前要考虑的事情。维生素C的一些临床试验目前正在世界范围内全面展开，它对大多数人来说是安全的，并有可能广泛用于癌症治疗。随着维生素C抗癌研究的不断深入，我们相信维生素C将成为癌症患者的福音。迄今为止，已经探索了许多联合疗法，包括OVs或维生素C，其中一些已经在临床试验中进行测试。我们目前的数据为维生素C和溶瘤病毒联合治疗在癌症治疗领域提供了大量证据。总之，我们的研究为癌症治疗提供了一种新的、有前景的联合治疗策略，值得在不久的将来进行临床应用。

（杨鹏辉　路　帅　杨　豪　于洪好）

# 第 6 章

# 肿瘤大剂量维生素 C 精准强化治疗案例分析

编者团队大部分来自首都医科大学附属北京世纪坛医院肿瘤营养与代谢中心，长期躬耕于肿瘤代谢领域，承担并参与多项省部级课题，包括国家重点研发计划项目、国家自然科学基金、科技部重大专项等。编者长期主持开展 HVCT 相关治疗研究，具有深入的药物临床试验经验且在中西医结合、联合治疗、精准强化治疗等方面有独到的、深刻的理念与临床治疗经验。在治疗过程中，通过总结患者各项检查、检验结果及随访情况，由浅至深、由个别向整体，归纳大剂量维生素 C 抗肿瘤优势癌种、经典抗肿瘤方案及经验总结，可供后续临床使用或研究提供思路。

## 一、大剂量维生素 C 治疗 *KRAS* 基因突变的结直肠癌

程 ××，男，70 岁，确诊乙状结肠伴肝转移 20 个月。就诊于外院时因考虑多发转移（Ⅳ期），遂于外院行多线新辅助化疗（mFOLFOX6 2 周期、XLOX ＋安维汀 3 周期）等，肿瘤标志物及影像提示持续性进展并出现恶性肠梗阻症状，新发腹股沟淋巴结、肾占位等，考虑疾病持续进展。2021 年 9 月行"腹腔镜下乙状结肠切除＋肝部分切除＋胆囊切除术"。病理提示：乙状结肠中分化腺癌，侵及浆膜下层肠壁，伴左半肝、右半肝多发转移，肠系膜淋巴结（－），切缘（－）；免疫组化：*KRAS*（＋），Ki-67（60%），*p53*（＋），CK20（＋），Villin（＋），MLH1（＋），PMS2（＋），MSH2（＋），MSH6（＋），CDX2（＋），S100（＋），CD31（＋），Her-2（0），CK7（－）。术后于外院行 XLOX ＋贝伐珠单抗＋信迪利单抗 2 周期，并行"经皮肝病损微波消融术"，2022 年 10 月复查 PET/CT 提示吻合口近端、肝右叶、腹膜、下腹部软组织代谢增高，考虑肿瘤复发转移，癌胚抗原 CEA 较术后显著增高（8.26→103.94ng/ml）。

2023 年 1 月以肠梗阻症状加重来笔者所在医院，住院期间在缓解梗阻症状、给予营养支持的基础上于本院进行三周期 FOLFORINOX ＋安可达＋伊立替康抗肿瘤治疗，肿瘤标志物仍持续进展，并出现严重的化疗相关不良反应，恶心、呕吐、脱发、乏力症状明显，化疗期间体重下降 7kg。

化疗不耐受后，于 2023 年 7 月 3 日始更换为 1g/kg HVCT 单药＋营养支持治疗，连续 3d 为 1 周期，共 21d，过程顺利。3 周期后与患者原发肿瘤密切相关的肿瘤标志物呈显著的下降趋势（CA19-9 1018.33→655.44U/ml，下降 35.64%；CA724 53.480→42.830U/ml，下降 19.91%；CA50 237.400→187.334，下降 21.09%），CEA 基本保持平稳（173.96→182.97ng/ml，升高 5.18%），余指标升高不明显，肿瘤标志物变化见图 6-1 所示。

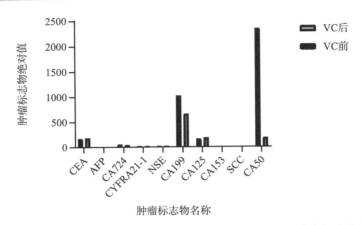

**图6-1　大剂量维生素C治疗*KRAS*基因突变的结直肠癌的肿瘤标志物变化**

患者在HVCT 3周期后的腹部CT增强三维重建，结果见吻合口周围强化灶较前缩小（图6-2）。

患者体力、食欲较前恢复，HVCT过程中体重下降约4kg，治疗时患者存在口干及皮肤瘙痒、皮疹不适反应，考虑可能与静脉渗透压较高、过敏反应或终末期免疫紊乱皮肤屏障功能异常相关，给予口服西替利嗪、静脉抗过敏药物、外用卤米松及薄荷酚洗剂后缓解。

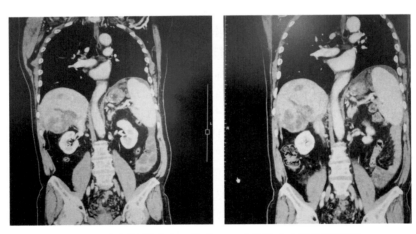

**图6-2　大剂量维生素C治疗*KRAS*基因突变的结直肠癌**
左：注射HVCT前；右：注射HVCT后

## 【案例分析】

该病例为*KRAS*基因突变的结直肠癌，为大剂量维生素C的"优势"打击癌种。该患者确诊时已有多发远处转移，行多线新辅助化疗后手术切除病变，术后继续使用化疗联合免疫治疗、靶向治疗等药物，仍提示进展并存在癌性肠梗阻症状，患者出现明显的化疗相关不适反应，提示无法耐受经典的抗肿瘤治疗方案，疾病进入可预示的不良预后阶段。给予大剂量维生素C单药抗肿瘤治疗3周期后，患者原发疾病相关肿瘤标志物显著下降，提示治疗有效，患者体力有明显的恢复迹象。从疾病治疗效果讲，HVCT在针对KRAS基因突变的结直肠癌患者治疗中具有独到的优势。治疗过程痛苦小、患者信心强，从心理角度讲，为使家属及癌症患者，特别是晚期、难治性的癌症患者，在生命到达终点前，仍"有计可施""有的放矢"，尽可能缓解不适症状、提高生活质量、延长生存时间。社会适应方面，HVCT治疗给药时间短，不适症状少，对体力具有恢复作用，能使晚期癌症患者有更多的机会和体力完成"心愿事项"等。综上，HVCT从"身体-心理-社会"三维度为晚期、突变癌症患者提供有效的治疗，可作为化疗不耐受的终末期或维持性化疗患者的首选治疗方案。

## 二、大剂量维生素C联合中药控制不带瘤生存的非小细胞肺癌

丁××，女，2020年8月发现肺占位性病变，于外院行肺叶切除术，手术病理诊断为非小细胞肺癌。病理提示肺非小细胞肺癌，具有表皮生长因子受体（EGFR）突变。术后接受"阿美替尼"靶向治疗3年，规律复查，未见复发征象，但患者食欲差、体力弱、体重持续较低，于2023年7月来院为行营养支持治疗及复查入院。入院时患者身高161cm，体重42.5kg，BMI 16.39，营养筛查评分5分，消瘦、营养不良状态。于2023年7月10日始行1g/kg HVCT＋营养支持＋中药复方（JC754）＋靶向药物治疗，持续6周期，体重不降，且增加1kg（BMI升高2.4%），体力较前有所提升，食欲较前明显转好，HVCT过程中有口干症状，饮水可缓解，无余不适。

【案例分析】

此为不带瘤的非小细胞肺癌患者，主因低体重、肌力弱入院。给予大剂量维生素C联合自研扶正固本组方JC754，以白花蛇舌草为君药、半枝莲为臣药、白芍等为佐使之药，通过调控氨基酸代谢提高HVC免疫抑瘤效果，同时通过提升患者自身代谢水平及免疫细胞水平，提高免疫力，扶阳正气、固本培元，提升肌力体力，增加肌肉含量，增加有益体重，提高生活质量。

## 三、大剂量维生素C联合放化疗治疗乳腺癌

高××，女，54岁，因左侧乳腺癌于外院2020年4月23日行单侧乳癌根治术＋皮瓣整形术，病理提示非特殊浸润性乳腺癌，神经侵犯、脉管癌栓，乳头Paget病，腋窝淋巴结转移（8/17）。免疫组化："乳头Paget区：CKL（3＋），CK20（＋），EMA（＋），GCDFP-15（－），ER（－），PR（－），Ki-67（Pagte细胞＋）C-erbB-2（2＋）；浸润性癌区域：P120（膜＋）E-cd（3＋），CK5/6（－），$p53$（90%），P63（－），Ki-67（10%），ER（＋80%），PR（30%＋），EGFR（－），C-erbB-2（2＋）"。术后于2020年5月7日开始行EC-T方案化疗（具体方案：力创120mg＋CTX0.8）8周期，后放疗25次。长期口服枸橼酸托瑞米芬片60mg，每天1次。

2022年8月11日复查时发现$T_1$、$T_{11}$及$L_2$骨代谢异常，考虑骨转移，于2023年1月入笔者所在医院治疗。入院时发现患者颈椎、右肺、腰椎转移，入院后为患者置入输液港，并于2023年1月11日行TXH方案化疗（多西他赛＋卡培他滨＋曲妥珠单抗），21d

方案，联合HVCT 1g/kg，连续3d为一周期，共4周期＋放疗治疗。

患者为期3个月的在院期间，乳腺内及肺部、椎体病灶未见明显进展，肿瘤标志物未见明显变化，提示病情稳定，但患者因经济原因选择返回当地医院继续治疗，见图6-3。后续随访因失联无法继续进行。

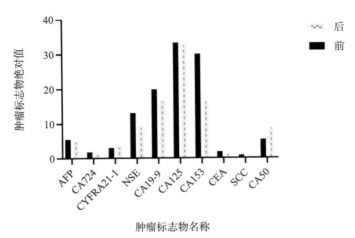

**图6-3 大剂量维生素C联合放化疗治疗乳腺癌的肿瘤标志物变化**

**【案例分析】**

此患者为HVCT联合放化疗、靶向治疗及内分泌治疗HER-2阳性的乳腺癌案例，不除外为内分泌治疗耐药后病情持续进展发生多处转移的患者，在入院前肿瘤标志物持续呈现升高趋势。患者在HVCT联合治疗过程中未见明显不适症状、检验结果未见显著异常变化，提示此联合方案具有安全性。从肿瘤标志物观察，与乳腺癌密切相关的CA153显著降低，对患者而言，这可能是她与癌症进展斗争过程中的转折点，笔者没能获得她的后续消息，但可以得知的是，HVCT对"富铁肿瘤"具有更加强势的打击能力，特别是乳腺癌、卵巢癌。维生素C进入细胞内与不稳定铁池中的二价铁离子发生Fenton反应产生的活性氧诱发线粒体功能障碍，不稳定铁池铁含量越高，越促进这种过氧化应激反应的发生。放疗产生的氧自由基与上述过程协同杀伤肿瘤细胞，起到更加强势的抗肿瘤作用。

## 小结

患者在接受规范化HVCT治疗后，在生活质量、体力方面具有一定的提升，特别是在丢失增加、摄入减少引起维生素C缺乏的癌症患者中，可在抗肿瘤的同时补充生理需要，增强皮肤、黏膜屏障，减少口腔黏膜溃疡、皮肤干燥等情况的发生，减少由于化疗、靶向或免疫药物引起的恶心、呕吐、皮肤瘙痒等不适症状，同时有患者在规律给药后有益体重增加的趋势，为晚期患者提供社会-心理-身体三维度的帮助。尤其值得说明的是HVCT在治疗*KRAS*突变、*TET2*突变、富铁肿瘤（如乳腺癌、卵巢癌）中具有特定优势，联合mFOLFOX6、吉西他滨、放疗或深部热疗是目前临床上具有延长患者生存期的方案，主要机制是协同促进肿瘤细胞内外发生过氧化应激产生活性氧进而促进癌细胞凋亡。笔者继续随访收集本章节涉及患者的预后情况，总的来看，相较于机构以往病例，联合HVCT较非联合患者，预后较好、肿瘤标志物呈降低或控制趋势、治疗期间不适症状更少，生活质量更高。

（饶本强　陶小妹　王诗婉）

# 第7章

# 肿瘤大剂量维生素C治疗世纪坛方案
## （标准，2023）

首都医科大学附属北京世纪坛医院属于在国内开展肿瘤患者用大剂量维生素C治疗最早、治疗病例最多的单位之一，迄今已有近10年历史，已经经过医院伦理委员会批准、医务处备案，并作为新技术在临床应用。科室每位医师均熟练掌握肿瘤患者用大剂量维生素C治疗的适应证、禁忌证、机制、不良反应和疗效等方面的知识。肿瘤患者用大剂量维生素C治疗处方均在使用前经医院配液室（洁净、真空条件下）临时调配，以防止维生素C在有氧环境下氧化而降低疗效。鉴于肿瘤患者用大剂量维生素C治疗疗效不稳定，需要联合其他治疗方法，应用剂量、疗程和联合用药方案缺乏规范，而目前全球尚未有肿瘤患者用大剂量维生素C治疗的指南或共识。我们根据临床应用经验及相关领域研究成果，组织专家讨论形成以下共识和临床应用标准。

1.肿瘤大剂量维生素C治疗适应证 大剂量维生素C治疗是一种广谱抗肿瘤治疗方法，主要用于晚期肿瘤辅助治疗。G6PD状态正常、无大剂量维生素C治疗禁忌证的晚期肿瘤患者，如一线治疗方案失败可以应用大剂量维生素C治疗。*KRAS/BRAF*基因突变晚期肿瘤患者推荐一线用药。

2.肿瘤大剂量维生素C治疗敏感代谢表型 ①HIF-1α过表达；②GLUT1高表达和*KRAS/BRAF*基因突变；③TET2、IDH1/2、L2HGDH或WT1等表观遗传调控因子基因突变；④"富铁"肿瘤；⑤OMM Cyb5R3高表达；⑥错配修复基因突变。上述表型是肿瘤大剂量维生素C精准治疗代谢特征，但需要更多的临床试验验证。

3.肿瘤大剂量维生素C治疗禁忌证 ①葡萄糖-6-磷酸脱氢酶（G6PD）缺乏症为绝对禁忌证；②肾功能不全及泌尿系结石者；③活动性心脏病或心力衰竭患者；④中、重度体腔积液患者；⑤严重贫血患者，重度贫血患者应考虑为HVCT的相对禁忌证；⑥维生素C过敏患者；⑦严重电解质平衡紊乱；⑧孕妇或哺乳期患者及儿童。

4.肿瘤大剂量维生素C治疗前常规检查 包括葡萄糖-6-磷酸脱氢酶活性、血常规、生化、出凝血时间、肿瘤标志物、尿常规、Heinz体分析（亨氏体是氧化损伤晚期迹象，是血红蛋白降解最终产物）和FACT-G生活质量问卷调查。PET-CT检查可了解肿瘤葡萄糖代谢情况，有利于判断肿瘤患者对大剂量维生素C治疗的反应性。检查患者有无并发疾病及心脏、肝、肾、肺功能状态。

5.肿瘤大剂量维生素C治疗剂量 原则是"足剂量，长疗程"。最常用剂量为1.5g/kg，推荐单次滴注剂量是75～100g或1.5～2.2g/kg。超过推荐范围并不能提升疗效。首次接受大剂量维生素C治疗的肿瘤患者，为了减少未预见的毒性，序贯给予0.2g/kg、0.4g/kg

和0.8g/kg的试验剂量，每个剂量试用1次（d），当这些剂量没有毒性时，然后使用目标剂量。

6. 大剂量维生素C的静脉注射速率　维生素C在90min内以恒定速率静脉注射90g，在120min内输完剂量超过90g的部分，推荐静脉注射速度是1g/min。

7. 大剂量维生素C治疗疗程　为达到足够血浆浓度和可靠的有效浓度持续时间，每日治疗是最佳解决方式，但大剂量维生素C单日内给药频率对血浆维生素C浓度影响有限，不必在1d内进行多次注射。目前开展临床试验多采用每周至少3次注射或隔日注射，4周为1个疗程，3～4个疗程进行一次疗效评估；也有配合化疗方案连续注射3～4d获得阳性结果。

8. 大剂量维生素C治疗输液通路　剂量＜15g的维生素C稀释在林格液中达到生理渗透压；剂量＞15g在无菌水中稀释，使理论渗透压在500～900mOsm/L。大于600mOsm/L的大剂量维生素C溶液建议使用中心静脉置管输注。

9. 大剂量维生素C治疗后维生素C的口服　患者在停药时每日至少口服补充维生素C 200mg，目的是降低停药后出现维生素C反弹性不足而引起的坏血病风险。

10. 大剂量维生素C的配制　维生素C易氧化、水溶液不稳定、半衰期短，从配制至输入有多个环节或因素影响大剂量维生素C治疗肿瘤效果。注射用维生素C制成一次性50ml玻璃安瓿，每毫升含500mg维生素C（2.84mM）、0.025%依地酸二钠和用碳酸氢钠调节pH为中性的水（理论渗透压为570mOsm/ml），配制好的溶液4℃冰箱保存。

11. 大剂量维生素C单独应用治疗肿瘤　大剂量维生素C静脉注射单药应用使肿瘤患者获益的临床证据不足，不推荐大剂量维生素C单独应用治疗肿瘤。

12. 肿瘤大剂量维生素C强化治疗　与放射治疗、化学治疗、免疫检查点抑制剂（主要指PD-1/PD-L1单克隆抗体）联合应用是肿瘤患者用大剂量维生素C最常用的强化治疗方案。常用化疗药物有铂类、5-氟尿嘧啶、三氧化二砷等药物。建议在实施常规抗肿瘤治疗之前1天开始大剂量维生素C治疗。

13. 肿瘤大剂量维生素C联合靶向药物治疗　大剂量维生素C联合PARP抑制剂治疗是目前临床研究较多的联合用药方案之一，对于同源重组修复系统缺陷为特征的晚期恶性肿瘤患者采用大剂量维生素C静脉注射与PARP抑制剂（尼拉帕尼、奥拉帕尼或他唑帕尼）联合使用具有协同抗肿瘤作用。

14. 肿瘤大剂量维生素组合治疗　大剂量维生素C组合治疗是一种安全有效的抗肿瘤治疗方案，包括大剂量维生素C静脉注射联合维生素$K_3$口服治疗、大剂量维生素C静脉注射联合维生素E和维生素$K_3$口服治疗等。推荐400IU α-生育酚，每日2次，随餐服用，同时1∶50的剂量（维生素$K_3$∶维生素C）口服维生素$K_3$。

15. 肿瘤大剂量维生素C联合中医中药治疗　肿瘤患者用大剂量维生素C治疗实质上是一种代谢调节治疗，而中医中药具有多靶点、多层级协同调控肿瘤、脏腑、机体代谢重编程的优势，基于肿瘤病机代谢重编程理论和"代谢配伍"原则遴选合适的经方可以显著提高大剂量维生素C联合中医治疗肿瘤效果。

16. 水、电解质和酸碱平衡紊乱、贫血及微量元素缺乏　均可以影响大剂量维生素C治疗肿瘤效果，治疗前应给予纠正；维生素C纳米化、溶瘤病毒联合大剂量维生素C治疗等均显示有协同抗肿瘤作用前景和潜力，但目前缺乏足够的临床依据。

17.能量限制联合肿瘤患者用大剂量维生素C治疗　能量限制可以提高肿瘤患者用大剂量维生素C疗效，模拟禁食饮食通过逆转维生素C介导的HO-1上调，选择性增强大剂量维生素C对*KRAS*突变肿瘤的抗癌作用。

18.输注大剂量维生素C注意事项　推荐临时配液。在准备的1h内，将配制好的维生素C用一个不透明袋盖着立即送到床边，使其加热到环境温度，并通过校准的输液泵给药。给患者提供水和软饮料，并鼓励患者在注射维生素C之前、期间和之后自由饮用。如果患者抽血检查，需要从远离输注导管的肘前静脉或中心静脉导管抽血，尤其进行血浆维生素C浓度分析、血糖测定等检查时。

19.肿瘤患者用大剂量维生素C治疗不良反应预防和治疗　HVCT时部分患者可出现恶心、呕吐、腹痛、腹泻、头晕、口干、疲劳、出汗、寒战、面红、失眠、眩晕、上腹部不适和虚弱等不适症状，一般症状较为轻微且可被患者耐受，进食或饮水后缓解，可能与输注过程中的渗透负荷相关。部分患者（约30%）发生一定程度水肿，可能也与机体渗透压改变相关，但需警惕由于药物过敏导致的血管性水肿的情况发生。高血压、低钾血症和（或）高钠血症、高钙血症、急性草酸盐肾病、血栓形成、血糖检测误差是大剂量维生素C治疗较为常见客观不良反应，部分需要药物治疗甚至停用大剂量维生素C治疗。

20.溶血反应预防和治疗　溶血是大剂量维生素C治疗严重并发症，主要发生在G6PD活性缺乏患者。出现呼吸急促、尿色变深、严重贫血是大剂量维生素C治疗溶血典型临床表现。一旦在给药过程中出现溶血征象（如黄疸、血尿等），须立即停药并行血涂片检查，给予静脉补液避免破碎红细胞堵塞肾小管引起急性肾损伤、必要时输血或给予大剂量激素治疗，一旦发生中重度溶血性贫血，输血或血液置换治疗是抢救的主要方法。

21.尿维生素C测定为维生素C和脱氢维生素C的总和　在分析之前用二巯丙醇将所有脱氢维生素C还原为维生素C。血浆维生素C分析为维生素C，因为在血浆中检测不到脱氢维生素C。维生素C静脉注射剂量选择的一个重要参数是达到血浆浓度峰值。基于以下假设可以预测血浆维生素C浓度：①维生素C不与血浆蛋白结合；②大剂量静脉注射迅速且均匀地分布在细胞外体积中，细胞外体积占正常体重的20%；③从细胞外空间流出主要通过尿排泄。从剂量、分布量和排泄量预测的维生素C峰值浓度在实际测量浓度的10%以内。在输注过程中，无论剂量如何，都有25%的维生素C被排出体外，预测公式：维生素C峰值浓度（g/L）＝［D–D/4］/0.2W＝3.75D/W，其中D为维生素C剂量（g），W为体重（kg）。在整个7.5～8h的测量周期内，维生素C的浓度–时间乘积与剂量成正比。给定的剂量–时间乘积（mM·h/L）可以通过将g/kg的剂量乘以62来预测，并具有可接受的临床准确性。不同维生素C剂量下血浆维生素C浓度超过5、10和15mM/L的小时数。血浆维生素C浓度超过5mM/L的时间长达7h，超过10mM/L的时间长达4.5h。血浆维生素C浓度超过15mM/L的时间短暂而多变。

22.肿瘤患者用大剂量维生素C治疗疗效监测　血清碱性或酸性脱氧核糖核酸酶（DNase）活性是肿瘤患者用大剂量维生素C治疗疗效监测的良好指标，尤其以血清碱性DNA酶活性（SADA）的特征性变化更有意义。在对治疗有积极反应的患者中，SADA在治疗后的最初几天下降（第一阶段），然后在治疗后几周内上升，达到等于或高于治疗前（第二阶段）水平。在治疗后的几个月里，这种高水平的SADA伴随着癌症过程的缓解（第三阶段）。在缓解期间，SADA的突然下降先于癌症复发几天或几周。对癌症治疗的阴性反应者没有表现出这种特定的SADA变化。表7-1为肿瘤患者用大剂量维生素C治疗疗效评价量表。

表7-1　肿瘤患者用大剂量维生素C治疗疗效评价量

| 编号/病历号 | 姓名 | 性别/年龄 | 肿瘤诊断 | 定性诊断： | |
|---|---|---|---|---|---|
| | | | | 分期诊断： | |
| 原有治疗方案 | | | | | |
| 拟实施治疗方案 | | | | | |
| 维生素C方案 | | | | | |
| 治疗前肿瘤指标 | DNase | 肿瘤标志物 | | 影像学 | 其他指标 |
| 治疗后复查指标 | | | | | |

# 参考文献

［1］曹建英，惠培业，冯占芹，等. 静脉注射维生素C注射液致新的/严重不良反应回顾性分析. 中国药物应用与监测，2021，18（3）：181-184. DOI：10.3969/j.issn.1672-8157.2021.03.011.

［2］郑少杰，韩永龙. 33例大剂量维生素C静滴治疗晚期肿瘤的不良反应分析. 河北医学，2010，16（8）：984-985. DOI：10.3969/j.issn.1006-6233.2010.08.38.

［3］苏桂棋，黄和林，蒋娜，等. 维生素C的作用及常见不良反应. 世界最新医学信息文摘（连续型电子期刊），2019，19（8）：120-121，125. DOI：10.19613/j.cnki.1671-3141.2019.08.056.

［4］Böttger F，Vallés-Martí A，Cahn L，et al. High-dose intravenous vitamin C，a promising multi-targeting agent in the treatment of cancer. J Exp Clin Cancer Res，2021 Oct 30，40（1）：343. doi：10.1186/s13046-021-02134-y.PMID：34717701；PMCID：PMC8557029.

［5］Yanase F，Fujii T，Naorungroj T，et al. R. Harm of IV high-dose vitamin C therapy in adult patients：a scoping review. crit care Med，2020 Jul，48（7）：e620-e628. doi：10.1097/CCM.0000000000004396. PMID：32404636.

［6］Zasowska-Nowak A，Nowak PJ，Cia-kowska-Rysz A. High-dose vitamin C in advanced-stage cancer patients. Nutrients，2021 Feb 26，13（3）：735. doi：10.3390/nu13030735.PMID：33652579；PMCID：PMC7996511.

［7］Nielsen TK，Højgaard M，Andersen JT，et al. Weekly ascorbic acid infusion in castration-resistant prostate cancer patients：a single-arm phase II trial. Transl Androl Urol，2017 Jun，6（3）：517-528. doi：10.21037/tau.2017.04.42.PMID：28725594；PMCID：PMC5503969.

［8］Ngo，Bryan et al. "Targeting cancer vulnerabilities with high-dose vitamin C." *Nature reviews*. Cancer vol. 19，5（2019）：271-282. doi：10.1038/s41568-019-0135-7

［9］Riordan HD，Casciari JJ，González MJ，et al. A pilot clinical study of continuous intravenous ascorbate in terminal cancer patients. P R Health Sci J，2005 Dec，24（4）：269-76. PMID：16570523.

［10］Welsh JL，Wagner BA，van't Erve TJ，et al. Pharmacological ascorbate with gemcitabine for the control of metastatic and node-positive pancreatic cancer（PACMAN）：Results from a phase I clinical trial. Cancer Chemother. Pharmacol，2013，71：765-775.

［11］Stephenson CM，Levin RD，Spector T，et al. Phase I clinical trial to evaluate the safety，tolerability，and pharmacokinetics of high-dose intravenous ascorbic acid in patients with advanced cancer. Cancer Chemother Pharmacol，2013 Jul，72（1）：139-146. doi：10.1007/s00280-013-2179-9.Epub 2013 May 14.PMID：23670640；PMCID：PMC3691494.

［12］Kim K，Bae ON，Koh SH，et al. High-dose vitamin C injection to cancer patients may promote thrombosis through procoagulant activation of erythrocytes. Toxicol Sci，2015 Oct，147（2）：350-359. doi：10.1093/toxsci/kfv133.Epub 2015 Jul 2.PMID：26139164.

［13］Kim SK，Hahm JR，Kim HS，et al. Spurious elevation of glucose concentration during administration of high dose of ascorbic acid in a patient with type 2 diabetes on hemodialysis. Yonsei Med J，2013 Sep，54（5）：1289-1292. doi：10.3349/ymj.2013.54.5.1289.PMID：23918584；PMCID：PMC3743206.

[14] Brundig P, Börner RH, Berg W, et al. Möglichkeiten und Grenzen bei der Behandlung der Zystin-steindiathese mit hochdosierter Ascorbinsäure. Ergebnisse einer Verbundstudie mit 17 Patienten[Possibilities and limits in the treatment of cystine calculus diathesis with high-dose ascorbic acid. Results of a combined study with 17 patients]. Z Urol Nephrol, 1986 Mar, 79(3): 137-146. German. PMID: 3087087.

[15] Monti DA, Mitchell E, Bazzan AJ, et al. Phase I evaluation of intravenous ascorbic acid in combination with gemcitabine and erlotinib in patients with metastatic pancreatic cancer. PLoS ONE,2012,7: e29794.

[16] Riordan HD, Casciari JJ, Gonzalez MJ, et al. A pilot clinical study of continuous intravenous ascorbate in terminal cancer patients. P R Health Sci J, 2005, 24: 269-276.

[17] Lawton JM, Conway LT, Crosson JT, et al. Acute oxalate nephropathy after massive ascorbic acid administration. Arch Intern Med, 1985, 145: 950-951.

[18] Wong K, Thompson C, Bailey RR, et al. Acute oxalate nephropathy after a massive intravenous dose of vitamin C. Aust N Z J Med, 1994, 24: 410-411.

[19] McHugh GJ, Graber ML, Freebairn RC. Fatal vitamin C-associated acute renal failure. Anaesth Intensive Care, 2008 Jul, 36(4): 585-588. doi: 10.1177/0310057X0803600413.PMID: 18714631.

[20] Hoffer LJ, Levine M, Assouline S, et al. Phase I clinical trial of i. v. ascorbic acid in advanced malignancy. Ann Oncol, 2008, 19: 1969-1974.

[21] Robitaille L, Mamer OA, Miller WH Jr, et al. Oxalic acid excretion after intravenous ascorbic acid administration. Metabolism, 2009, 58: 263-269.

[22] Cameron E, Campbell A. Innovation vs. quality control: an "unpublishable" clinical trial of supplemental ascorbate in incurable cancer. Med Hypotheses, 1991, 36: 185-189.

[23] Berenson JR, Boccia R, Siegel D, et al. Efficacy and safety of melphalan, arsenic trioxide and ascorbic acid combination therapy in patients with relapsed or refractory multiple myeloma: a prospective, multicentre, phase II, single-arm study. Br J Haematol, 2006, 135: 174-183.

[24] Bazzan AJ, Zabrecky G, Wintering N, et al. Etrospective evaluation of clinical experience with intravenous ascorbic acid in patients with cancer. Integr Cancer Ther, 2018 Sep, 17(3): 912-920. doi: 10.1177/1534735418775809.Epub 2018 May 17.PMID: 29771164; PMCID: PMC6142079.

[25] Jaipakdee S, Prasongwatana V, Premgamone A, et al. The effects of potassium and magnesium supplementations on urinary risk factors of renal stone patients. J Med Assoc Thai, 2004, 87: 255-263.

[26] Ettinger B, Pak CY, Citron JT, et al. Potassium-magnesium citrate is an effective prophylaxis against recurrent calcium oxalate nephrolithiasis. J Urol, 1997, 158: 2069-2073.

[27] Riordan HD, Hunninghake RB, Riordan NH, et al. Intravenous ascorbic acid: protocol for its application and use. P R Health Sci J, 2003, 22: 287-290.

[28] Welch JS, Klco J, Gao F, et al. A phase I doseescalation study of combination decitabine, arsenic trioxide and ascorbic acid in patients with MDS and AML. Paper presented at: Blood Conference: 52nd Annual Meeting of the American Society of Hematology, ASH 2010; Orlando, FL. Conference Publication: 116(21): 2010.

[29] Kawada H, Sawanobori M, Tsuma-kaneko M, et al. Phase I clinical trial of intravenous L-ascorbic acid following salvage chemotherapy for relapsed B-cell non-Hodgkin's lymphoma-PubMed. Tokai J Exp Clin Med, 2014, 20(39): 111-115.

[30] Quinn J, Gerber B, Fouche R, et al. Efect of high-dose vitamin C infusion in a Glucose-6-phosphate dehydrogenase-defcient patient. Case Rep Med, 2017, 2017: 1-4.

［31］Klimant E，Wright H，Rubin D，et al. Intravenous vitamin C in the supportive care of cancer patients：a review and rational approach. Curr Oncol，2018 Apr，25（2）：139-148. doi：10.3747/co.25.3790. Epub 2018 Apr 30.PMID：29719430；PMCID：PMC5927785.

［32］Lachance O，Goyer F，Adhikari NKJ，et al. High-dose vitamin-C induced prolonged factitious hyperglycemia in a peritoneal dialysis patient：a case report. J Med Case Reports，2021，15：297. https：//doi.org/10.1186/s13256-021-02869-4.

［33］Steven A. Kahn，MD，Christopher W. Lentz，MD，Fictitious hyperglycemia：point-of-care glucose measurement is inaccurate during high-dose vitamin C infusion for burn shock resuscitation，journal of burn care & research，volume 36，issue 2，march-April 2015，Pages e67-e71，https：//doi.org/10.1097/BCR. 0000000000000141.

［34］Cho J，Ahn S，Yim J，et al. Influence of vitamin C and maltose on the accuracy of three models of glucose meters. Ann Lab Med，2016 may，36（3）：271-274. doi：10.3343/alm.2016.36.3.271. PMID：26915620；PMCID：PMC4773272.

［35］Bazzan AJ，Zabrecky G，Wintering N，et al. Retrospective evaluation of clinical experience with intravenous ascorbic acid in patients with cancer. Integr Cancer Ther，2018 Sep，17（3）：912-920. doi：10. 1177/1534735418775809. Epub 2018 May 17. PMID：29771164；PMCID：PMC6142079.

［36］Rees DC，Kelsey H，Richards JD. Acute haemolysis induced by high dose ascorbic acid in glucose-6-phosphate dehydrogenase deficiency. BMJ，1993 Mar 27，306（6881）：841-842. doi：10.1136/bmj.306.6881.841.PMID：8490379；PMCID：PMC1677333.

［37］Israel A，Schäffer AA，Berkovitch M，et al. Glucose-6-phosphate dehydrogenase（G6PD）deficiency and long-term risk of immune-related diseases. Preprint. medRxiv，2023，2023. 03. 23. 23287616. Published 2023 Mar 24. doi：10.1101/2023.03.23.23287616.

［38］Nagai H，Kim YH. Cancer prevention from the perspective of global cancer burden patterns. J Thorac Dis，2017，9（3）：448-451.

［39］Anderson NM，Simon MC. The tumor microenvironment. Curr Biol，2020，30（16）：R921-R925.

［40］Fudaba H，Wakimoto H. Oncolytic virus therapy for malignant gliomas：entering the new era. Expert Opin Biol Ther，2023，23（3）：269-282.

［41］Wang X，Shen Y，Wan X，et al. Oncolytic virotherapy evolved into the fourth generation as tumor immunotherapy. J Transl Med，2023，21（1）：500.

［42］Sanmamed MF，Chen L. A paradigm shift in cancer immunotherapy：from enhancement to normalization. Cell，2019，176（3）：677.

［43］Larson C，Oronsky B，Scicinski J，et al. Going viral：a review of replication-selective oncolytic adenoviruses. Oncotarget，2015，6（24）：19976-19989.

［44］Kelly E，Russell SJ. History of oncolytic viruses：genesis to genetic engineering. Mol Ther，2007，15（4）：651-659.

［45］Mantwill K，Klein FG，Wang D，et al. Concepts in oncolytic adenovirus therapy. Int J Mol Sci，2021，22（19）.

［46］Moore AE. Viruses with oncolytic properties and their adaptation to tumors. Ann N Y Acad Sci，1952，54（6）：945-952.

［47］Martuza RL，Malick A，Markert JM，et al. Experimental therapy of human glioma by means of a genetically engineered virus mutant. Science，1991，252（5007）：854-856.

［48］Harada N，Maniwa Y，Yoshimura M，et al. E1B-deleted adenovirus replicates in p53-deficient lung cancer cells due to the absence of apoptosis. Oncol Rep, 2005, 14（5）: 1155-1163.

［49］Rothmann T, Hengstermann A, Whitaker NJ, et al. Replication of ONYX-015, a potential anticancer adenovirus, is independent of p53 status in tumor cells. J Virol, 1998, 72（12）: 9470-9478.

［50］Donina S, Strele I, Proboka G, et al. Adapted ECHO-7 virus Rigvir immunotherapy（oncolytic virotherapy）prolongs survival in melanoma patients after surgical excision of the tumour in a retrospective study. Melanoma Res, 2015, 25（5）: 421-426.

［51］Doskey, Claire M et al. "Tumor cells have decreased ability to metabolize $H_2O_2$: Implications for pharmacological ascorbate in cancer therapy." *Redox biology* vol. 10（2016）: 274-284. doi: 10.1016/j.redox.2016.10.010

［52］Garber K. China approves world's first oncolytic virus therapy for cancer treatment. J Natl Cancer Inst, 2006, 98（5）: 298-300.

［53］Lu W, Zheng S, Li XF, et al. Intra-tumor injection of H101, a recombinant adenovirus, in combination with chemotherapy in patients with advanced cancers: a pilot phase II clinical trial. World J Gastroenterol, 2004, 10（24）: 3634-3638.

［54］Coffin R. Interview with Robert Coffin, inventor of T-VEC: the first oncolytic immunotherapy approved for the treatment of cancer. Immunotherapy, 2016, 8（2）: 103-106.

［55］Bommareddy PK, Patel A, Hossain S, et al. Talimogene laherparepvec（T-VEC）and other oncolytic viruses for the treatment of melanoma. Am J Clin Dermatol, 2017, 18（1）: 1-15.

［56］Ribas A, Dummer R, Puzanov I, et al. Oncolytic virotherapy promotes intratumoral T cell infiltration and improves anti-PD-1 immunotherapy. Cell, 2018, 174（4）: 1031-1032.

［57］Zou Y, Luo Y, Zhang J, et al. Bibliometric analysis of oncolytic virus research, 2000 to 2018. Medicine（Baltimore）, 2019, 98（35）: e16817.

［58］Zeng J, Li X, Sander M, et al. Oncolytic viro-immunotherapy: an emerging option in the treatment of gliomas. Front Immunol, 2021, 12: 721830.

［59］Martini A, Tholomier C, Mokkapati S, et al. Interferon gene therapy with nadofaragene firadenovec for bladder cancer: from bench to approval. Front Immunol, 2023, 14: 1260498.

［60］Lee A. Nadofaragene firadenovec: first approval. Drugs, 2023, 83（4）: 353-357.

［61］Nettelbeck DM, Leber MF, Altomonte J, et al. Virotherapy in germany-recent activities in virus engineering, preclinical development, and clinical studies. Viruses, 2021, 13（8）.

［62］de Graaf JF, Huberts M, Fouchier RAM, et al. Determinants of the efficacy of viro-immunotherapy: A review. Cytokine Growth Factor Rev, 2020, 56: 124-132.

［63］Muthukutty P, Yoo SY. Oncolytic virus engineering and utilizations: cancer immunotherapy perspective. Viruses, 2023, 15（8）.

［64］Swift EA, Pollard SM, Parker AL. Engineering cancer selective virotherapies: are the pieces of the puzzle falling into place? Hum Gene Ther, 2022, 33（21-22）: 1109-1120.

［65］Guo ZS, Lu B, Guo Z, et al. Vaccinia virus-mediated cancer immunotherapy: cancer vaccines and oncolytics. J Immunother Cancer, 2019, 7（1）: 6.

［66］Aldrak N, Alsaab S, Algethami A, et al. Oncolytic herpes simplex virus-based therapies for cancer. Cells, 2021, 10（6）.

［67］Muller L, Berkeley R, Barr T, et al. Past, present and future of oncolytic reovirus. Cancers（Basel）, 2020, 12（11）.

［68］Denniston E, Crewdson H, Rucinsky N, et al. The Practical Consideration of Poliovirus as an Oncolytic Virotherapy. Am J Virol, 2016, 5（1）: 1-7.

［69］ Bradley S, Jakes AD, Harrington K, et al. Applications of coxsackievirus A21 in oncology. Oncolytic Virother, 2014, 3: 47-55.

［70］ Burke MJ. Oncolytic seneca valley virus: past perspectives and future directions. Oncolytic Virother, 2016, 5: 81-89.

［71］ Engeland CE, Ungerechts G, Measles virus as an oncolytic immunotherapy. Cancers (Basel), 2021, 13 (3).

［72］ Bishnoi S, Tiwari R, Gupta S, et al. Oncotargeting by vesicular stomatitis virus (VSV): advances in cancer therapy. Viruses, 2018, 10 (2).

［73］ Schirrmacher V. Molecular mechanisms of anti-neoplastic and immune stimulatory properties of oncolytic newcastle disease virus. Biomedicines, 2022, 10 (3).

［74］ Fukuhara H, Ino Y, Todo T. Oncolytic virus therapy: A new era of cancer treatment at dawn. Cancer Sci, 2016, 107 (10): 1373-1379.

［75］ Lawler SE, Speranza MC, Cho CF, et al. Oncolytic viruses in cancer treatment: a review. JAMA Oncol, 2017, 3 (6): 841-849.

［76］ Ahmed A, Tait SWG. Targeting immunogenic cell death in cancer. Mol Oncol 2020, 14 (12): 2994-3006.

［77］ Krysko DV, Garg AD, Kaczmarek A, et al. Immunogenic cell death and DAMPs in cancer therapy. Nat Rev Cancer, 2012, 12 (12): 860-875.

［78］ Tian Y, Xie D, Yang L. Engineering strategies to enhance oncolytic viruses in cancer immunotherapy. Signal Transduct Target Ther, 2022, 7 (1): 117.

［79］ Khushalani NI, Harrington KJ, Melcher A, et al. Breaking the barriers in cancer care: The next generation of herpes simplex virus-based oncolytic immunotherapies for cancer treatment. Mol Ther Oncolytics, 2023, 31: 100729.

［80］ Chaurasiya S, Chen NG, Fong Y. Oncolytic viruses and immunity. Curr Opin Immunol, 2018, 51: 83-90.

［81］ Rabinovich GA, Gabrilovich D, Sotomayor EM. Immunosuppressive strategies that are mediated by tumor cells. Annu Rev Immunol, 2007, 25: 267-296.

［82］ Prestwich RJ, Errington F, Diaz RM, et al. The case of oncolytic viruses versus the immune system: waiting on the judgment of Solomon. Hum Gene Ther, 2009, 20 (10): 1119-1132.

［83］ Breitbach CJ, Paterson JM, Lemay CG, et al. Targeted inflammation during oncolytic virus therapy severely compromises tumor blood flow. Mol Ther, 2007, 15 (9): 1686-1693.

［84］ Jiang H, Fueyo J. Healing after death: antitumor immunity induced by oncolytic adenoviral therapy. Oncoimmunology, 2014, 3 (7): e947872.

［85］ Kroemer G, Galluzzi L, Kepp O, Zitvogel L. Immunogenic cell death in cancer therapy. Annu Rev Immunol, 2013, 31: 51-72.

［86］ Gujar S, Pol JG, Kim Y, et al. Antitumor benefits of antiviral immunity: an underappreciated aspect of oncolytic virotherapies. Trends Immunol, 2018, 39 (3): 209-221.

［87］ Pure E, Lo A. Can targeting stroma pave the way to enhanced antitumor immunity and immunotherapy of solid tumors? Cancer Immunol Res, 2016, 4 (4): 269-278.

［88］ Topalian SL, Sznol M, McDermott DF, et al. Survival, durable tumor remission, and long-term safety in patients with advanced melanoma receiving nivolumab. J Clin Oncol, 2023, 41 (5): 943-954.

［89］ Wolchok JD, Chiarion-Sileni V, Gonzalez R, et al. Overall survival with combined nivolumab and ipilimumab in advanced melanoma. N Engl J Med, 2017, 377 (14): 1345-1356.

［90］Rahman MM, McFadden G. Oncolytic viruses: newest frontier for cancer immunotherapy. Cancers（Basel）, 2021, 13（21）.

［91］Malfitano AM, Di Somma S, Iannuzzi CA, et al. Virotherapy: from single agents to combinatorial treatments. Biochem Pharmacol, 2020, 177: 113986.

［92］Zhang B, Cheng P. Improving antitumor efficacy via combinatorial regimens of oncolytic virotherapy. Mol Cancer, 2020, 19（1）: 158.

［93］Li L, Liu S, Han D, et al. Delivery and biosafety of oncolytic virotherapy. Front Oncol, 2020, 10: 475.

［94］Lv P, Liu X, Chen X, et al. Genetically engineered cell membrane nanovesicles for oncolytic adenovirus delivery: a versatile platform for cancer virotherapy. Nano Lett, 2019, 19（5）: 2993-3001.

［95］Rojas LA, Condezo GN, Moreno R, et al. Albumin-binding adenoviruses circumvent pre-existing neutralizing antibodies upon systemic delivery. J Control Release, 2016, 237: 78-88.

［96］Badrinath N, Jeong YI, Woo HY, et al. Local delivery of a cancer-favoring oncolytic vaccinia virus via poly（lactic-co-glycolic acid）nanofiber for theranostic purposes. Int J Pharm, 2018, 552（1-2）: 437-442.

［97］Muthukutty P, Woo HY, Ragothaman M, et al. Recent advances in cancer immunotherapy delivery modalities. Pharmaceutics, 2023, 15（2）.

［98］Jung BK, Oh E, Hong J, et al. A hydrogel matrix prolongs persistence and promotes specific localization of an oncolytic adenovirus in a tumor by restricting nonspecific shedding and an antiviral immune response. Biomaterials, 2017, 147: 26-38.

［99］Du YN, Wei Q, Zhao LJ, et al. Hydrogel-based co-delivery of CIK cells and oncolytic adenovirus armed with IL12 and IL15 for cancer immunotherapy. Biomed Pharmacother, 2022, 151: 113110.

［100］Hill C, Grundy M, Bau L, et al. Polymer stealthing and mucin-1 retargeting for enhanced pharmacokinetics of an oncolytic vaccinia virus. Mol Ther Oncolytics, 2021, 21: 47-61.

［101］Roy DG, Bell JC, Bourgeois-Daigneault MC. Magnetic targeting of oncolytic VSV-based therapies improves infection of tumor cells in the presence of virus-specific neutralizing antibodies in vitro. Biochem Biophys Res Commun, 2020, 526（3）: 641-646.

［102］Ban W, Guan J, Huang H, et al. Emerging systemic delivery strategies of oncolytic viruses: A key step toward cancer immunotherapy. Nano Res, 2022, 15（5）: 4137-4153.

［103］Hill C, Carlisle R, Achieving systemic delivery of oncolytic viruses. Expert Opin Drug Deliv, 2019, 16（6）: 607-620.

［104］Garofalo M, Bellato F, Magliocca S, et al. Polymer coated oncolytic adenovirus to selectively target hepatocellular carcinoma cells. Pharmaceutics, 2021, 13（7）.

［105］Huang LL, Li X, Zhang J, et al. MnCaCs-Biomineralized oncolytic virus for bimodal imaging-guided and synergistically enhanced anticancer therapy. Nano Lett, 2019, 19（11）: 8002-8009.

［106］Yoon AR, Hong J, Li Y, et al. Mesenchymal stem cell-mediated delivery of an oncolytic adenovirus enhances antitumor efficacy in hepatocellular carcinoma. cancer Res, 2019, 79（17）: 4503-4514.

［107］Na Y, Nam JP, Hong J, et al. Systemic administration of human mesenchymal stromal cells infected with polymer-coated oncolytic adenovirus induces efficient pancreatic tumor homing and infiltration. J Control Release, 2019, 305: 75-88.

［108］Barlabe P, Sostoa J, Fajardo CA, et al. Enhanced antitumor efficacy of an oncolytic adenovirus armed with an EGFR-targeted BiTE using menstrual blood-derived mesenchymal stem cells as carriers. Cancer Gene Ther, 2020, 27（5）: 383-388.

［109］Jazowiecka-Rakus J, Hadrys A, Rahman MM, et al. Myxoma virus expressing LIGHT（TNFSF14）pre-loaded into adipose-derived mesenchymal stem cells is effective treatment for murine pancreatic adenocarcinoma. Cancers（Basel）, 2021, 13（6）.

［110］Evgin L, Kottke T, Tonne J, et al. Oncolytic virus-mediated expansion of dual-specific CAR T cells improves efficacy against solid tumors in mice. Sci Transl Med, 2022, 14（640）: eabn2231.

［111］Fenech M, Amaya I, Valpuesta V, et al. Vitamin C content in fruits: biosynthesis and regulation. Front Plant Sci, 2018, 9: 2006.

［112］Duque P, Vieira CP, Bastos B, et al. The evolution of vitamin C biosynthesis and transport in animals. BMC Ecol Evol, 2022, 22（1）: 84.

［113］Mc CW. Is cancer a collagen disease attributable to vitamin C deficiency. Union Med Can, 1959, 88（6）: 700-704.

［114］Cameron E, Rotman D. Ascorbic acid, cell proliferation, and cancer. Lancet, 1972, 1（7749）: 542.

［115］Cameron E, Pauling L. The orthomolecular treatment of cancer. I. The role of ascorbic acid in host resistance. Chem Biol Interact, 1974, 9（4）: 273-283.

［116］Creagan ET, Moertel CG, O'Fallon JR, et al. Failure of high-dose vitamin C（ascorbic acid）therapy to benefit patients with advanced cancer. A controlled trial. N Engl J Med, 1979, 301（13）: 687-690.

［117］Doskey CM, Buranasudja V, Wagner BA, et al. Tumor cells have decreased ability to metabolize H（2）O（2）: Implications for pharmacological ascorbate in cancer therapy. Redox Biol, 2016, 10: 274-284.

［118］Wilkes JG, O'Leary BR, Du J, et al. Pharmacologic ascorbate（P-AscH（-））suppresses hypoxia-inducible Factor-1alpha（HIF-1alpha）in pancreatic adenocarcinoma. Clin Exp Metastasis, 2018, 35（1-2）: 37-51.

［119］Gillberg L, Orskov AD, Liu M, et al. Vitamin C-A new player in regulation of the cancer epigenome. Semin Cancer Biol, 2018, 51: 59-67.

［120］Gregoraszczuk EL, Zajda K, Tekla J, et al. Vitamin C supplementation had no side effect in non-cancer, but had anticancer properties in ovarian cancer cells. Int J Vitam Nutr Res, 2021, 91（3-4）: 293-303.

［121］Lv H, Wang C, Fang T, Li T, et al. Vitamin C preferentially kills cancer stem cells in hepatocellular carcinoma via SVCT-2. NPJ Precis Oncol, 2018, 2（1）: 1.

［122］Peng D, He A, He S, et al. Ascorbic acid induced TET2 enzyme activation enhances cancer immunotherapy efficacy in renal cell carcinoma. Int J Biol Sci, 2022, 18（3）: 995-1007.

［123］Wu TM, Liu ST, Chen SY, et al. Mechanisms and applications of the anti-cancer effect of pharmacological ascorbic acid in cervical cancer cells. Front Oncol, 2020, 10: 1483.

［124］Adams S, Schmid P, Rugo HS, et al. Pembrolizumab monotherapy for previously treated metastatic triple-negative breast cancer: cohort A of the phase II KEYNOTE-086 study. Ann Oncol, 2019, 30（3）: 397-404.

［125］Le DT, Durham JN, Smith KN, et al. Mismatch repair deficiency predicts response of solid tumors to PD-1 blockade. Science, 2017, 357（6349）: 409-413.

［126］Magri A, Germano G, Lorenzato A, et al. High-dose vitamin C enhances cancer immunotherapy.

Sci Transl Med, 2020, 12（532）.

［127］Luchtel R A, Bhagat T, Pradhan K, et al. High-dose ascorbic acid synergizes with anti-PD1 in a lymphoma mouse model. Proc Natl Acad Sci U S A, 2020, 117（3）: 1666-1677.

［128］Ma J, Zhang C, Shi G, et al. High-dose VitC plus oncolytic adenoviruses enhance immunogenic tumor cell death and reprogram tumor immune microenvironment. Mol Ther, 2022, 30（2）: 644-661.

［129］Huang Y, Zhong L, Li X, et al. In situ silver-based electrochemical oncolytic bioreactor. Adv Mater, 2022, 34（40）: e2109973.

［130］Fan D, Liu X, Shen Z, et al. Cell signaling pathways based on vitamin C and their application in cancer therapy. Biomed Pharmacother, 2023, 162: 114695.

［131］Cabanillas F. Vitamin C and cancer: what can we conclude--1, 609 patients and 33 years later?. P R Health Sci J, 2010, 29（3）: 215-217.

［132］Mussa A, Mohd Idris R A, Ahmed N, et al. High-dose vitamin C for cancer therapy. Pharmaceuticals（Basel）, 2022, 15（6）: 711.

［133］Shenoy N, Bhagat T D, Cheville J, et al. Ascorbic acid-induced TET activation mitigates adverse hydroxymethylcytosine loss in renal cell carcinoma. J Clin Invest, 2019, 129（4）: 1612-1625.

［134］Qian K, Fu D, Jiang B, et al. Mechanism of hedyotis diffusa in the treatment of cervical cancer. Front Pharmacol, 2021, 12: 808144.

［135］Yang Y, Lu R, Gao F, et al. Berberine induces lipolysis in porcine adipocytes by activating the AMP-activated protein kinase pathway. Mol Med Rep, 2020, 21（6）: 2603-2614.

［136］刘文科, 陈科宇, 李修洋. 仝小林院士从"脾瘅-代谢综合征"谈中医经典理论传承与发展. 吉林中医药, 2022, 42（2）: 134-137.

［137］吴秋雪, 孙梦瑶, 许博, 等. 中药干预代谢重编程抗肿瘤研究进展. 上海中医药大学学报, 2020, 34（2）: 94-100.

［138］邓丽, 饶本强. 线粒体代谢调控: 清热解毒中药复方JC724抗肿瘤机制. 肿瘤代谢与营养电子杂志, 2017, 4（4）: 445-452.

［139］Wu Z, Yin B, You F. Molecular mechanism of anti-colorectal cancer effect of hedyotis diffusa willd and its extracts. Front Pharmacol, 2022, 13: 820474.

［140］邓丽, 丁燕, 饶本强, 等. JC724的提取及其抗结直肠癌研究. 肿瘤代谢与营养电子杂志, 2016, 3（4）: 234-238.

［141］杨振鹏, 潘国凤, 石汉平, 等. 活血化瘀方JC734联合mFOLFOX-6方案治疗消化道肿瘤的临床研究. 中国中西医结合消化杂志, 2020, 28（2）: 143-147.

［142］Yang Z, Lu S, Wang Y, et al. A novel defined necroptosis-related mirnas signature for predicting the prognosis of colon cancer. Int J Gen Med, 2022, 15: 555-565.

［143］Li C X, Liu Y, Zhang Y Z, et al. Astragalus polysaccharide: a review of its immunomodulatory effect. Arch Pharm Res, 2022, 45（6）: 367-389.

［144］Chen D, Wei X, Yang K, et al. Piperlongumine combined with vitamin C as a new adjuvant therapy against gastric cancer regulates the ROS-STAT3 pathway. J Int Med Res, 2022, 50（4）: 3000605221093308.

［145］Amiri A, Abbasi A, Dehghani M, et al. New perspectives of quercetin and vitamin C effects on fibronectin-binding integrins and chemokine receptors in prostate cancer cell lines. Bratisl Lek Listy, 2021, 122（7）: 507-512.

［146］Selyutina O Y, Kononova P A, Koshman V E, et al. Ascorbate-and iron-driven redox activity of Dp44mT and Emodin facilitates peroxidation of micelles and bicelles. Biochim Biophys Acta Gen

Subj，2022，1866（4）：130078.

［147］Friedmann Angeli J P，Schneider M，Proneth B，et al. Inactivation of the ferroptosis regulator Gpx4 triggers acute renal failure in mice. Nat Cell Biol，2014，16（12）：1180-1191.

［148］Su Y，Zhao D，Jin C，et al. Dihydroartemisinin induces ferroptosis in HCC by promoting the formation of PEBP1/15-LO. Oxid Med Cell Longev，2021，2021：3456725.

［149］Chen P，Wu Q，Feng J，et al. Erianin, a novel dibenzyl compound in Dendrobium extract, inhibits lung cancer cell growth and migration via calcium/calmodulin-dependent ferroptosis. Signal Transduct Target Ther，2020，5（1）：51.

［150］Li R，Zhang J，Zhou Y，et al. Transcriptome investigation and in vitro verification of curcumin-induced HO-1 as a feature of ferroptosis in breast cancer cells. Oxid Med Cell Longev，2020，2020：3469840.

［151］Zhang R，Pan T，Xiang Y，et al. Curcumenol triggered ferroptosis in lung cancer cells via lncRNA H19/miR-19b-3p/FTH1 axis. Bioact Mater，2022，13：23-36.

［152］Guo C，Liu P，Deng G，et al. Honokiol induces ferroptosis in colon cancer cells by regulating GPX4 activity. Am J Cancer Res，2021，11（6）：3039-3054.

［153］Lai X，Sun Y，Zhang X，et al. Honokiol induces ferroptosis by upregulating HMOX1 in acute myeloid leukemia cells. Front Pharmacol，2022，13：897791.

［154］Guan Z，Chen J，Li X，et al. Tanshinone IIA induces ferroptosis in gastric cancer cells through p53-mediated SLC7A11 down-regulation. Biosci Rep，2020，40（8）：BSR20201807.

［155］Chen P，Li X，Zhang R，et al. Combinative treatment of β-elemene and cetuximab is sensitive to *KRAS* mutant colorectal cancer cells by inducing ferroptosis and inhibiting epithelial-mesenchymal transformation. Theranostics，2020，10（11）：5107-5119.

［156］Gao Q，Yin X D，Zhang F，et al. The regulatory effects of traditional chinese medicine on ferroptosis. Oxid Med Cell Longev，2022，2022：4578381.

［157］Su X，Li P，Han B，et al. Vitamin C sensitizes BRAFV600E thyroid cancer to PLX4032 via inhibiting the feedback activation of MAPK/ERK signal by PLX4032. J Exp Clin Cancer Res，2021，40（1）：34.

［158］Su X，Shen Z，Yang Q，et al. Vitamin C kills thyroid cancer cells through ROS-dependent inhibition of MAPK/ERK and PI3K/AKT pathways via distinct mechanisms. Theranostics，2019，9（15）：4461-4473.

［159］Zhao Y，Yu X，Kong W，et al. Responsive calcium-derived nanoassemblies induce mitochondrial disorder to promote tumor calcification. Chem Sci，2023，14（35）：9350-9359.

［160］Yang R，Deng F，Yang Y，et al. Blue light promotes vitamin C-mediated ferroptosis of melanoma through specifically upregulating transporter SVCT2 and generating Fe2. Biomaterials，2023，299：122186.

［161］Zuccoli G，Marcello N，Pisanello A，et al. Metabolic management of glioblastoma multiforme using standard therapy together with a restricted ketogenic diet：Case Report. Nutr Metab（Lond）. 2010，7：33.

［162］Di Tano M，Raucci F，Vernieri C，et al. Synergistic effect of fasting-mimicking diet and vitamin C against KRAS mutated cancers. Nat Commun，2020，11（1）：2332.

［163］Mussa A，Mohd Idris R A，Ahmed N，et al. High-Dose Vitamin C for Cancer Therapy. Pharmaceuticals（Basel），2022，15（6）：711.

［164］Ivanova D，Zhelev Z，Getsov P，et al. Vitamin K：Redox-modulation, prevention of mitochondrial dysfunction and anticancer effect. Redox Biol，2018，16：352-358.

［165］Tomasetti M, Strafella E, Staffolani S, Santarelli L, Neuzil J, Guerrieri R. alpha-Tocopheryl succinate promotes selective cell death induced by vitamin K3 in combination with ascorbate. Br J Cancer, 2010, 102（8）: 1224-1234.

［166］Padayatty SJ, Sun H, Wang Y, et al. Vitamin C pharmacokinetics: implications for oral and intravenous use. Ann Intern Med, 2004, 140（7）: 533-537.

［167］Toyokuni S, Ito F, Yamashita K, Okazaki Y, Akatsuka S. Iron and thiol redox signaling in cancer: An exquisite balance to escape ferroptosis. Free Radic Biol Med, 2017, 108: 610-626.

［168］Qiu J, Yang T, Long Y, et al. Mitochondrial respiration inhibitor enhances the anti-tumor effect of high-dose ascorbic acid in castration-resistant prostate cancer. J Mol Med（Berl）, 2023, 101（1-2）: 125-138.

［169］Yun J, Mullarky E, Lu C, et al. Vitamin C selectively kills KRAS and BRAF mutant colorectal cancer cells by targeting GAPDH. Science, 2015, 350（6266）: 1391-1396.

［170］Bakalova R, Zhelev Z, Miller T, Aoki I, Higashi T. New potential biomarker for stratification of patients for pharmacological vitamin C in adjuvant settings of cancer therapy. Redox Biol, 2020, 28: 101357.

［171］Giansanti M, Karimi T, Faraoni I, Graziani G. High-Dose Vitamin C: Preclinical Evidence for Tailoring Treatment in Cancer Patients. Cancers（Basel）, 2021, 13（6）: 1428.

［172］Torti SV, Manz DH, Paul BT, Blanchette-Farra N, Torti FM. Iron and Cancer. Annu Rev Nutr, 2018, 38: 97-125.

［173］Qiu J, Wu R, Long Y, et al. Role of Fe, Transferrin and Transferrin Receptor in Anti-Tumor Effect of Vitamin C. Cancers（Basel）, 2022, 14（18）: 4507.

［174］Li Z, He P, Long Y, et al. Drug Repurposing of Pantoprazole and Vitamin C Targeting Tumor Microenvironment Conditions Improves Anticancer Effect in Metastatic Castration-Resistant Prostate Cancer. Front Oncol, 2021, 11: 660320.

［175］Lv H, Zong Q, Chen C, et al. TET2-mediated tumor cGAS triggers endothelial STING activation to regulate vasculature remodeling and anti-tumor immunity in liver cancer. Nat Commun, 2024, 15（1）: 6.

［176］Cho S, Chae JS, Shin H, et al. Enhanced Anticancer Effect of Adding Magnesium to Vitamin C Therapy: Inhibition of Hormetic Response by SVCT-2 Activation. Transl Oncol, 2020, 13（2）: 401-409.

［177］Guo H, Nomoto T, Muttaqien SE, et al. Polymeric Iron Chelators Enhancing Pro-Oxidant Antitumor Efficacy of Vitamin C by Inhibiting the Extracellular Fenton Reaction. Mol Pharm, 2021, 18（12）: 4475-4485.

［178］Burkard M, Niessner H, Leischner C, et al. High-Dose Ascorbate in Combination with Anti-PD1 Checkpoint Inhibition as Treatment Option for Malignant Melanoma. Cells, 2023, 12（2）: 254. Published 2023 Jan 7.

［179］Feskanich D, Willett WC, Hunter DJ, Colditz GA. Dietary intakes of vitamins A, C, and E and risk of melanoma in two cohorts of women. Br J Cancer, 2003, 88（9）: 1381-1387.

［180］Wang T, Dong Y, Huang Z, et al. Antioxidants stimulate BACH1-dependent tumor angiogenesis. J Clin Invest, 2023, 133（20）: e169671. Published 2023 Oct 16.

［181］Blaszczak W, Barczak W, Masternak J, et al. Vitamin C as a Modulator of the Response to Cancer Therapy. Molecules, 2019, 24（3）.

［182］Block G. Epidemiologic evidence regarding vitamin C and cancer. Am J Clin Nutr, 1991, 54（6 Suppl）: 1310s-4s.

［183］Bo Y, Lu Y, Zhao Y, et al. Association between dietary vitamin C intake and risk of esophageal cancer: A dose-response meta-analysis. Int J Cancer, 2016, 138（8）: 1843-1850.

［184］Brabson J P, Leesang T, Yap Y S, et al. Oxidized mC modulates synthetic lethality to PARP inhibitors for the treatment of leukemia. Cell Rep, 2023, 42（1）: 112027.

［185］Cadeau C, Fournier A, Mesrine S, et al. Vitamin C supplement intake and postmenopausal breast cancer risk: interaction with dietary vitamin C. Am J Clin Nutr, 2016, 104（1）: 228-234.

［186］Camarena V, Wang G. The epigenetic role of vitamin C in health and disease. Cell Mol Life Sci, 2016, 73（8）: 1645-1658.

［187］Carr A C, Frei B. Toward a new recommended dietary allowance for vitamin C based on antioxidant and health effects in humans. Am J Clin Nutr, 1999, 69（6）: 1086-1107.

［188］Cenigaonandia-Campillo A, Serna-Blasco R, Gómez-Ocabo L, et al. Vitamin C activates pyruvate dehydrogenase（PDH）targeting the mitochondrial tricarboxylic acid（TCA）cycle in hypoxic KRAS mutant colon cancer. Theranostics, 2021, 11（8）: 3595-3606.

［189］Chen H, Du Z, Zhang Y, et al. The Association Between Vitamin C and Cancer: A Two-Sample Mendelian Randomization Study. Front Genet, 2022, 13: 868408.

［190］Chen Z, Huang Y, Cao D, et al. Vitamin C Intake and Cancers: An Umbrella Review. Front Nutr, 2021, 8: 812394.

［191］Dai W, Xu Y, Mo S, et al. GLUT3 induced by AMPK/CREB1 axis is key for withstanding energy stress and augments the efficacy of current colorectal cancer therapies. Signal Transduct Target Ther, 2020, 5（1）: 177.

［192］Duconge J, Miranda-Massari J R, Gonzalez M J, et al. Pharmacokinetics of vitamin C: insights into the oral and intravenous administration of ascorbate. P R Health Sci J, 2008, 27（1）: 7-19.

［193］Fan D, Liu X, Shen Z, et al. Cell signaling pathways based on vitamin C and their application in cancer therapy. Biomed Pharmacother, 2023, 162: 114695.

［194］Feiz H R, Mobarhan S. Does vitamin C intake slow the progression of gastric cancer in Helicobacter pylori-infected populations? Nutr Rev, 2002, 60（1）: 34-36.

［195］Fiorillo M, Tóth F, Sotgia F, et al. Doxycycline, Azithromycin and Vitamin C（DAV）: A potent combination therapy for targeting mitochondria and eradicating cancer stem cells（CSCs）. Aging（Albany NY）, 2019, 11（8）: 2202-2216.

［196］Fu J, Wu Z, Liu J, et al. Vitamin C: A stem cell promoter in cancer metastasis and immunotherapy. Biomed Pharmacother, 2020, 131: 110588.

［197］Gillberg L, Ørskov A D, Nasif A, et al. Oral vitamin C supplementation to patients with myeloid cancer on azacitidine treatment: Normalization of plasma vitamin C induces epigenetic changes. Clin Epigenetics, 2019, 11（1）: 143.

［198］Glorieux C, Buc Calderon P. Vitamin C（Ascorbate）and Redox Topics in Cancer. Antioxid Redox Signal, 2021, 35（14）: 1157-1175.

［199］Gonzalez M J, Miranda Massari J R, DUCONGE J, et al. Schedule Dependence in Cancer Therapy: Intravenous Vitamin C and the Systemic Saturation Hypothesis. J Orthomol Med, 2012, 27（1）: 9-12.

［200］Kietzmann T. Vitamin C: From nutrition to oxygen sensing and epigenetics. Redox Biol, 2023, 63: 102753.

［201］Klimant E, Wright H, Rubin D, et al. Intravenous vitamin C in the supportive care of cancer patients: a review and rational approach. Curr Oncol, 2018, 25（2）: 139-148.

［202］Kouakanou L, Peters C, Brown C E, et al. Vitamin C, From Supplement to Treatment: A

Re-Emerging Adjunct for Cancer Immunotherapy？ Front Immunol，2021，12：765906.

［203］Larsson S C，Mason A M，Vithayathil M，et al. Circulating vitamin C and digestive system cancers：Mendelian randomization study. Clin Nutr，2022，41（9）：2031-2035.

［204］Liu J，Hong J，Han H，et al. Decreased vitamin C uptake mediated by SLC2A3 promotes leukaemia progression and impedes TET2 restoration. Br J Cancer，2020，122（10）：1445-1452.

［205］Liu Y，Huang P，Li Z，et al. Vitamin C Sensitizes Pancreatic Cancer Cells to Erastin-Induced Ferroptosis by Activating the AMPK/Nrf2/HMOX1 Pathway. Oxid Med Cell Longev，2022，2022：5361241.

［206］López-Guarnido O，Urquiza-Salvat N，Saiz M，et al. Bioactive compounds of the Mediterranean diet and prostate cancer. Aging Male，2018，21（4）：251-260.

［207］Ma Z，Yang M，Foda M F，et al. Polarization of Tumor-Associated Macrophages Promoted by Vitamin C-Loaded Liposomes for Cancer Immunotherapy. ACS Nano，2022，16（10）：17389-17401.

［208］Mayland C R，Bennett M I，Allan K. Vitamin C deficiency in cancer patients. Palliat Med，2005，19（1）：17-20.

［209］Morante-Palacios O，Godoy-Tena G，Calafell-Segura J，et al. Vitamin C enhances NF-κB-driven epigenomic reprogramming and boosts the immunogenic properties of dendritic cells. Nucleic Acids Res，2022，50（19）：10981-10994.

［210］Muñoz-Montesino C，Peña E，Roa F J，et al. Transport of Vitamin C in Cancer. Antioxid Redox Signal，2021，35（1）：61-74.

［211］Mustafi S，Camarena V，Qureshi R，et al. Vitamin C sensitizes triple negative breast cancer to PI3K inhibition therapy. Theranostics，2021，11（8）：3552-3564.

［212］Mustafi S，Camarena V，Qureshi R，et al. Vitamin C supplementation expands the therapeutic window of BETi for triple negative breast cancer. EBioMedicine，2019，43：201-210.

［213］O'toole P，Lombard M. Vitamin C and gastric cancer：supplements for some or fruit for all？ Gut，1996，39（3）：345-347.

［214］Parent M E，Richard H，Rousseau M C，et al. Vitamin C Intake and Risk of Prostate Cancer：The Montreal PROtEuS Study. Front Physiol，2018，9：1218.

［215］Peng D，Ge G，Gong Y，et al. Vitamin C increases 5-hydroxymethylcytosine level and inhibits the growth of bladder cancer. Clin Epigenetics，2018，10（1）：94.

［216］Ramezankhani B，Taha M F，Javeri A. Vitamin C counteracts miR-302/367-induced reprogramming of human breast cancer cells and restores their invasive and proliferative capacity. J Cell Physiol，2019，234（3）：2672-2682.

［217］Reczek C R，Chandel N S. Cancer. Revisiting vitamin C and cancer. Science，2015，350（6266）：1317-1318.

［218］Sargeant L A，Wareham N J，Bingham S，et al. Vitamin C and hyperglycemia in the European Prospective Investigation into Cancer--Norfolk（EPIC-Norfolk）study：a population-based study. Diabetes Care，2000，23（6）：726-732.

［219］Sauberlich H E. Pharmacology of vitamin C. Annu Rev Nutr，1994，14：371-391.

［220］Su X，Shen Z，Yang Q，et al. Vitamin C kills thyroid cancer cells through ROS-dependent inhibition of MAPK/ERK and PI3K/AKT pathways via distinct mechanisms. Theranostics，2019，9（15）：4461-4473.

［221］Temraz S，Jabbour J，Nassar F，et al. Can plasma vitamin C predict survival in stage IV colorectal cancer patients？ Results of a prospective cohort study. Front Nutr，2023，10：1110405.

［222］Wang S M，Fan J H，Taylor P R，et al. Association of plasma vitamin C concentration to total and cause-specific mortality: a 16-year prospective study in China. J Epidemiol Community Health, 2018, 72 (12): 1076-1082.

[223] Wittes R E. Vitamin C and cancer. N Engl J Med, 1985, 312 (3): 178-179.

[224] Xiong Y, Xu S, Fu B, et al. Vitamin C-induced competitive binding of HIF-1α and p53 to ubiquitin E3 ligase CBL contributes to anti-breast cancer progression through p53 deacetylation. Food Chem Toxicol, 2022, 168: 113321.

[225] Xu Y, Guo X, Wang G, et al. Vitamin C Inhibits Metastasis of Peritoneal Tumors By Preventing Spheroid Formation in ID8 Murine Epithelial Peritoneal Cancer Model. Front Pharmacol, 2020, 11: 645.

[226] Ye M, Pang N, Wan T, et al. Oxidized Vitamin C (DHA) Overcomes Resistance to EGFR-targeted Therapy of Lung Cancer through Disturbing Energy Homeostasis. J Cancer, 2019, 10 (3): 757-764.

[227] Yuan J, Zhang Y H, Hua X, et al. Genetically predicted vitamin C levels significantly affect patient survival and immunotypes in multiple cancer types. Front Immunol, 2023, 14: 1177580.

[228] Yue X, Rao A. TET family dioxygenases and the TET activator vitamin C in immune responses and cancer. Blood, 2020, 136 (12): 1394-1401.

[229] Zhang D, Xu P, Li Y, et al. Association of vitamin C intake with breast cancer risk and mortality: a meta-analysis of observational studies. Aging (Albany NY), 2020, 12 (18): 18415-18435.

[230] Zhang H, Liu K, Gong Y, et al. Vitamin C supramolecular hydrogel for enhanced cancer immunotherapy. Biomaterials, 2022, 287: 121673.

[231] Cai C, Wu Q, Hong H, et al. In silico identification of natural products from Traditional Chinese Medicine for cancer immunotherapy. Sci Rep, 2021, 11 (1): 3332.

[232] Efferth T, Li P C, Konkimalla V S, et al. From traditional Chinese medicine to rational cancer therapy. Trends Mol Med, 2007, 13 (8): 353-361.

[233] Ernst E. Traditional Chinese medicine for cancer? Br J Cancer, 2012, 107 (3): 405.

[234] Feng X, Li Z, Guo W, et al. The effects of traditional Chinese medicine and dietary compounds on digestive cancer immunotherapy and gut microbiota modulation: A review. Front Immunol, 2023, 14: 1087755.

[235] Gao Y, Chen S, Sun J, et al. Traditional Chinese medicine may be further explored as candidate drugs for pancreatic cancer: A review. Phytother Res, 2021, 35 (2): 603-628.

[236] Jia W, Yuan J, Cheng B, et al. Targeting tumor-derived exosome-mediated premetastatic niche formation: The metastasis-preventive value of traditional Chinese medicine. Cancer Lett, 2023, 567: 216261.

[237] Jia Z, Zhu X, Zhou Y, et al. Polypeptides from traditional Chinese medicine: Comprehensive review of perspective towards cancer management. Int J Biol Macromol, 2024, 260 (Pt 1): 129423.

[238] Kalachaveedu M, Senthil R, Azhagiyamanavalan S, et al. Traditional medicine herbs as natural product matrices in cancer chemoprevention: A trans pharmacological perspective (scoping review). Phytother Res, 2023, 37 (4): 1539-1573.

[239] Liu C H, Tang W R, Wang H M, et al. Cancer patients' experience of combined treatment with conventional and traditional Chinese medicine: a biopsychosocial phenomenon. Cancer Nurs, 2011, 34 (6): 495-502.

[240] Lu W, Yao J, Zhu X, et al. Nanomedicines: Redefining traditional medicine. Biomed Pharmacother, 2021, 134: 111103.

［241］Miao K, Liu W, Xu J, et al. Harnessing the power of traditional Chinese medicine monomers and compound prescriptions to boost cancer immunotherapy. Front Immunol, 2023, 14: 1277243.

［242］Parekh H S, Liu G, Wei M Q. A new dawn for the use of traditional Chinese medicine in cancer therapy. Mol Cancer, 2009, 8: 21.

［243］Tan K Y, Liu C B, Chen A H, et al. The role of traditional Chinese medicine in colorectal cancer treatment. Tech Coloproctol, 2008, 12（1）: 1-6.

［244］The Lancet O. Rethinking traditional Chinese medicines for cancer. Lancet Oncol, 2015, 16（15）: 1439.

［245］Wang D, Wang F, Kong X, et al. The role of metabolic reprogramming in cancer metastasis and potential mechanism of traditional Chinese medicine intervention. Biomed Pharmacother, 2022, 153: 113376.

［246］Wang S F, Wu M Y, Cai C Z, et al. Autophagy modulators from traditional Chinese medicine: Mechanisms and therapeutic potentials for cancer and neurodegenerative diseases. J Ethnopharmacol, 2016, 194: 861-876.

［247］Wang X, Li J, Chen R, et al. Active Ingredients from Chinese Medicine for Combination Cancer Therapy. Int J Biol Sci, 2023, 19（11）: 3499-3525.

［248］Wang Y, Zhang Q, Chen Y, et al. Antitumor effects of immunity-enhancing traditional Chinese medicine. Biomed Pharmacother, 2020, 121: 109570.

［249］Xie J, Huang H, Li X, et al. The Role of Traditional Chinese Medicine in Cancer Immunotherapy: Current Status and Future Directions. Am J Chin Med, 2023, 51（7）: 1627-1651.

［250］Xu W, Li B, Xu M, et al. Traditional Chinese medicine for precancerous lesions of gastric cancer: A review. Biomed Pharmacother, 2022, 146: 112542.

［251］Yang C, Li D, Ko C N, et al. Active ingredients of traditional Chinese medicine for enhancing the effect of tumor immunotherapy. Front Immunol, 2023, 14: 1133050.

［252］Zhang J, Gao J, Cui J, et al. Tumor-associated macrophages in tumor progression and the role of traditional Chinese medicine in regulating TAMs to enhance antitumor effects. Front Immunol, 2022, 13: 1026898.

［253］Zhang X, Qiu H, LI C, et al. The positive role of traditional Chinese medicine as an adjunctive therapy for cancer. Biosci Trends, 2021, 15（5）: 283-298.

［254］Chong W, Zhu X, Ren H, et al. Integrated multi-omics characterization of KRAS mutant colorectal cancer. Theranostics, 2022, 12（11）: 5138-5154.

［255］Feng J, Hu Z, Xia X, et al. Feedback activation of EGFR/wild-type RAS signaling axis limits KRAS（G12D）inhibitor efficacy in KRAS（G12D）-mutated colorectal cancer. Oncogene, 2023, 42（20）: 1620-1633.

［256］Miao Q, Deng W Q, Lyu W Y, et al. Erianin inhibits the growth and metastasis through autophagy-dependent ferroptosis in KRAS（G13D）colorectal cancer. Free Radic Biol Med, 2023, 204: 301-312.

［257］Wong C C, Wu J L, Ji F, et al. The cholesterol uptake regulator PCSK9 promotes and is a therapeutic target in APC/KRAS-mutant colorectal cancer. Nat Commun, 2022, 13（1）: 3971.

［258］Wong C C, Xu J, Bian X, et al. In Colorectal Cancer Cells With Mutant KRAS, SLC25A22-Mediated Glutaminolysis Reduces DNA Demethylation to Increase WNT Signaling, Stemness, and Drug Resistance. Gastroenterology, 2020, 159（6）: 2163-80.e6.

［259］Yan H, Talty R, Jain A, et al. Discovery of decreased ferroptosis in male colorectal cancer patients with KRAS mutations. Redox Biol, 2023, 62: 102699.

［260］Zhou Q，Peng Y，Ji F，et al. Targeting of SLC25A22 boosts the immunotherapeutic response in KRAS-mutant colorectal cancer. Nat Commun，2023，14（1）：4677.

［261］Zhu G，Pei L，Xia H，et al. Role of oncogenic KRAS in the prognosis，diagnosis and treatment of colorectal cancer. Mol Cancer，2021，20（1）：143.

［262］Huang W，Li H，Yu Q，et al. LncRNA-mediated DNA methylation：an emerging mechanism in cancer and beyond. J Exp Clin Cancer Res，2022，41（1）：100.

［263］Huang Y，Rao A. Connections between TET proteins and aberrant DNA modification in cancer. Trends Genet，2014，30（10）：464-474.

［264］Kohli R M，Zhang Y. TET enzymes，TDG and the dynamics of DNA demethylation. Nature，2013，502（7472）：472-479.

［265］Rasmussen K D，Helin K. Role of TET enzymes in DNA methylation，development，and cancer. Genes Dev，2016，30（7）：733-750.

［266］Rawłuszko-Wieczorek A A，Siera A，Jagodziński P P. TET proteins in cancer：Current 'state of the art'. Crit Rev Oncol Hematol，2015，96（3）：425-436.

［267］Yue X，Rao A. TET family dioxygenases and the TET activator vitamin C in immune responses and cancer. Blood，2020，136（12）：1394-1401.

［268］Cha J H，Chan L C，Li C W，et al. Mechanisms Controlling PD-L1 Expression in Cancer. Mol Cell，2019，76（3）：359-370.

［269］Chalmers Z R，Connelly C F，Fabrizio D，et al. Analysis of 100,000 human cancer genomes reveals the landscape of tumor mutational burden. Genome Med，2017，9（1）：34.

［270］Dermani F K，Samadi P，Rahmani G，et al. PD-1/PD-L1 immune checkpoint：Potential target for cancer therapy. J Cell Physiol，2019，234（2）：1313-1325.

［271］Fujiwara M，Garo L P，Murugaiyan G. PD1 Blockade in Cancer：Impact on Myeloid Cells. Trends Cancer，2020，6（6）：443-444.

［272］Gou Q，Dong C，Xu H，et al. PD-L1 degradation pathway and immunotherapy for cancer. Cell Death Dis，2020，11（11）：955.

［273］Jin Z，Sinicrope F A. Mismatch Repair-Deficient Colorectal Cancer：Building on Checkpoint Blockade. J Clin Oncol，2022，40（24）：2735-2750.

［274］Ohaegbulam K C，Assal A，Lazar-molnar E，et al. Human cancer immunotherapy with antibodies to the PD-1 and PD-L1 pathway. Trends Mol Med，2015，21（1）：24-33.

［275］Pauken K E，Wherry E J. Overcoming T cell exhaustion in infection and cancer. Trends Immunol，2015，36（4）：265-276.

［276］Sun C，Mezzadra R，Schumacher T N. Regulation and Function of the PD-L1 Checkpoint. Immunity，2018，48（3）：434-452.

［277］Xu F，Jin T，Zhu Y，et al. Immune checkpoint therapy in liver cancer. J Exp Clin Cancer Res，2018，37（1）：110.

［278］Zou W，Wolchok J D，Chen L. PD-L1（B7-H1）and PD-1 pathway blockade for cancer therapy：Mechanisms，response biomarkers，and combinations. Sci Transl Med，2016，8（328）：328rv4.

［279］Walcher L，Kistenmacher AK，Suo H，et al. Cancer Stem Cells-Origins and Biomarkers：Perspectives for Targeted Personalized Therapies. Front Immunol，2020，11：1280.

［280］Hu J，Cao J，Topatana W，et al. Targeting mutant p53 for cancer therapy：direct and indirect strategies. J Hematol Oncol，2021，14（1）：157.

［281］Setton J，Zinda M，Riaz N，et al. Synthetic Lethality in Cancer Therapeutics：The Next Generation. Cancer Discov，2021，11（7）：1626-1635.

［282］Blaževitš O，Di Tano M，Longo V D. Fasting and fasting mimicking diets in cancer prevention and therapy. Trends Cancer, 2023, 9（3）: 212-22.

［283］Dunneram Y，Greenwood D C，Cade J E. Diet, menopause and the risk of ovarian, endometrial and breast cancer. Proc Nutr Soc, 2019, 78（3）: 438-448.

［284］Farràs M，Escolà-gil J C. Special issue: Diet, lipids, and cancer: From Pathogenic mechanisms to potential therapeutic strategies. Semin Cancer Biol, 2021, 73: 1-3.

［285］Gabel K，Cares K，Varady K，et al. Current Evidence and Directions for Intermittent Fasting During Cancer Chemotherapy. Adv Nutr, 2022, 13（2）: 667-680.

［286］Greathouse K L，Wyatt M，Johnson A J，et al. Diet-microbiome interactions in cancer treatment: Opportunities and challenges for precision nutrition in cancer. Neoplasia, 2022, 29: 100800.

［287］Key T J，Bradbury K E，Perez-cornago A，et al. Diet, nutrition, and cancer risk: what do we know and what is the way forward? Bmj, 2020, 368: m511.

［288］Kliemann N，Al Nahas A，Vamos E P，et al. Ultra-processed foods and cancer risk: from global food systems to individual exposures and mechanisms. Br J Cancer, 2022, 127（1）: 14-20.

［289］Martínez-Garay C，Djouder N. Dietary interventions and precision nutrition in cancer therapy. Trends Mol Med, 2023, 29（7）: 489-511.

［290］Nasir A，Bullo M M H，Ahmed Z，et al. Nutrigenomics: Epigenetics and cancer prevention: A comprehensive review. Crit Rev Food Sci Nutr, 2020, 60（8）: 1375-1387.

［291］Nencioni A，Caffa I，Cortellino S，et al. Fasting and cancer: molecular mechanisms and clinical application. Nat Rev Cancer, 2018, 18（11）: 707-719.

［292］Plotti F，Terranova C，Luvero D，et al. Diet and Chemotherapy: The Effects of Fasting and Ketogenic Diet on Cancer Treatment. Chemotherapy, 2020, 65（3-4）: 77-84.

［293］Soldati L，Di Renzo L，Jirillo E，et al. The influence of diet on anti-cancer immune responsiveness. J Transl Med, 2018, 16（1）: 75.

［294］Tajan M，Vousden K H. Dietary Approaches to Cancer Therapy. Cancer Cell, 2020, 37（6）: 767-785.

［295］Giovannucci E，Chan A T. Role of vitamin and mineral supplementation and aspirin use in cancer survivors. J Clin Oncol, 2010, 28（26）: 4081-4085.

［296］Greenwald P，Anderson D，NELSON S A，et al. Clinical trials of vitamin and mineral supplements for cancer prevention. Am J Clin Nutr, 2007, 85（1）: 314s-7s.

［297］Mikkelsen S U，Gillberg L，Lykkesfeldt J，et al. The role of vitamin C in epigenetic cancer therapy. Free Radic Biol Med, 2021, 170: 179-193.

［298］O'connor E A，Evans C V，Ivlev I，et al. Vitamin and Mineral Supplements for the Primary Prevention of Cardiovascular Disease and Cancer: Updated Evidence Report and Systematic Review for the US Preventive Services Task Force. Jama, 2022, 327（23）: 2334-2347.

［299］Van Poppel G，Van Den Berg H. Vitamins and cancer. Cancer Lett, 1997, 114（1-2）: 195-202.

［300］Yuan J，Zhang Y H，Hua X，et al. Genetically predicted vitamin C levels significantly affect patient survival and immunotypes in multiple cancer types. Front Immunol, 2023, 14: 1177580.

［301］Ey L C. Developing dietary interventions as therapy for cancer. Nat Rev Cancer, 2022, 22（8）: 452-466.

［302］Weber D D，Aminzadeh-gohari S，Tulipan J，et al. Ketogenic diet in the treatment of cancer - Where do we stand? Mol Metab, 2020, 33: 102-121.

［303］Zhou X，Wang Z，Yuan K. The effect of diet and nutrition on T cell function in cancer. Int J Cancer, 2023, 153（12）: 1954-1966.